采供血行业标杆管理

主　编　邱　艳　范为民　王　勇

副主编　傅雪梅　梁华钦　刘　颖　崔　欣　徐　华

主　审　韦少俊　张　硕　许　敬

编　委　（以姓氏笔画为序）

王　勇（北京市红十字血液中心）　　陈玉香（河南省红十字血液中心）

王东泰（太原市血液中心）　　　　　邵　峰（宁夏回族自治区血液中心）

牛宏伟（河北省血液中心）　　　　　英圣艳（北京市红十字血液中心）

田　甜（北京市红十字血液中心）　　范为民（江西省血液中心）

代华友（重庆市血液中心）　　　　　赵冬雁（北京市红十字血液中心）

成　钢（云南昆明血液中心）　　　　赵爱平（山东省血液中心）

刘　颖（哈尔滨市血液中心）　　　　骆　玥（成都市血液中心）

刘立辉（长沙血液中心）　　　　　　徐　华（陕西省血液中心）

汤　戎（云南昆明血液中心）　　　　郭成城（北京市红十字血液中心）

李　莹（江西省血液中心）　　　　　黄　璨（长沙血液中心）

李永铭（甘肃省红十字血液中心）　　黄　霞（重庆市血液中心）

吴晓强（海南省血液中心）　　　　　黄均磊（山东省血液中心）

邱　艳（北京市红十字血液中心）　　崔　欣（贵州省血液中心）

张　旸（广州血液中心）　　　　　　梁华钦（广州血液中心）

张　莉（北京市红十字血液中心）　　蒋昵真（江苏省血液中心）

张荣江（天津市血液中心）　　　　　傅雪梅（成都市血液中心）

陈　阳（辽宁省血液中心）　　　　　温　涛（河南省红十字血液中心）

陈　虹（武汉血液中心）　　　　　　魏迎东（辽宁省血液中心）

秘　书　任爱民　齐旭明（北京市红十字血液中心）

人民卫生出版社

·北　京·

图书在版编目（CIP）数据

采供血行业标杆管理 / 邱艳，范为民，王勇主编 .
北京 ： 人民卫生出版社，2025. 8. -- ISBN 978-7-117
-38474-2

Ⅰ. R457. 1

中国国家版本馆 CIP 数据核字第 2025YA4891 号

人卫智网	www.ipmph.com	医学教育、学术、考试、健康，购书智慧智能综合服务平台
人卫官网	www.pmph.com	人卫官方资讯发布平台

采供血行业标杆管理

Caigongxue Hangye Biaogan Guanli

主　　编：邱　艳　范为民　王　勇
出版发行：人民卫生出版社（中继线 010-59780011）
地　　址：北京市朝阳区潘家园南里 19 号
邮　　编：100021
E - mail：pmph @ pmph.com
购书热线：010-59787592　010-59787584　010-65264830
印　　刷：北京华联印刷有限公司
经　　销：新华书店
开　　本：787 × 1092　1/16　　印张：16
字　　数：399 千字
版　　次：2025 年 8 月第 1 版
印　　次：2025 年 9 月第 1 次印刷
标准书号：ISBN 978-7-117-38474-2
定　　价：126.00 元

打击盗版举报电话：**010-59787491**　**E-mail：WQ @ pmph.com**
质量问题联系电话：**010-59787234**　**E-mail：zhiliang @ pmph.com**
数字融合服务电话：**4001118166**　　**E-mail：zengzhi @ pmph.com**

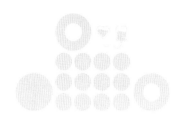

序

用热血守护人民健康

多年来，血液学既是我研究工作的焦点，也是我有幸参与卫生管理和人道领域工作的重点之一，血液的安全有效供应始终牵动着我的心。非常高兴看到由北京市红十字血液中心牵头，23家省级血液中心参与编写的《采供血行业标杆管理》一书即将付梓，特为之作序。

习近平总书记指出，人民对美好生活的向往，就是我们的奋斗目标。推进健康中国建设，确保人民群众生命安全和身体健康，是党和政府对人民的郑重承诺，是建设社会主义现代化国家的一项重大任务。其中，血液的安全有效供应是重要内容之一，在治疗疾病和挽救生命中具有不可替代的作用，而且在当今社会，无偿献血仍是临床用血的唯一来源。因此，必须从更加严谨、更加规范、更加科学的角度，进一步加强从献血者血管到用血者血管全流程、全方位的管理。

纵观输血医学的发展历程，从血液循环的发现，到动物血输给人、人血输给人，到输血方法的改进、抗凝剂的应用、血型的发现，再到血库的建立和成分血的应用这一漫长的过程中，前人为之付出了艰辛的努力和沉痛的代价，也取得了重大的进展。自1921年北京协和医院开展我国首例输血治疗以来，我国的输血医学取得了突飞猛进的发展。我国的血液供应制度经历了从有偿献血到义务献血再到自愿无偿献血三大变革，不仅为治疗疾病和守护健康作出了重大贡献，更有力推动了社会主义精神文明建设。与之相对应，从最初的医院自采自供，到在重点城市设立血站，再到目前构建以省级血液中心为龙头、地级市中心血站为主体、中心血库为补充的454家采供血服务体系，采供血机构建设得到了长足发展。

当前，世界正处于百年未有之大变局，中华民族伟大复兴已迈上新的征程。全面贯彻新发展理念，以中国式现代化全面推进中华民族伟大复兴这一宏伟目标，迫切需要我们从理念、方法、措施等多个维度，提升包括卫生健康事业在内各方面工作的管理水平。采供血行业的管理亦是如此。2009年，通过积极努力，北京市红十字血液中心加入亚太血液联盟，在交流和合作中借鉴国际经验。2015年，中国大陆采供血机构执业比对工作正式铺开，开启了我国采供血行业持续提升规范化、标准化和科学化管理水平的道路。十多年来，不仅有力推动了我国采供血行业的发展，也积累了许多非常宝贵的经验。

值此《采供血行业标杆管理》一书即将出版发行之际，谨向各位作者和参与单位致以诚挚祝贺。该书既是对以往工作的概括和总结，更为今后的高质量发展提供了全新的理念。希望各采供血机构以此为契机，进一步加强行业管理，确保各项安全措施落实到位，助力全国无偿献血事业高质量发展，为推进健康中国建设贡献更大的力量。

陈竺

2025年6月

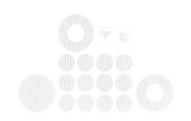

前　言

采供血行业是一个涉及临床医学、社会学和公共卫生学等多学科的卫生健康领域。借鉴其他行业管理经验，不断吸取新的管理理念，成为了行业持续发展的源动力。北京市红十字血液中心作为亚太血液联盟成员，在参与国际同行运用标杆管理工具，提升采供血执业效率与效益工作基础上，将标杆管理引入国内采供血行业，开启了与国际同行交流学习的新篇章。

我们紧密围绕行业发展需求，充分借助国际采供血行业标杆管理所建立的对标评价方法与体系，通过发布年度比对报告，对优秀的执业活动进行对标分析，为各采供血机构执业管理提供了重要参考。各机构通过对国际国内献血者管理、血液采集、成分血制备、血液检测及血液供应等关键环节的比对指标进行对标，精准识别自身在业务流程策划、血液产品制备生产和质量控制等方面可提升的空间，并对绩效指标开展了富有成效的探索性研究。同时，立足我国国情，创建本土化比对指标，发挥标杆管理在我国采供血行业各个领域的作用。

为进一步推进医疗卫生行业标杆管理应用的理论研究与实践探索，来自比对工作组41名专业人士，在深度挖掘了标杆管理在国内应用十年翔实数据基础上，系统阐述了标杆管理的基本原理、实施步骤，及执业比对指标的定义、分类、应用范围和结果等内容，系统总结了执业比对工作的学术价值与实践意义。本书的编纂，旨在为采供血行业提供一本兼具理论深度与实践指导价值的标杆管理实施指南。期待读者通过本书，既掌握管理工具的"术"，更领悟以献血者为中心的"道"，广泛探讨适合我国国情的多元管理工具。

值此中国大陆执业比对工作开展十周年之际，诚挚地感谢参与比对工作各血液中心的领导和同仁，对执业比对工作长期地支持和贡献，感谢亚太血液联盟无私的分享和指导，感谢中国输血协会血站管理工作委员会为比对工作组成立所做的努力，感谢北京市红十字血液中心给予人力、物力和财力的保障。愿行业在遵从科学和伦理的原则下，借助大数据、人工智能等高科技手段，创新采供血行业管理，贡献中国智慧。

邱艳

2025 年 5 月于北京

目　录

第一章

标杆管理基本原理

随着第一次工业革命的兴起,各行业对生产质量和效率的追求日益迫切,管理活动逐渐走向科学化,管理学也随之蓬勃发展。各行业基于不同的管理目的和应用范围,经过长期实践探索,逐渐形成了许多独具特色的管理方法和管理体系,俗称管理工具。目前国际社会被广泛采用的有标杆管理(bench marking)、客户关系管理(customer relationship management, CRM)、全面质量管理(total quality management,TQM)、顾客细分(customer segmentation)、外包(outsourcing)、企业核心能力(core capability of enterprise)、供应链管理(supply chain management, SCM)、战略规划(strategic planning)、业务流程再造(business process reengineering,BPR)和战略联盟(strategic alliance)等多种管理工具。这些工具既可以单独使用,也可以根据实际需求组合应用,在机构日常和专项管理中发挥着举足轻重的作用。在众多管理工具中,标杆管理被认为是企业优化资源配置、改善经营绩效、提高全球竞争力最有效的管理工具之一,具有很大的实用价值和广泛的适用性。

第一节　概　　述

标杆管理在国内有"基准管理""对标管理""标杆学习""标杆瞄准"等很多译法。它起源于西方发达国家现代管理实践,在这些国家取得显著成功的基础上,通过与理论深度融合,逐渐形成并发展成为一种具有普遍适用性的系统性管理方法。

一、定义与发展演变

1. 标杆管理的定义　标杆(benchmark)一词来源于木匠和测绘的行话,指工作台或测量杆上的标记,在韦氏词典里被解释为"可以进行比较的标准",现代汉语词典里解释为"测量的用具,主要用来指示测量点"。在标杆管理的语境中通常被解释为"行业标准""已经被证实的成功典范""机构要努力达到的结果""最佳实践"等。

标杆管理的最初定义源于企业实践,以施乐公司(Xerox)为代表,强调以外部最佳实践为参照改进自身流程。施乐公司在 1979 年提出的标杆管理是指"通过分析行业内外领先者,识别并实施最佳流程,以实现成本与效率优化的系统化方法"。这一定义明确了其作为管理工具的目的,即解决生产瓶颈,缩小与行业龙头的差距。随着理论研究的深入与实践领域的扩展,不同行业基于自身需求对其定义进行了适应性重构。1999 年,美国生产力与质量管理中心(American Productivity and Quality Center,APQC)将标杆管理进一步系统化和规范化,认为"标杆管理是一个系统的、持续性的评估过程,通过不断地将企业流程与世界上居于领先地位的企业相比较,获得帮助企业改善经营绩效的信息"。由此,标杆管理的概念已不仅仅是竞争者之间简单的信息收集和比较,而是旨在通过交流信息,获得最佳绩效的方法,并应用于自身的实践。

在国内,有全面标杆管理理论体系创始人之称的陈鸿冰将标杆管理定义为"通过不断模仿最佳实践和不断创新,来达到或超越标杆水平的方法和途径";学者李联五对不同的定义进行整合,将标杆管理总结为"企业将自身与其他组织在某些绩效方面进行比较,找出提高自身当前绩效水平的自我改进工具";方振邦则将其概括为一种摆脱传统的封闭式管理方法的强有力的管理工具,不断寻找和研究同行中一流企业的最佳实践,并以此为基准与本企业进行比较、分析、判断,从而使自己的企业不断得到改进,进入或赶超一流企业,创造优秀业绩的良性循环过程。

由于它是从单一的生产效率优化工具逐渐演变为跨学科、跨行业的战略管理方法论,所以,有关标杆管理的概念有很多,依据其在不同行业的应用和不断的发展演变而不同。但都体现了标杆管理的目标导向性、比较系统性和动态持续性三大特点。因此,可以将其总结为:企业或组织识别行业内或其他领域领先者的最佳实践,并进行连续系统的比较分析,结合自身情况对最佳实践方式进行创造性学习改造,将其转化为自身改进目标的过程。其核心在于以外部或内部的优秀范例为参照,突破自身局限,实现绩效的显著提升。

2. 标杆管理的发展演变　标杆管理起源于 20 世纪 70 年代的制造业,由美国施乐公司首创并系统化应用。施乐针对佳能在复印机领域的低成本制造优势,通过在成本控制、开发周期、人均效能等方面进行对标,寻找差距,持续改进,最终赢回市场。此后,众多公司纷纷仿效,标杆管理逐渐在企业界广泛应用。后经 APQC 的系统总结和规范,标杆管理逐渐被概念化、制度化、系统化和规范化,成为一种管理方法,并开始向其他领域拓展,作为一种持续质量改进的工具。到 20 世纪 80 年代,标杆管理在工业领域得到普遍采用,从制造业延伸至服务业(如零售业、金融业),并引入非营利领域(如政府机构)。最终,标杆管理与业务流程再造(BPR)、战略联盟一同被誉为 20 世纪 90 年代三大管理方法。

3. 标杆管理的核心思想和理论基础　标杆管理的核心是对标比较、借鉴创新和追求卓越。首先,它将本组织的产品、服务、流程等关键要素与行业内或其他行业的领先者(标杆)进行对比。这种比较需深入到业务流程、管理模式、组织文化等层面,旨在发现自身差距和不足,进而学习标杆的成功经验和最佳实践。其次,标杆管理强调在学习标杆的基础上进行借鉴与创新,而非简单照做,需根据自身实际进行调整和改进。最后,标杆管理以追求卓越为终极导向,鼓励组织不断挑战自我,设定更高目标,超越行业平均水平,向顶尖组织看齐,致力于在产品质量、服务水平或运营效率等各方面达到卓越水平。

基于以上核心思想,标杆管理与全面质量管理理论(total quality management,TQM)、目标管理(management by objective,MBO)以及竞争战略理论(competitive strategy,CS)等理论密切相关。

全面质量管理理论(TQM)强调持续改进、顾客满意和全员参与。标杆管理通过引入外部最佳实践,助力组织实现质量持续提升。例如,某血站在血液产品制备成本控制上采用了高效方法并取得良好效果,其他血站可借鉴此方法提升自身成本效益,这符合 TQM 的持续改进要求。

目标管理理论(MBO)强调设定明确目标,并通过员工自我控制和管理来实现。标杆管理同样需设定以标杆优秀指标为参照的明确目标。例如,血站设定将血液采集效率提升至标杆血站水平的目标,通过优化流程、员工培训等措施引导员工向该目标努力,体现了MBO的目标导向思想。

竞争战略理论(CS)指出企业可通过成本领先和差异化来获取竞争优势,并关注长远发展。标杆管理以行业最佳实践为参照,其本质是通过持续改进来构建竞争优势,实现战略目标,这与竞争战略理论的核心命题高度契合。

二、标杆管理的分类

对标是标杆管理的核心环节,标杆管理的种类通常按照这一核心环节的不同参照对象进行分类,标杆管理被不同领域的研究者从对标范围、内容、目的等不同的角度分为不同的类型,通过对不同的分类标准进行全面、系统地分析,标杆管理可以归纳为以下类型(图1-1)。

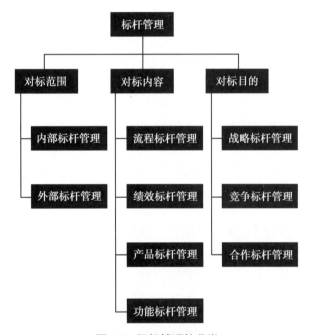

图1-1　标杆管理的分类

1. 按对标范围分类

(1)内部标杆管理:标杆伙伴是组织内部其他单位或部门,即在同一机构内,与具有相似功能的不同部门之间进行标杆比对。主要针对关键性因素的评价。它适用于大型多部门的机构,如综合性医院内的不同科室,或采供血机构内部的不同采血点、采血小分队等。内部比对效率高、成本低,不涉及商业秘密泄露或利益冲突,也无需考虑保密问题,是最简单易操作的标杆管理方式,可随时进行。

(2)外部标杆管理:标杆伙伴是组织外部的其他单位或部门,即与组织外部的不同单位或部门进行比对。这种比对更多发生在相同行业的直接竞争者之间,如不同ABO、EBA、APBN机构成员,或大陆执业比对工作组成员单位之间。当机构之间存在竞争关系时,涉及利益冲突,实施起来较为困难。

2. 按对标内容分类

(1)流程标杆管理:指针对独立的工作流程和操作系统进行标杆比对,其适用范围比较广,也被称为通用性标杆管理。它可以超越行业界限,将本企业与不同行业中具有相似功能和流程的最佳实践进行标杆比对。其理论基础是:即使完全不同的行业、功能、流程也会存在相同或相似的核心思想和共通之处,从完全不同的组织学习和借鉴经验,能最大程度地开阔视野、突破创新。例如,多米诺比萨饼公司通过考察研究某医院的急救室,来寻求提升送货人员的流动性和工作效率的方法,并提高员工的应急能力。美国血液中心(America's Blood Centers,ABC)开展的水平扫描(horizon scanning),以及亚太血液联盟(Asia Pacific Blood Network,APBN)和 ABC 开展的信息交流(knowledge exchange,KE)等,都属于此种类型。

(2)绩效标杆管理:指针对可以计量的成果、绩效进行标杆比对,以行业领先者或某些企业的优秀业务运作为基准进行标杆管理。合作者可以相互分享信息,进行实践比对(comparison of practice,CoP)。

(3)产品标杆管理:指以产品质量、性能、生产过程为主要内容的标杆比对。

(4)功能标杆管理:指针对特定的业务功能进行标杆比对,其标杆伙伴是不同行业但拥有相同或相似功能、流程的机构。其理论基础是任何行业均存在一些相同或相似的功能或流程,如物流、人力资源管理、营销手段等。由于跨行业选择标杆伙伴,双方没有直接的利益冲突,因此更加容易取得对方的配合;另外,可以突破行业思维定式,开阔视野。但因信息相关性较差(例如流程差异),需要经过转换过程,所以实施较为困难。

3. 按对标目的分类

(1)战略标杆管理:主要目的在于对机构战略的评估,而不是具体的实践操作。

(2)竞争标杆管理:标杆伙伴是以行业内竞争对象为基准的标杆管理,主要目的是发现成本开支、产品和服务等方面与竞争者的差距,进而赶上或超过竞争者,通常用于有相同市场的组织机构在产品、服务、流程等方面进行比较。但由于竞争者的信息具有高度商业敏感性,难以取得竞争对手的积极配合,不容易获得真正有用或是准确的资料,这类标杆管理的实施有很大的限制性。

(3)合作标杆管理:主要目的在于与合作者分享信息,主要用于跨行业的组织机构间,其标杆伙伴是行业内非直接竞争对手,即那些由于地理位置限制等原因,虽处同行业但不存在直接竞争关系。因此,在一定程度上克服了竞争性标杆管理资料收集和合作困难的弊端,可以发挥竞争性标杆管理信息相关性强和可比性强的优点。但由于地理位置等原因而造成资料收集成本增大,比对时效性差。如大陆执业比对工作组对标 ABO。

了解不同类型标杆管理的特点,有助于机构根据自己的需求、类型和目标,选择合适的标杆对象和目标。但严格来说,每一类标杆管理之间并没有特别清晰的区分界限,它们相互之间存在交叉。首先,从理论层面看,各类标杆管理之间的区分边界并不是特别明显,这就使得每一类型的定义也并非固定不变。其次,在大多数标杆管理活动中,往往会同时采用不同类型的标杆管理模式。在实际操作中,不同的标杆管理类型或多或少都会有一定程度的交叉。同一项标杆管理活动可能同时涵盖过程、绩效、产品和功能等不同的比对内容。而且,竞争性标杆管理很少会单独开展,通常隐藏在其他类型的标杆管理活动之中。除此之外,不同类型的标杆管理活动开展模式也各有不同。有的活动从数量有限的几个点着手,通过手工方式采集数据和信息,这种模式通常被称为站点模式;或者由一个机构率先发起,确定目标和关键指标,然后邀请其他感兴趣的机构参加。在条件足够成熟的情况下,也可以在一个国家或地区范围内,借助电子数据库开展具有一定规模的标杆管理活动。实际上,标杆管理类型与开展规模存在关联,呈现出逐步发展的趋势。

三、作用与意义

标杆管理作为一种先进的管理方法,其本质是一种以方法学为核心、以实践导向或过程导向为路径的管理工具,它致力于辨识并学习世界上最优秀企业的实践经验,被认为是改善企业管理效率、提高企业竞争力、促进业绩持续增长的最佳管理工具,有较多的优越性和较强的可操作性。

首先,标杆管理是一种能够显著改善绩效的管理工具。企业的业务、流程、环节都可以通过标杆管理进行解剖、分解和细化,进行对标、学习模仿和创新,从而帮助机构通过系统科学的方法,找出生产过程和产品中的优势和劣势,不断挖掘潜力,提高生产率。

其次,实施标杆管理有助于企业创建学习型组织。企业将自身的生产率、质量、服务以及生产过程的效益,与国际尖端机构展开连续、系统的比较,或者在行业内选取最佳实践方式或最优的业绩作为标杆,进行对比分析。如此一来,企业能够及时发现自身在产品、服务、流程及管理等方面存在的不足。同时,借助标杆管理还能预测未来发展趋势和方向,企业再结合自身实际情况,确定发展战略,这为机构制定战略计划和目标提供了数据支撑和科学依据。

最后,鉴于标杆管理具有极强的动态适应性,其在实施过程中所强调的,并非仅仅是模仿,更是能力的持续进化。正因如此,标杆管理还可作为绩效评价和质量持续改进的工具,广泛应用于各个领域。它能够帮助组织识别最佳实践以及产品质量的最高标准,进而制定业绩评估标准,改进并提升企业的经营业绩,最终实现质量控制和持续改进的目标。

第二节 标杆管理的基本内容

标杆管理是一个高度规范化、制度化和流程化的管理工具,它涉及很多关键要素和环节,这些要素相互交织、协同作用,共同构成标杆管理的基石。要素的明确清晰,运行机制和流程的顺畅规范,直接关系到标杆管理过程中资源整合优化的效率和效果。了解这些要素、流程和机制,是深入理解和运用标杆管理的前提。

一、标杆管理的基本要素

标杆管理的要素是了解其内容和程序的基础,标杆管理的基本要素包括标杆管理的实施者、标杆伙伴、标杆管理项目(指标)。

标杆管理实施者,即发起和实施标杆管理的组织机构或团队,通常是组织内部的相关部门和人员,具体包括决策层和执行团队。决策层负责制定标杆管理的战略方向和目标,确定标杆管理项目的优先级,并为项目提供必要的资源支持。执行团队负责具体的标杆管理实施工作,包括选择标杆伙伴、收集和分析数据、制定改进措施等。执行团队通常由跨部门的人员组成,成员具备不同的专业知识和技能,以确保从多个角度对标杆管理项目进行深入研究和分析。

标杆伙伴,也称标杆对象,是组织在标杆管理过程中所选取的学习和追赶的目标企业或组织。即定为"标杆",是被学习借鉴的组织,可以是内部的,也可以是外部的组织或单位,是任何乐于通过与标杆管理实施者进行信息和资料交换,而开展合作的内外部组织或单位。选择合适的标杆对象是标杆管理成功的关键之一,在选择时通常需要考虑行业相关性、绩效卓越性和可借鉴性。

标杆管理项目,也称标杆管理内容,是指机构希望通过标杆管理分享、借鉴并得以提升的具体领域。即针对自身存在的不足,通过标杆管理向他人学习借鉴以谋求改进的领域。这些领域可以是管理制度、管理模式和管理方法,也可以是一个具体的细节流程。这些内容最终可被细化为具有可对比性的指标,这些指标能够全面、客观地反映组织在各个方面的表现,用于衡量和评估标杆对象以及本组织的绩效。例如,大陆执业比对指标就属于此类指标。

二、标杆管理实施的一般步骤

一个标杆管理项目的成功实施离不开系统的组织策划和持续推进。整体而言,实施标杆管理过程的精髓在于:对自身及合作现有水平的测量,围绕生产过程、实践活动和绩效指标进行比较,对确认的最佳实践进行学习,以及最终通过学习最佳实践提高自身绩效水平。因此,一个完整的标杆管理活动可划分为计划组织、数据收集、对比分析、改进实施和持续改进五个阶段(图 1-2)。

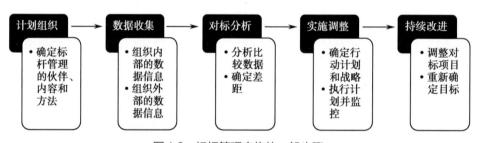

图 1-2　标杆管理实施的一般步骤

1. 计划组织　此阶段主要包括确定标杆管理的伙伴、内容和方法。详细来说,需要组建项目机构、明确标杆管理的目标、通过评估确定标杆项目、选择标杆伙伴、制定数据收集计划(包括设置调查问卷,安排参观访问以充分了解标杆伙伴并及时沟通)、开发测评方案(为项目指标赋值以便于衡量比较),以及明确信息管理工具等。对标杆管理活动进行细致的计划是此阶段的核心。明确活动的目标和方法是实施标杆管理活动的基础。计划的制定需与机构的战略目标相结合,并明确实现目标的成功要素,据此确定标杆管理活动的关键指标、项目和范围。组建的团队应包括与外部的标杆管理伙伴协作的成员,以及内部实施标杆管理活动的核心成员队伍,同时明确各自的任务和职责。众多研究显示,第一阶段充分完善的准备工作,能使后续过程进展更加顺利,从而进一步提高标杆管理活动的效果和效率。

2. 数据信息收集　此阶段既包括收集组织内部的数据信息,也包括收集组织外部的数据信息。数据收集是标杆管理活动的起点,也为最佳实践的鉴别和质量持续改进提供了客观证据。在数据收集阶段,要建立项目实施小组,注重对参与人员的培训,准确理解每一个测量指标的定义,确保数据收集的一致性和准确性。收集到的数据一般有以下四个方面的用途:机构内部及成员机构间横向与纵向比对分析;发布比对报告;发布研究成果;为制定行业标准提供数据支撑。

3. 对标比对分析　此阶段主要任务是对收集到的数据信息,利用各种统计、制图手段进行对比分析,找出自身与标杆对象之间的差距,确认最佳实践,并发布最终的标杆管理报告。标杆管理报告是揭示标杆管理过程关键收获的文档,包含对最佳实践进行调整、转换、创新的见解和建议。对比分析主要依靠参与单位间的沟通交流实现,沟通交流的形式包括:针对数据结果通过邮件等信息平台进行问卷调查、组织召开相关主题的研讨会、组织成员单位间实地考察等。这种沟通是标杆管理活动取得成功的关键环节。必要时,参与单位也可以向数据库和统计学专家寻求帮助,以获得更专业的新视角,从而实现数据利用效果的最大化。

4. 实施调整　此阶段主要包括确定行动计划和战略,是整个标杆管理环节的核心落脚点和最终目标。根据标杆管理报告,确认恰当的纠正性行动方案,制定详细实施计划,在组织内部推行最佳实践,将最佳实践与自身实际相结合进行系统学习和改进,并持续对实施结果进行监控、评估和调整,最终达到增强企业竞争优势的目的。在改进实施阶段,最重要的是将确认的最佳实践与本单位的实际情况深度结合,制定出适合本单位实际的行动计划,避免简单的机械复制。同时,也可与其他管理方法相融合,实现最佳实践的有效本土化。

5. 持续改进　标杆管理是一个持续的管理过程,而非一劳永逸的一次性活动。它需要不断对取得的效果进行评估,并在持续改进的过程中,根据实际情况适时调整对标项目,或根据需要重新确定目标,开展新一轮的数据收集。因此,为确保持续性,应维护好标杆管理数据库,同时制定和实施持续的绩效改进计划,从而不断学习和提高。

三、标杆管理实施的条件与局限性

1. 标杆管理实施的必要条件　一项标杆管理活动的成功实施,通常应具备以下基本前提。

(1)高层管理人员的兴趣与支持。标杆管理活动的实施不仅需要大量的资源投入和整合,涉及质量持续改进等重大事项,也需要领导层的积极推进,高层管理者的领导和支持是标杆管理成功的基础。研究发现,标杆管理成效卓著的企业,大都十分重视标杆管理的组织和领导。

(2)愿意与对标伙伴分享信息,有接受新观念改变陈旧思维方式的坦诚态度。标杆管理最基本的理念是要敢于认识到自己的不足,承认他人的长处,并愿意与同行业交流分享自己的数据和经验。想要实行有效的标杆管理,就必须自愿主动地把自己的产品、服务、业务和经营方式与同行业的其他单位进行系统、持续和全面的比较,并保证所分享的数据信息真实有效。

(3)充分了解组织机构运作模式和改进要求,并有能力将其运作与战略目标紧密衔接。这就要求,除了高层管理人员的支持外,各层级员工也需积极参与其中,他们需对各自负责的流程环节有充分了解,并能将最佳实践落地实施。

(4)最大限度降低标杆管理活动过程中的法律风险。标杆管理的过程涉及大量机构间关键性指标数据和信息的交换,未经许可,不要向竞争者索要敏感数据,不能分享所有信息。企业间进行标杆管理时,还须避免涉及定价或竞争敏感信息等方面的内容。

2. 标杆管理实施的局限性　尽管标杆管理在理论上有助于组织识别差距、优化流程和提升竞争力,但也需清醒地认识到标杆管理并非完美无缺,就像任何管理方法一样,它在实施过程中也存在诸多局限性。了解这些局限性,有助于组织在运用标杆管理时保持理性和客观,充分发挥其优势,规避可能存在的风险。

一是对标伙伴的可比性至关重要。不同行业或企业的市场环境、组织结构等存在显著差异,简单对标易引发"生搬硬套"的问题。同时,因统计口径、指标定义不同,数据也难以直接比较。此外,很多对标信息本身可能无法直接获取,易产生信息偏差,因此需要确保获取数据和信息的准确性。

二是组织内部可能存在执行障碍。标杆管理的实施过程通常需要跨部门协作,投入大量时间、人力和资金用于数据收集、分析和改进,同时,最后的持续改进阶段,要求组织变革,可能打破现有利益格局,引发员工或管理层的抵触情绪。

三是实施过程中容易出现偏差。标杆管理是一种渐进式的管理工具,成效并非一蹴而就,可能带来短期绩效提升,但若缺乏持续跟踪机制,改进效果难以维持。长期对标可能导致组织机构过度关注外部竞争和定量指标,忽视定性指标和内部核心能力的培养。同时需要注意,标杆管理并不是简单的模仿,在借鉴外部经验的同时,要将标杆管理与组织长期战略结合,强化内部创新能力,避免盲目模仿。

四是标杆管理容易导致企业竞争战略趋同。标杆管理鼓励企业相互学习和模仿,使整体企业运作效率的绝对水平大幅度提高。但企业之间相对效率差距却缩小,导致企业战略趋同,产品、质量、服务甚至供应销售渠道大同小异,使市场竞争趋近完全竞争,造成企业运作效率上升而利润率反而下降。以美国印刷业为例,1980 年利润率维持在 7% 以上,普遍实施标杆管理之后,1995 年已降至 4%~6%。标杆管理的运用越广泛,其有效性就越受限制。同时,由于科技的迅速发展,应用的复杂性日益提高,模仿障碍随之提高,可能使企业陷入"落后 - 标杆 - 又落后 - 再标杆"的"标杆管理陷阱"中。例如,IBM、通用电器公司和柯达等公司在复印机市场兴起时,曾对标该领域的领先者施乐公司,结果陷入无休止的追赶,最终不得不退出该市场。标杆管理自身存在这类缺陷,表明仅仅依赖标杆管理,未必能够将竞争力的提高有效转化为竞争优势。

第三节 标杆管理的应用领域

标杆管理作为一种先进的管理方法和战略工具,经过多年实践,已在众多领域都得到了广泛的应用。

一、标杆管理的传统应用领域

标杆管理的传统应用领域主要集中在标准化程度较高、流程驱动型的行业与部门,通过横向对比与模仿优化实现效率提升和成本控制。制造业是标杆管理的发源地,其在生产流程优化、质量控制、供应链管理等方面的应用最为广泛。在制造业中,标杆管理被广泛应用于生产流程优化,例如通过对比行业领先企业的单位生产成本、设备利用率或产品缺陷率,识别自身在工艺技术或供应链管理上的短板,企业进而引入精益生产、六西格玛等管理工具。

后续,随着时间的推移和理论的不断完善,标杆管理的应用范围逐渐扩展到更大范围的企业管理、政府公共服务、教育、物流等各行业领域,成为推动组织持续改进和发展的重要手段。

在企业管理中,标杆管理有助于企业明确自身在市场中的定位,通过对比标杆企业的发展战略、市场定位和业务模式,企业可以发现自身的优势和劣势,进而制定或调整适合自己的战略规划。同时,也为企业提供了一个客观、全面的绩效评估标准和框架。企业可以通过选取与自身业务相似的对标伙伴,设定关键绩效指标(key performance index,KPI),如财务指标(如利润、资产回报率等)、客户满意度指标(如净推荐值、客户投诉率等)、运营效率指标(如生产效率、库存周转率等),来对自身及标杆企业的绩效进行对比分析。通过这种方式,企业能够清晰地了解自己在各个方面的表现与先进水平的差距,从而有针对性地制定改进措施,优化业务流程,提高组织绩效。在质量管理领域,标杆管理帮助组织对标国际标准(如 ISO 系列认证)或行业最佳实践,推动产品合格率与标准化水平的提升。在人力资源管理方面,标杆管理可用于薪酬福利设计、培训与开发、绩效管理等多个环节。

政府部门可以选取其他地区或国家的政府部门或公共机构在相同公共服务领域的成功经验和先进做法作为标杆,对本地区或本部门的公共服务质量与效率进行评估。也可以为政府政策的制定与执行提供参考依据,将其用于公共服务改进,例如城市交通系统参照其他地区的公交准点率、垃圾处理效率等指标优化资源配置。

教育主管部门和学校可以运用标杆管理方法,选取一所或几所办学水平高、教育质量好的学校作为标杆,从学校的硬件设施、师资队伍、课程体系、教学方法、学生综合素质等多个维度设定评估指标,对其他学校进行评估和诊断。通过这种方式,能够找出各学校存在的问题和差距,为制定改进策略和提升办学质量提供依据。

在服务业,尤其是银行、零售和物流领域,企业常以客户满意度、服务响应速度及投诉处理周期为核心指标,对标竞争对手或跨行业标杆,如航空业的高效值机流程被银行借鉴用于优化柜台服务等。此外,物流和供应链管理也是标杆管理的经典场景,企业通过分析头部企业的库存周转率、订单交付准时率等数据,重构仓储布局或供应商协同机制。物流企业可以运用标杆管理方法,选取物流网络布局合理、配送效率高的企业作为标杆,进而学习其在仓库选址、配送路线规划等方面的经验。

这些传统领域的共性是依赖可量化指标、存在明确行业规范,且改进路径具有较强可复制性,使标杆管理成为缩短竞争差距的有效工具。

二、标杆管理在医疗卫生行业的应用

标杆管理在医疗卫生行业的应用可以追溯至 17 世纪医院单纯针对死亡率的比较。20 世纪 90 年代中期,美国和英国开始将其作为一种管理方法,以提高医疗服务质量、优化卫生支出。目前,标杆管理在医疗卫生行业的应用范围已涵盖医院管理、质量控制、临床护理、住院天数、死亡率、药物利用等诸多方面,在优化资源配置、提升服务质量等层面都展现出积极效果。

在医院管理层面,标杆管理可用于提升整体管理水平。例如,通过内部标杆管理建立标杆科室,以其为范例推动医院内其他科室提升管理水平;竞争标杆管理促使医院向行业内最强的医院学习管理经验,从而提升自身竞争力;功能标杆管理和流程标杆管理可针对医院的特定功能或流程,如门诊服务流程、住院部流程等,借鉴优秀案例进行改进。为研究澳大利亚公立医院的管理水平,澳大利亚新南威尔士州和昆士兰州曾与美国、英国、瑞典、法国、德国、意大利和加拿大 7 个国家就公立医院的运行运转、绩效监控、战略目标和人员管理四个方面的 21 个管理维度进行标杆比对,以发现在医院管理方面的优势和提升空间。美国的一项旨在为医疗卫生行业的管理者开发提供质量改进技术的质量保证项目（quality assurance project，QAP）中，标杆管理就是其中的一个重要方法。英国的 The Essence of Care 是一项临床护理方面的标杆管理工具。成立于 20 世纪 90 年代的阳光健康联盟，是由美国南部几个州的医院组成的联盟组织，该联盟在管理和临床方面已开展过 15 个标杆管理项目，如住院天数和死亡率等。国内研究者发现，由政府主导对公立医院实施标杆管理项目，强化成本控制，有利于提高医院经营绩效，从而降低运营成本。

此外，标杆管理在医疗卫生行业的应用还体现在医学教育和人才培养、质量控制和风险防范等方面。在人才培养上，标杆医院通过制订严格的培训计划，为医护人员提供持续学习和发展的机会，并建立清晰的晋升通道，激励员工进步；质量控制方面，标杆医院拥有完善的体系，不仅关注医疗质量，还涵盖服务质量等各个方面，通过严格监督和评估，不断提升医疗标准；风险防范层面，标杆医院致力于建立健全风险防范机制，包括医疗事故应急处理和预防措施等，并通过定期演练和培训，提高全院员工应对突发情况的能力。纽约布法罗 Millard Fillmore 医院的临床药物实验室曾开展过一项旨在减少不合理药物使用、优化整个美国药剂师的全时工作人数的标杆管理。浙江省曾选取美国 270 家急救医院的数据作为标杆，对省内 21 家省级医院实施标杆管理，涵盖运营、财务和效率等指标。

在疾病预防控制机构方面，标杆管理也发挥着重要作用。以县级疾病预防控制机构为例，通过借鉴标杆管理理念，对绩效评估的结构指标与结果指标进行关联分析和聚类分析，可形成若干个可比较、可参照的机构集，进而寻求最佳实践的标杆机构。运用规范差距分析，结合实践专家咨询，能够形成绩效诊断书及改进指南，促进机构绩效的提升。如相关研究表明，在某县级疾控中心于 2010—2012 年应用标杆管理后，其资源配置水平、能力建设均有较大提升。

标杆管理在医疗卫生行业的应用范围也极为广泛，其应用范围已覆盖至基层医疗卫生机构。1993 年 7 月，由四个独立的卫生服务机构联合成立的 Maryborough 区卫生服务中心，是澳大利亚联邦政府在卫生领域推广最佳实践的组织机构，也是医疗卫生行业应用流程标杆管理的典范。该中心通过与卫生领域内外的行业进行比对，获得了大量有效的最佳实践。在国内，针对基层医疗卫生机构开展的星级评价工作，也体现了标杆管理的应用。通过设定星级评价标准，在机构达标基础上，推动基层医疗卫生机构完善基础设施、优化服务流程、提升人才素质。同时，星级基层医疗卫生机构牌匾实行动态管理，通过"亮晒比学"营造比学赶超氛围，强化日常监管，加大宣传引导，促进基层医疗服务水平的提升。

在输血医学和采供血领域，国外的研究主要集中在血液获取、血液管理、血液使用、输血安全四大方面。血液获取主要包括献血招募、血液采集、成分制备、质量控制、血液包装过程中的损失和操作方法等方面。血液管理主要涉及库存管理、员工培训、工作效率等方面。血液使用包括临床合理用血及临床输血技术两部分。血液安全主要是指对献血输血不良反应的监控。其中，标杆管理在血液使用和血液库存方面的应用研究最多。

在血液使用方面，奥地利卫生主管部门分别于 2004 年和 2009 年，针对择期手术中的血液使用开展了两期标杆管理活动，目的是通过对输血实践中关键性变量指标的测量比较，预测可能需要的输血实践，从而制定策略优化临床输血实践，减少临床不合理用血；同时，最终的标杆管理报告也为奥地利的患者血液管理（patient blood management，PBM）提供了一个概念框架。芬兰在血液使用方面有一个全国性的标杆管理项目，由芬兰红十字血液中心和主要医院于 2002 年联合开展，已经形成了固定的数据库，每年更新两次，血液中心和临床专家一起为临床合理用血提供指导意见。

在血液库存管理方面，加拿大安大略区域血液协调联盟（Ontario Regional Blood Coordinating Network，ORBCON）发起了一项旨在减少红细胞过期量的标杆管理项目。该联盟通过分析156家医院在21个月内的红细胞库存量数据，识别影响红细胞过期的主要因素，并制定减少血液浪费的措施。英国国家血液中心和北威尔士血液中心联合医院建立的血液库存管理计划这一战略联盟组织，主要通过标杆管理监控血液库存供应链。

整体来看，标杆管理在医疗卫生行业的应用原则与工商业等传统领域相比差异不大，但在目的和内容上有较为明显的行业特点。在工商业领域，标杆管理的主要动力往往是获得最大利润、提高自身竞争优势；而在医疗卫生行业，成本效率只是一方面，患者的安全和疗效也同样重要。随着信息技术的飞速发展和医疗卫生行业的持续变革，大数据、人工智能等技术的深化将进一步拓宽标杆管理在医疗卫生行业的应用，从数字化转型的深度融合，到多机构协同的创新模式，标杆管理还有诸多未知领域等待挖掘，无论是理论体系的完善，还是实践模式的创新，都极具研究价值与探索意义。深入研究并推广标杆管理，将为提升医疗卫生服务质量、优化行业资源配置、推动行业可持续发展提供更多可能性。

（王　勇　郭成城　范为民　刘立辉）

第二章

标杆管理在采供血行业的应用

采供血行业作为兼具卫生健康和生物制品生产双重属性的国家公共卫生安全重要领域，因其具有公益性和社会性，通常由政府主导、独自运行。为提升服务质量和效率，采供血机构持续探索应用各类管理方法与工具。其中，通过标杆管理借鉴其他国家和地区同行的经验，是全球采供血机构寻找最佳运营实践的重要方法。本章将详细介绍当前国内外采供血行业应用标杆管理的历程、方法和实例。

第一节 国外执业比对应用

经过多年的探索，部分国际组织和国家依照标杆管理原则，通过实施标准化的质量管理体系、数据对标平台和区域协作网络，构建了完善的采供血机构执业比对机制和体系，创建的指标体系涵盖整个输血链，为全球采供血行业的规范化、标准化发展，提供了有力支撑，其成熟经验得到广泛认同和借鉴，成为行业规范化发展的重要推动者。

一、国际标杆组织

欧洲血液联盟（European Blood Alliance，EBA）和亚太血液联盟（Asia Pacific Blood Network，APBN）作为区域采供血行业标杆管理应用的组织者，通过制定行业标准、分享最佳实践经验、促进技术交流与资源共享，提供持续改进的"标尺"，推动了全球采供血行业持续性发展。

（一）欧洲血液联盟

EBA 成立于 1998 年 9 月 21 日，最初由比利时、英格兰、芬兰、法国、爱尔兰、卢森堡、荷兰、葡萄牙和苏格兰 9 个成员机构共同创立，其宗旨在于"通过促进合作、发展和维护一个高效的欧洲血液服务组织，为欧洲公民的血液供应安全提供保障"。EBA 工作范围广泛，常设标杆管理工作组（Benchmarking Working Group）、应急规划工作组、新发传染病监测工作组、数据保护工作组、献血者研究工作组、欧盟立法工作组、创新与新产品研发工作组、质量控制能力验证计划工作组和稀有血型供应工作组共 9 个工作组，逾 150 名专家参与其中。

1. 成员 经过十几年的发展，EBA 现包含 25 个成员机构，覆盖欧盟、欧洲自由贸易联盟（European Free Trade Association，EFTA）及英国。其成员包括奥地利、比利时、克罗地亚、丹麦、爱沙尼亚、芬兰、法国、德国、希腊、匈牙利、冰岛、爱尔兰、意大利、拉脱维亚、立陶宛、卢森堡、马耳他、荷兰、挪威、葡萄牙、斯洛文尼亚、西班牙、瑞典、瑞士和英国的国家采供血机构（或者供血量超过本国一半以上的采供血机构）。EBA 支持成员协同合作，为献血者和受血者利益共同努力，以提高欧洲血液供应的可获得性、韧性、安全性及质量成本效益。

2. 目标和核心价值观 EBA 为促进其成员之间的信息交流和合作,设立以下目标:①推动并维护欧洲血液和人体组织服务机构之间的高效紧密合作,确保为欧洲公民持续提供充足、安全、优质且具成本效益的血液和人体组织。②提高公众和专业人士对自愿无偿献血以及成分血临床应用的认知。③协助欧洲采供血机构持续改进执业水平,服务受血者。EBA 秉承以下 5 个核心价值观:①受血者关怀:EBA 成员通过安全且可持续的血液成分供应,全力守护受血者健康。②献血者健康:EBA 成员悉心呵护献血者,并积极采取措施避免损害献血者健康。③自愿无偿献血:EBA 及其成员致力于推动自愿无偿献血,以确保血液、人体组织和细胞的可持续供应,保障献血者和受血者的安全。④信息共享:EBA 通过共享信息,支持基于循证的决策制定以及血液、人体组织和细胞服务领域的绩效提升。⑤通过循证实现卓越:EBA 成员通过创新、采用最先进的流程和实践以及运用循证方法制定实施行动,努力追求卓越。EBA 的立场均基于证据,从而避免决策中出现偏见。

3. 标杆管理工作组 为了帮助成员提高生产效率,EBA 成立了"识别最佳实践"的标杆管理工作组。通过共享执业数据、实践经验,促进 EBA 成员间相互借鉴学习。开展的主要活动有:①制定并维护 EBA 关键绩效指标计分卡,识别并推广成员在运营效率、血液安全足量供应方面的最佳实践经验。②利用收集到的数据,支持 EBA 成员执业水平和绩效改进。③定期举办研讨会与工作坊,挖掘各领域表现最佳者的关键成功因素。④应成员请求提供现场指导,帮助他们实施绩效改进方案。⑤与其他标杆管理组织协作,识别欧洲以外的最佳实践经验。⑥每年召开 4~8 次工作会议。目前 APBN 和中国大陆地区采供血机构的执业比对工作不仅同步对标 EBA,还借鉴 EBA 的经验,根据地区的具体情况,拓展比对指标范围和创建新的比对指标,以促进行业的发展。

(二)亚太血液联盟

APBN 是亚太地区国家或地区的采供血机构为了促进本地区血液安全、推动实现血液自给自足、确保输血服务机构高效运转以及保障献血者和受血者的合法权益而自愿参与并缔结的国际工作组。APBN 通过加强成员之间的合作与交流、分享最佳实践和经验,以提升整个地区的输血服务质量和效率,在推动亚太地区输血事业发展方面发挥了重要作用。同时,APBN 还积极参与国际输血事务,为全球输血事业的发展做出了积极贡献。

1. 成员 APBN 成立于 2006 年,秘书处设在澳大利亚红十字血液中心。截至目前,APBN 包括澳大利亚、新西兰、日本、新加坡、泰国、韩国、中国台湾地区及香港、澳门与北京 10 个成员,具体机构为:澳大利亚红十字血液中心、新西兰血液服务中心、日本红十字会血液中心、新加坡卫生科学局血液中心、泰国红十字会国家血液中心、韩国红十字会血液中心、台湾血液基金会、香港红十字会输血服务中心、澳门特别行政区政府卫生局捐血中心以及北京市红十字血液中心。成员间多元的文化背景是推动紧密合作、共同促进亚太地区输血事业发展的核心动力。

2. 愿景、使命和目标 APBN 是一个致力于推动亚太地区血液安全、输血医学发展及血液服务标准化的非营利性国际工作组,通过搭建交流平台、促进合作与交流、开展执业比对工作等方式,推动区域血液服务向更安全、更高效的方向发展,为全球血液安全贡献地区的力量。APBN 的愿景是确保每一位受血者都能获得安全、可靠且符合其需求的血液和血液产品。其使命是以受血者的利益为中心,在遵循科学和伦理的原则下,促进本地区血液和血液产品供应的安全、充足及经济有效。APBN 将献血者视为实现其使命的关键力量。APBN 的目标是:

①通过标杆管理,实现绩效提升、最佳实践成果及知识交流,提高成员执业能力、组织效率和成本效益。②开发工具以确保受血者使用安全、可靠且有效的血液和血液产品,从而为成员创造价值。③增强成员招募充足且可持续的献血人群的能力,以满足受血者对血液和血液产品的需求。④提高本地区对血液领域关键问题的认识与理解,并在成员间推广献血者护理方面的科学及伦理原则,以积极影响并引领血液领域的发展。⑤针对血液领域的关键共性问题,制定并推广行业指南,为成员构建共同发声平台,以有效推动国家及地区层级的利益相关方关注血液安全议题。⑥通过展示良好实践案例,激励亚太地区乃至全球其他国家的血液服务机构提升其服务标准与质量。⑦最大化 APBN 对成员的价值。

3. 主要工作内容　APBN 是采供血行业将标杆管理工具成功应用的典范,其以标杆管理为核心理念,通过执业比对、信息交流、水平扫描等一系列举措,为其成员搭建了一个开放共享、互促共进的交流与合作平台。在这个平台上,各成员能够共同探讨献血者管理、血液采集、血液检测及成分血制备等领域的多样化实践规范和先进经验,深入剖析各地区临床血液的需求变化和供应趋势。同时,APBN 还为各成员提供了难得的机遇和优越的条件,帮助成员结合本地区实际情况,确定并采纳最佳的执业实践,从而有效提高血液管理的成本效益,全面提升业务管理水平和服务能力。

(1) 执业比对(comparison of practice,CoP): 执业比对是 APBN 开展的一项重要活动,旨在通过成员间采供血关键指标的比对,识别行业差距,确定最佳执业实践,推动质量改进。该活动在各成员签署保密协议的前提下进行,以确保数据的真实性、安全性和隐私性。执业比对的指标范围广泛,涵盖了采供血从血液采集、分离、制备、检测到供应等全流程的关键环节。通过跨区域数据共享,成员能够清晰地了解自身在行业中的执业水平,发现自身的优势与不足;同时,还能学习和借鉴其他成员的先进经验与创新实践,从而持续改进工作质量,提升整体运营效率和服务水平。

(2) 信息分享交流(knowledge exchange,KE): APBN 建立了多种交流机制,以促进成员之间的信息交流和经验分享,其中 KE 便是一种高效便捷的交流平台。当某个成员在工作中需要了解其他成员的工作经验、做法或见解时,可以通过制作问卷或提出具体问题的方式,向其他成员进行咨询或寻求答案,从而共同提升工作水平和能力。

(3) 政策协作(policy collaboration): APBN 积极致力于促进亚太地区各国在输血政策、法规和标准方面的协调统一,推动区域输血服务向标准化、规范化方向发展。APBN 成员通过参与制定政策,指导和规范输血服务各个环节及共有工作程序。

二、国际执业比对范围和比对指标

APBN 执业比对范围主要涉及受血者相关指标、献血者相关指标和采供血机构运营相关指标 3 个方面。根据区域行业发展趋势、政策变化、成员共同关注的问题以及技术革新等因素,实时对执业比对范围和比对指标进行动态调整和优化。2008—2023 年,APBN 执业比对指标的范围和分类见表 2-1,执业比对指标汇总见表 2-2。

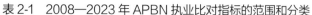

表 2-1 2008—2023 年 APBN 执业比对指标的范围和分类

评价范围和分类		指标分类	指标编码
受血者相关指标（patient，P）	输血残余风险 P1	血液安全监测系统	P1-1
		输血相关急性肺损伤	P1-2
		采血袋使用分流袋	P1-3
		细菌污染控制	P1-4
		输血传染病病原体标志物筛查	P1-5
		去白细胞成分血应用	P1-6
		病原体灭活成分血应用	P1-7
	临床合理用血 P2	服务人口数	P2-1
		临床用血发放率	P2-2
献血者相关指标（donor，D）	献血者满意度 D1	献血者满意度	D1-1
	献血者招募和保留 D2	献血者年龄	D2-1
		献血者招募	D2-2
		献血者基数	D2-3
		延迟献血	D2-4
		献血频率	D2-5
		血液采集方法	D2-6
	献血者关爱 D3	献血不良反应	D3-1
采供血机构运营相关指标（organization，O）	资源优化使用效率 O	工作场所设置	O1
		员工	O2
		血液采集、制备和供应	O3
		生产率	O4
		库存管理	O5
		财务预算	O6
		临床血液需求订单	O7
		投诉	O8
		血液产品价格	O9

表 2-2 2008—2023 年 APBN 执业比对指标汇总

序号	指标名称	指标说明和计算公式	单位
1	您是否参加了国家级血液安全监测系统项目 Do you participate in a national Haemovigilance Program	参与由国家统一协调的血液安全监测系统 Participation in a national haemovigilance system which is coordinated nationally	无

续表

序号	指标名称	指标说明和计算公式	单位
2	由谁来运行血液安全监测系统（例如医院或采供血机构） Who runs the Haemovigilance Program（eg hospital or blood service）	运行血液安全监测系统的组织机构名称 Name of the organisation who runs the haemovigilance program	无
3	血液安全监测系统是自愿加入还是强制 Is the system voluntary or mandatory？	该系统是自愿还是强制加入 Whether the system is voluntary or mandatory	无
4	血液安全监测系统的覆盖率（以占总发血数量的百分比计算） What is the coverage（defined as % issues/total issues）	发放到参加血液安全监测系统的医疗机构的血液产品数量除以血液产品发放总数 The number of products issued to institutions that participate in the haemovigilance system，divided by the country's total products issued	百分比 /%
5	每 100 000 袋血液中发生严重不良输血反应的数量 What is the number of serious adverse events/100 000 issues	在指定的 12 个月报告周期内，每 100 000 袋成分血中，发生严重不良输血反应的数量（根据 ISBT 官方定义） The number of serious adverse events reported per 100 000 total components issues，for the designated 12 month reporting period（pending ISBT official definition）	袋数 /Bag
6	每 100 000 袋红细胞成分血中 ABO 不相容输血的数量 Number of incompatible ABO transfusion/100 000 red cell issues	在指定的 12 个月报告周期内，每 100 000 袋红细胞成分血中，发生 ABO 不相容输血的数量 The number of incompatible ABO transfusion per 100 000 red cell issues，for the designated 12 month reporting period	袋数 /Bag
7	是否有其他减少 TRALI 发生的策略 Are there any additional TRALI Reduction strategies in place	无	无
8	在指定的 12 月报告周期间，由于输注血液成分引起 TRALI 的比例 What is the % of TRALI cases with Fractionated Products for the designated 12 month reporting period	无	百分比 /%
9	使用带分流袋的采血袋采集全血的百分比 What is the % of WB collected using diversion pouches？	使用带分流袋的采血袋采集的全血所占百分比 The % of WB collected using diversion pouches.	百分比 /%

续表

序号	指标名称	指标说明和计算公式	单位
10	使用带分流袋单采耗材采集单采血小板的百分比 What is the % of Plateletpheresis collected using diversion pouches	无	百分比 /%
11	国家是否有确认有效的皮肤消毒方法 Do you have a validated national skin disinfection method	贵国是否采用了经验证有效的皮肤消毒方法 Whether the country has a validated national skin disinfectant method in place	无
12	血小板成分血在发放前进行细菌检测的百分比 What % of adult dose platelets have pre-release bacterial testing performed？	发放前进行细菌检测血小板成分血(以一个治疗量)的百分比 The % of platelets(single unit equivalents)that have pre-release bacterial testing performed	百分比 /%
13	每 1 000 袋血小板成分血细菌检测阳性率(AABB 定义) What is the bacterial culture confirmed positive rate per 1 000 adult dose platelets(AABB definition)	无	千分比 /‰
14	血小板成分血细菌检测的假阳性率 What is the false positive rate for the bacterial contamination screening of platelets	无	百分比 /%
15	血液检测标本的数量 Total number of samples tested	可供常规 / 强制性检测的样本总数,包括为其他采供血机构集中化检测的样本和初次献血者仅提供样本的情况。若存在产前检测和组织分型检测的样本,则不包括在内。注意:这并非可供检测的样本总数 Total number of donations from which samples are available for routine/mandatory testing. Includes samples tested on behalf of other blood services and where first time donors provide sample only 'donations'. EXCLUDES antenatal and tissue type tests, if any. NOTE: This is NOT the total number of sample tubes available for testing	例数 /Donations
16	核酸混样检测模式采用的混样人份数 NAT Pool Size	每种相关的检测类型,请列明多少份标本混合为一个混样检测标本 Please list the number of samples in each NAT pool, for each test type, where relevant	混样标本份数 /Pool Size

续表

序号	指标名称	指标说明和计算公式	单位
17	每 100 000 例初次献血者,血清学检测 HBsAg 阳性的例数 HBsAg-Repeat reactive rate per 100 000 first time tested donors	无	例数 /Donations
18	每 100 000 例重复献血者,以往检测 HBsAg 合格,后续某次(最近一次)血清学检测呈反应性的例数 HBsAg-Repeat reactive rate per 100 000 previously tested donors with negative result	无	例数 /Donations
19	每 100 000 例 HBsAg 阴性血液检测标本中 HBV DNA 检出例数 HBV NAT-Yield per 100 000 HBsAg negative donations	无	例数 /Donations
20	每 100 000 例初次献血者,血清学初筛检测 HIV 抗体呈反应性的例数 HIV Ab-Repeat reactive rate per 100 000 first time tested donors	无	例数 /Donations
21	每 100 000 例初次献血者,血清学检测初筛 HIV 抗体呈阳性后确证试验阳性的例数 HIV Ab-Confirmed positive rate per 100 000 first time tested donors	无	例数 /Donations
22	每 100 000 例重复献血者,以往 HIV 抗体检测合格,后续某次(最近一次)血清学初筛检测呈反应性的例数 HIV Ab-Repeat reactive rate per 100 000 previously tested donors with negative result	无	例数 /Donations
23	每 100 000 例重复献血者,血清学检测初筛 HIV 抗体呈阳性后确证试验呈阳性的例数 HIV Ab-Confirmed positive rate per 100 000 previously tested donors with negative results	无	例数 /Donations
24	每 100 000 例 HIV 抗体阴性血液检测标本中 HIV RNA 检出例数 HIV NAT-Yield per 100 000 HIV antibody negative donations	无	例数 /Donations

序号	指标名称	指标说明和计算公式	单位
25	请说明 HIV 确证试验的方法 Please explain your method of confirmatory testing for HIV	无	无
26	每 100 000 例初次献血者,HCV 抗体血清学检测初筛呈反应性的例数 HCV antibody-Repeat reactive rate per 100 000 first time tested donors	无	例数 /Donations
27	每 100 000 例重复献血者,以往 HCV 抗体检测合格,后续某次(最近一次)血清学检测呈反应性的例数 HCV antibody-Repeat reactive rate per 100 000 previously tested donors with negative result	无	例数 /Donations
28	每 100 000 例 HCV 抗体血清学检测阴性的血液检测标本中 HCV RNA 检出例数 HCV NAT-Yield per 100 000 HCV antibody negative donations	无	例数 /Donations
29	进行梅毒检测例数 What is the total number of Syphilis tests	无	例数 /Donations
30	红细胞成分血贮藏前去白细胞百分比(白细胞残留量≤$5×10^6$) % red cells prestorage leucoreduced($≤5×10^6$)	贮藏前去除白细胞的红细胞成分血所占百分比(白细胞残留量≤$5×10^6$) The % of red cells prestorage leucoreduced($≤5×10^6$)	百分比 /%
31	血小板成分血贮藏前去白细胞百分比(白细胞残留量≤$5×10^6$) % of adult dose equivalent platelets prestorage leucoreduced($≤5×10^6$)	贮藏前去除白细胞的血小板成分血所占百分比(白细胞残留量≤$5×10^6$) The % of platelets prestorage leucoreduced($≤5×10^6$)	百分比 /%
32	病原体灭活血浆的百分比 What percentage of plasma is pathogen inactivated？	进行病原体灭活的血浆的百分比 The % of plasma that is pathogen inactivated	百分比 /%
33	新鲜冰冻血浆病原体灭活方法类型 Type of pathogen reduction for FFP	无	无
34	病原体灭活的血小板成分血所占百分比 % platelets that are pathogen reduced	计算公式:[发放的病原体灭活的血小板成分血数量 ÷(发放的全血制备的浓缩血小板数量 + 发放的单采血小板数量)]×100%	百分比 /%

序号	指标名称	指标说明和计算公式	单位
34		〔Number of platelet units issued that are pathogen reduced/（Number of platelet units issued（derived from WHOLE BLOOD donation）+Number of platelet units issued（derived from APHERESIS donations））〕×100%	
35	血小板成分血病原体灭活方法类型 Type of pathogen reduction for Platelets	无	无
36	行政区人口总数 Total Population Territory	无	人数/Populations
37	供血服务范围内人口总数 Population of region covered by blood operator	报告周期末,由血液运营机构(血液运营或血液服务机构)覆盖的服务人口数。此数值将用于所有"每千人口计算"中 Population served by blood operator（the blood operator or blood service）at end of the reporting period. This figure will be used in all "per 1 000 population calculations"	人数/Populations
38	常住人口总数 Total Ppopulation Resident	无	人数/Populations
39	非常住人口总数 Total Population Non-Resident	无	人数/Populations
40	每 1 000 人口红细胞成分血发放量 Red cells transfused/1 000 population	指定的 12 个月报告周期内,每 1 000 人口输注的红细胞成分血数量 The number of red cells transfused per 1 000 population for designated 12 month reporting period	单位 /U
41	每 1 000 人口 ≥400~500ml 全血制备的红细胞成分血发放量 Red cells transfused/1 000 population derived from ≥400-500ml whole blood donation	指定的 12 个月报告周期内,每 1 000 人口输注的来源于标准容量全血制备的红细胞成分血数量 The number of standard volume red cells from BC transfused per 1 000 population for designated 12 month reporting period	单位 /U
42	每 1 000 常住人口红细胞成分血发放量 Red cells issued/1 000 RESIDENT population	无	单位 /U
43	每 1 000 常住人口 ≥400~500ml 全血制备的红细胞成分血发放量 Red cells issued/1 000 RESIDENT population derived from ≥400-500ml whole blood donation	无	单位 /U

续表

序号	指标名称	指标说明和计算公式	单位
44	每 1 000 人口 200~400ml 的全血发放量 Whole Blood Donations Issued/1 000 Population-200-400ml	无	单位 /U
45	每 1 000 人口 400~500ml 全血发放量 Whole Blood Donations Issued/1 000 Population-400-500ml	无	单位 /U
46	每 1 000 人口血浆成分血发放量 Plasma for transfusion issues per 1 000 population	无	单位 /U
47	每 1 000 人口血小板成分血发放量 Platelet issues per 1 000 population	指定的 12 个月报告周期内,每 1 000 人口发放的成人治疗量的血小板成分血数量。计算公式:[(全血制备的浓缩血小板发放量＋单采血小板发放量)÷ 供血服务区人口总数]×1 000 The number of adult equivalent platelet doses issued per 1 000 population for designated 12 month reporting period.{ [(Number of platelet units issued (derived from WHOLE BLOOD donation))＋(Number of platelet units issued (derived from APHERESIS donations))]/(Population of region covered by blood operator)}×1 000	成人治疗量 /AED (Adult Equivalent Dose)
48	献血者总体满意度 Donor Satisfaction	在"您对整体献血体验是否满意"这一问题上,打 9 分或 10 分的献血者比例。或者,如果这不是您所使用的定义,请提供您的数据以及您所在地区收集和报告这个数据的定义 / 方法 Proportion of donors who tick 9 or 10 for the question "Are you satisfied with the overall donation experience". Donor satisfaction OR If this is not the definition used,please provide your data and the definition/methodology used to collect and report this data in your area	百分比 /%
49	献血者总体满意度趋势 Overall Donor Satisfaction Trend	与上一年度同季度相比,献血者总体满意度的百分比变化 Overall donor satisfaction as a percentage of the score for the same quarter last year	无
50	平均献血者年龄 Average donor age	所有献血者年龄的平均数 Average age of all donors	岁 /Years

序号	指标名称	指标说明和计算公式	单位
51	男性献血者平均年龄 Average age of male donors	所有男性献血者年龄的平均数 Average age of all male donors	岁 /Years
52	女性献血者平均年龄 Average age of female donors	所有女性献血者年龄的平均数 Average age of all female donors	岁 /Years
53	初次献血者人数 Number of new donors	报告周期内初次献血者(所有献血类型)总人数 Total number of new(unique)donors who donated(any collection type)in the reporting period	人数 /Populations
54	16~24 岁初次献血者比例 New donor recruitment(16-24 years of age)	报告周期内,16~24 岁初次献血者所占的百分比 Percentage of new donors who were aged 16-24 years old,in the reporting period	百分比 /%
55	≥25 岁初次献血者比例 New donor recruitment(≥25 years of age)	报告周期内,≥25 岁初次献血者所占的百分比 Percentage of new donors who were aged 25 years and above,in the reporting period	百分比 /%
56	16~24 岁初次献血者保留 New donor retention(16-24 years of age)	前一个报告周期内,24 周岁及以下的初次献血者,在本报告周期内再次献血的比例 Percentage of donors aged up to 24 years making their first donation in any month of the previous reporting year that returned to donate within 12 months of their first donation(in this reporting period)	百分比 /%
57	≥25 岁初次献血者保留 New donor retention(≥25 years of age)	前一个报告周期内,25 周岁以上的初次献血者,在本报告周期内再次献血的比例 Percentage of donors aged 25 years and older making their first donation in any month of the previous reporting year that returned to donate within 12 months of their first donation(in this reporting period)	百分比 /%
58	初次献血者捐献血液所占百分比 Collections from new donors(%)	指定的 12 个月报告周期内,初次献血者捐献血液所占百分比。计算公式:[报告周期内初次献血者捐献血液总量 ÷ 献血者捐献血液总量(所有献血类型)]×100% % of donations from new donors in designated 12 month reporting period.(Total number of donations from new donors within the reporting period/Total number of collections(all collection types))×100%	百分比 /%
59	初次献血者占全部献血者的百分比 New donors as proportion(%)of total active donor base	初次献血者所占百分比(即仅献血 1 次)。计算公式:(报告周期内的初次献血者人数 ÷ 报告周期内的全部献血者人数)×100% % of active donors who are new(ie have made 1 donation only).(Total number of new donors in the reporting period/Total number of active donors)×100%	百分比 /%

续表

序号	指标名称	指标说明和计算公式	单位
60	适龄献血者总人数 Population of total eligible donors by age in Trade Area	在采供血机构服务区域内,适龄献血者的人数（根据最新一次的人口统计） Population of total eligible donors by age in the region covered by the member blood service（per latest census）	人数 /Populations
61	估算的合格献血者人数 Estimated eligible donor population	根据采供血机构服务范围内人口数、年龄、延迟献血率估算的符合献血条件的人口数量。计算公式:采供血机构服务范围内适龄献血者人数 ×（1- 延迟献血率） Estimated population that is eligible to donate based on population served, age and deferral rate. This can be calculated by taking the age eligible population served and multiplying it by（1 minus the average deferral rate）	人数 /Populations
62	前来参加献血的人数（全部） Donors Attending（Total）	无	人数 /Populations
63	合格献血者人数（全部） Number of Eligible Donors ALL	无	人数 /Populations
64	年度定期献血者人数 Annual Donor Loyalty	无	人数 /Populations
65	前来参加献血的人数（全血） Number of whole blood attendances	报告年度内,前来全血捐献的人次数或登记人次数。这可以是系统中记录的全血献血者的到场人次数、登记人次数、"采血单"或"献血者健康征询问卷（DHQ）"的数量。需要注意的是,未在计算机系统内登记便离开的人员不计算在内 Total number of WHOLE BLOOD attendances or registrations within the reporting year. This can be a count of attendances, registrations, 'session slips' or 'Donor Health Questionnaires（DHQ）' entered into the system for whole blood. It is acknowledged someone leaving before they are registered on the computer system will not be included	人数 /Populations
66	合格献血者人数（全血） Number of Eligible Donors（Whole Blood）	无	人数 /Populations

续表

序号	指标名称	指标说明和计算公式	单位
67	完成捐献的全血献血者人次数 Successful whole blood collections	完成捐献的全血献血者人次数：指在采血区域完成，能够满足机构后续制备红细胞成分血的最低容量要求（拔针时）的全血采集，即为一次成功的采集 包括：用于质量控制和验证流程的采集 不包括：自体和治疗性采集以及用于研究的采集 不包括：单采红细胞采集 Successful whole blood collections：Number of whole blood collections complete on the collection floor which meet the minimum organisational requirements for volume for ongoing red cell component processing（at the time in which the needle is withdrawn）ie a successful procedure Include：Units for QC and validation processes Exclude：Units from autologous and therapeutic collections and for research Exclude：Apheresis red cell collections	人次数 /Populations
68	前来参加献血的人数（单采血小板） Number of plateletpheresis attendances	报告年度内，前来参加单采血小板捐献的人次数或登记人次数。这可以是系统中记录的单采血小板献血者的到场人次数、登记人次数、"采血单"或"献血者健康征询问卷（DHQ）"的数量。需要注意的是，未在计算机系统内登记便离开的人员不计算在内 Total number of PLATELETPHERESIS attendances or registrations within the reporting year. This can be a count of attendances，registrations，'session slips'or'Donor Health Questionnaires（DHQ）'entered into the system for plateletpheresis. It is acknowledged someone leaving before they are registered on the computer system will not be included	人数 /Populations
69	合格献血者人数（单采血小板） Number of Eligible Donors（Plateletpheresis）	无	人数 /Populations
70	完成捐献的单采血小板献血者人次数 Successful plateletpheresis procedures	成功的单采血小板采集次数：在采取区域完成的单采血小板采集，其中至少一个成人治疗量的血小板满足后续血小板成分血制备的容量需求，即为一次成功的采集 不包括：自体和治疗性采集以及用于研究的采集 包括：用于质量控制和验证流程的采集	人次数 /Populations

续表

序号	指标名称	指标说明和计算公式	单位
70		Successful plateletpheresis procedures: Number of plateletpheresis collections complete on the collection floor which where at least one platelet adult equivalent dose meets requirements for volume for ongoing platelet component processing, ie a successful procedure Exclude: Units from autologous and therapeutic collections and for research Include: Units for QC and validation processes	
71	活跃献血者人数（全血） Active donor count（whole blood）	报告周期内捐献全血的献血者总人头数 Total number of donors who donated whole blood in the reporting period	人数 /Populations
72	活跃献血者人数（单采血小板） Active donor count（plateletpheresis）	报告周期内捐献单采血小板的献血者总人头数 Total number of donors who donated by plateletpheresis in the reporting period	人数 /Populations
73	献血者全面参与率 Overall Participation Rate	计算公式:[（全血活跃献血者人数＋单采血浆活跃献血者人数＋单采血小板活跃献血者人数＋单采红细胞活跃献血者人数）÷估算的合格献血者人数]×100% [（Active donor count whole blood＋Active donor count plasmapheresis＋Active donor count plateletpheresis＋Active donor count red cell apheresis）/Estimated eligible donor population]×100%	百分比/%
74	年青献血者（16~24岁）参加献血率 Young donor（16-24）participation rate（%）	采供血机构服务范围内16~24岁人群中参加献血的人数所占比例。计算公式:活跃献血者人数（16~24岁）÷估算的合格献血者人数（16~24岁）×100% Percentage of trade population aged 16-24 years who are donating. Calculated by dividing the active donor count for donors aged 16-24 years by the estimated eligible donor population that is aged 16-24 years	百分比/%
75	献血者流失率 Donor Attrition	在前12个月周期内曾献血,但在本12个月周期内未献血的人数所占百分比 Percentage of donors who had donated in the previous 12 month period but did not donate during the designated 12 month reporting period	百分比/%

续表

序号	指标名称	指标说明和计算公式	单位
76	献血者基数变化趋势（全血） Donor base trend（whole blood）	计算公式:[（本年度全血献血者人头数 – 上一年度全血献血者人头数）÷ 上一年度全血献血者人头数]×100% [（Active donor count whole blood current year-Active donor count whole blood previous reporting period）/Active donor count whole blood previous reporting period]×100%	百分比/%
77	献血者基数变化趋势（单采血小板） Donor base trend（plateletpheresis）	计算公式:[（本年度献单采血小板的人头数 – 上一年度献单采血小板人头数）÷ 上一年度献单采血小板人头数]×100% [（Active donor count plateletpheresis current year-Active donor count plateletpheresis previous reporting period）/Active donor count plateletpheresis previous reporting period]×100%	百分比/%
78	延迟献血率（全部献血者） % Donations deferred（total）	前来献血但被暂缓献血的献血者所占百分比 Percentage of donors who attended to donate but were deferred	百分比/%
79	延迟献血率（全血） % Donations deferred（whole blood）	计算公式:（暂缓献全血人数 ÷ 前来参加献全血人数）×100% （Number of whole blood donors deferred/Number of whole blood donor attendances）×100%	百分比/%
80	延迟献血率（单采血小板） % Donations deferred（plateletpheresis）	计算公式:（暂缓献单采血小板人数 ÷ 前来参加献单采血小板人数）×100% （Number of plateletpheresis donors deferred/Number of plateletpheresis donor attendances）×100%	百分比/%
81	请列举出献血者延迟献血占前三位的原因（指临床原因） Please list the top three reasons for total donor deferrals at the clinic	无	无
82	献血频率（全血） Donor frequency-whole blood	献血者的全血捐献频率。计算公式:报告周期内捐献全血的总人次数 ÷ 同一报告周期内捐献全血的总人头数 Whole blood donation frequency per donor. Calculated by taking the total number of whole blood donations in the reporting period divided by total number of whole blood donors who made a complete donation in the same period	次数/Times

序号	指标名称	指标说明和计算公式	单位
83	献血频率（单采血小板） Donor frequency-plateletpheresis	献血者的单采血小板捐献频率。计算公式：报告周期内捐献单采血小板的总人次数 ÷ 同一报告周期内捐献单采血小板的总人数 Plateletpheresis donation frequency per donor. Calculated by taking the total number of plateletpheresis donations in the reporting period divided by total number of plateletpheresis donors who made a complete donation in the same period	次数 /Times
84	固定献血点采集全血比例 Percentage of whole blood collections at fixed sites	在固定献血点采集的全血单位数所占百分比 Percentage of whole blood units collected at fixed sites	百分比 /%
85	半固定献血点采集全血比例 Percentage of whole blood collections at semi-fixed sites	在半固定献血点采集的全血单位数所占百分比。半固定献血点是一个指定的场所（建筑），内可能设有采血设施和设备，但不安排固定人员每周常规运营。其人员配备与管理由较大的采血中心负责，运营模式与移动献血点相似 Percentage of whole blood units collected at mobile sites that are "semi-fixed". A semi-fixed site is a designated premise（building）that may contain facilities and equipment for blood collection but does not operate routinely every week with fixed staff. It is staffed and managed from a larger blood collection centre and operates similarly to a mobile site	百分比 /%
86	流动献血点采集全血比例 Percentage of whole blood collections on mobile venues	在流动献血点采集的全血单位数占全血采集总单位数的百分比 Percentage of whole blood units collected at mobile venues	百分比 /%
87	流动献血点单采成分血献血者人次数 Number of apheresis procedures on mobile venues	报告周期内，报告周期内流动献血点单采成分血献血者人次数。包括所有类型的单采（仅采集红细胞、仅采集血小板、仅采集血浆、采集红细胞＋血浆、采集血小板＋血浆、采集红细胞＋血小板＋血浆） Number of apheresis procedures which took place at mobile venues during the reporting period. Include all types of apheresis（procedures resulting in the collection of red cells only, platelets only, plasma only, red cells + plasma, platelets + plasma, red cells + platelets + plasma）	人次数 /Populations

续表

序号	指标名称	指标说明和计算公式	单位
88	同步单采血浆的单采血小板人次数 Number of apheresis procedures collecting PLATELETS AND PLASMA	同一单采程序,采单血小板时带血浆的人次数。血浆可用于输注或制备。不包含同时采集红细胞的人次数(这类应计为红细胞人次数) The total number of apheresis procedures that result in a PLATELET AND PLASMA collection from the same donation. Plasma may be for transfusion or fractionation. DO NOT INCLUDE procedures where a red cell component is also collected at the same time(this should be counted as a 'red cell procedure')	人次数 /Populations
89	平均每一单采程序采集血小板量 Platelet doses per apheresis procedure(split rate)	平均每一单采程序采集血小板的剂量数。每剂量相当于一个成人治疗量。注:对于大多数成员来说,一个单采程序可能从一个献血者采集1~3个剂量 Average number of platelet doses produced per apheresis donation. Dose is equivalent to one adult dose. Note: one apheresis procedure may result in the collection of 1-3 doses from one donor for most members	成人治疗量 /AED
90	轻度献血不良反应例数 Donor Adverse Events-Light reactions	轻度:症状和体征持续时间<2周 • 血肿或针刺引起的神经损伤 • 速发或迟发的血管迷走神经反射(仅有自觉不适症状而无其他体征) Mild: symptoms last<2 weeks • Nerve Injuries by haematoma and/or needle • Immediate or Delayed Vasovagal reactions(subjective symptoms only)	例数 /Case
91	中度献血不良反应例数 Donor Adverse Events-Moderate reactions	中度:症状或体征持续时间>2周,<1年 • 血管损伤:血肿 & 动脉误穿刺 • 血肿或针刺引起的神经损伤 • 速发或迟发的血管迷走神经反射(短暂意识丧失伴或不伴有呕吐、尿失禁、抽搐) Moderate: symptoms last>2 weeks<1 year • Vessel injuries: Haematoma & arterial puncture • Nerve Injuries by haematoma and/or needle • Immediate or Delayed Vasovagal reactions(brief loss of consciousness +/-vomiting, incontinence, convulsions)	例数 /Case

序号	指标名称	指标说明和计算公式	单位
92	严重献血不良反应例数 Donor Adverse Events-Severe reactions	重度：症状或体征持续时间>1年或需要医学治疗 • 血管损伤：血肿、动脉误穿刺 & 血栓性静脉炎 • 血肿或进针引起的神经损伤 • 肌腱损伤、局部过敏性反应、局部感染 • 速发或迟发型血管迷走神经反射（需要医学手段进行治疗） • 血管相关性损伤（肱动脉假性动脉瘤、动静脉瘘、筋膜间隔综合征、腋静脉血栓） • 意外事件（血管迷走神经性晕厥造成、其他原因造成） • 心血管反应（心绞痛、心肌梗死、急性神经系统疾病 - 短暂性脑缺血发作 TIA/ 卒中 Stroke） • 单采成分血引起（广泛的过敏性反应、过敏性休克、溶血、空气栓塞） • 死亡； • 其他 Severe：symptoms last>1 year or required medical treatment • Vessel injuries：Haematoma，arterial puncture & thrombophlebitis • Nerve Injuries by haematoma and/or needle • Tendon injury，allergic reaction-local，infection-local） • Immediate or Delayed Vasovagal reactions（requiring medical treatment） • injury related to vessel（brachial artery pseudoaneurysm，arteriovenous fistula，compartment syndrome，axillary vein thrombosis） • accidents（related to vasovagal syncope，other） • cardiovascular reactions（angina pectoris，myocardial infarct，acute neurological condition-TIA/Stroke） • related to apheresis procedures（diffuse allergic reaction，anaphylaxis，haemolysis，air embolus） • death • other	例数 /Case
93	全血和单采导致严重献血不良反应的百分比（根据 ISBT 定义） Percentage of whole blood and apheresis donations that resulted in a serious adverse event（definition per ISBT）	请提供贵机构内部所记录的数据以及使用的定义 Please provide data and your definition as reported within your organisation	百分比 /%

序号	指标名称	指标说明和计算公式	单位
94	固定献血点数量 Number of fixed collection sites	本报告周期内运行的固定献血中心／献血点的数量。固定献血点是一个指定的场所,该场所配备采血所需的设施和设备,每周由固定工作人员常规运行 注意:如果在报告年度内运营的固定采血点数量与开始时所报数量不同,请在备注区提供详细信息 Number of fixed donor centres/collection sites operating in this annual reporting period. A fixed site is a designated premise that contains facilities and equipment for blood collection and operates routinely every week with fixed staff Note: If the number of fixed collection facilities in operation during the reporting year changed from that reported at commencement, please provide details in the comments section	个/Count
95	半固定献血点数量 Number of semi-fixed collection sites	本报告周期内运行的半固定献血点数量。半固定献血点是一个指定的场所(建筑),内可能设有采血设施和设备,但不安排固定人员每周常规运营。其人员配备与管理由较大的采血中心负责,运营模式与移动献血点相似 注意:如果在报告年度内运营的半固定采血点数量与开始时所报数量不同,请在备注区提供详细信息 Number of semi-fixed collection sites operating in this annual reporting period. A semi-fixed site is a designated premise(building)that may contain facilities and equipment for blood collection but does not operate routinely every week with fixed staff. It is staffed and managed from a larger blood collection centre and operates similarly to a mobile site Note: If the number of semi-fixed collection facilities in operation during the reporting year changed from that reported at commencement, please provide details in the comments section	个/Count

序号	指标名称	指标说明和计算公式	单位
96	血液制备(生产)场所数量 Number of blood processing/ manufacturing facilities	本报告周期内运行的血液制备(生产)场所的数量 注意:如果在报告年度内运营的血液制备场所的数量与开始时所报数量不同,请在备注区提供详细信息 Number of organisational blood processing (manufacturing) sites operating in this annual reporting period Note:If the number of processing/manufacturing facilities in operation during the reporting year changed from that reported at commencement, please provide details in the comments section	个/Count
97	血液检测场所的数量 Number of testing facilities	本报告周期内运行的血液标本和/或产品检测场所的数量 注意:如果在报告年度内运营的血液检测场所的数量与开始时所报数量不同,请在备注区提供详细信息 Number of organisational blood sample and/or product testing sites operating in this annual reporting period Note:If the number of testing facilities in operation during the reporting year changed from that reported at commencement, please provide details in the comments section	个/Count
98	血液发放场所的数量 Number of blood product distribution facilities	本报告周期内运行的血液发放场所的数量 注意:如果在报告年度内运营的血液发放场所的数量与开始时所报数量不同,请在备注区提供详细信息 Number of organisational blood product distribution sites operating in this annual reporting period Note:If the number of distribution facilities in operation during the reporting year changed from that reported at commencement, please provide details in the comments section	个/Count
99	全部员工离职率 Staff Turnover Total	无	百分比/%

续表

序号	指标名称	指标说明和计算公式	单位
100	血液采集工作相关员工离职率 Staff Turnover Collections Staff	对在血液采集工作中需要的所有员工（例如，献血服务、献血者接待、献血咨询、血液采集等）（不包括志愿者与临时员工）进行测算；"离职者"的数量占指定的 12 个月上报周期中所有雇佣员工的百分比，无论以何种原因离职者均计算在内。测量以人数计算，不以全职工作时间（FTE）折算 For total staff employed in collections area（e.g.donor care，donor reception，interviews，phlebotomy e.t.c.）（excludes volunteers and temporary staff）. Number of "leavers" as a percentage of total staff employed in 12 month period，regardless of the reason for departure. Measure is by head count，NOT by FTE	百分比 /%
101	血液成分制备员工离职率 Staff Turnover Processing	无	百分比 /%
102	血液检验员工离职率 Staff Turnover Testing	无	百分比 /%
103	供血员工离职率 Staff Turnover Distribution	无	百分比 /%
104	其他员工离职率 Staff Turnover Other	无	百分比 /%
105	血液采集工作全时工作人数（全血和单采） Number of FTEs：ALL Collection staff（whole blood and apheresis）	血液采集工作 FTE 人数包括血液采集部门所有带薪工作人员。包括所有在血液采集环节工作并为血液采集做出贡献的工作人员，所有直接主管和管理人员、医生、护士、后勤保障人员、司机和移动采血点临时工作人员。直接主管和管理人员是指亲自参与采血现场工作但不分管其他实操管理者的人员。不包括营销推广人员、献血者招募中心工作人员和协调人员。包括加班和病假时间。不包括休产假的员工。所有采血活动（全血和单采） Express as the number of collection FTE which includes all paid staff in collection team structures. Include all staff who work at a collection session and contribute to the collection of the donation，including all direct supervisory and managerial staff，doctors，nurses，support staff，drivers and mobile set up staff as applicable. Direct supervisory and managerial staff are those who have hands on involvement in the area but do not supervise other hands-on managers. Exclude marketing，donor call up centres and other staff in centrally coordinated functions. Include overtime and sick time. Do not include staff on maternity leave. ALL COLLECTION ACTIVITY（whole blood and apheresis）	人数 /Populations

续表

序号	指标名称	指标说明和计算公式	单位
106	血液采集工作人员有效工作时间（全血和单采） Available or worked hours：ALL Collection staff whole blood and apheresis refer to definition	请填写报告周期内，采血工作人员全部有效工作小时数，包括加班和病假时间，不包括年假和法定节假日 数据应涵盖采血部门所有带薪工作人员的有效工作时长。包括所有在血液采集环节工作并为血液采集做出贡献的工作人员，所有直接主管和管理人员、医生、护士、后勤保障人员、司机和移动采血点临时工作人员。直接主管和管理人员是指亲自参与采血现场工作但不分管其他实操管理者的人员。不包括营销推广人员、献血者招募中心工作人员和协调人员 此数据用于计算血液采集效率 Enter the total number of hours available to be worked by collection staff during the reporting period. Include overtime and sick leave. Exclude annual leave and public holidays Data should include available hours to be worked by all paid staff in collection team structures. Include all staff who work at a collection session and contribute to the collection of the donation, all direct supervisory and managerial staff, doctors, nurses, support staff, drivers and mobile set up staff as applicable. Direct supervisory and managerial staff are those who have hands-on involvement in the area but do not supervise other hands-on managers. Exclude marketing, donor call up centres and other staff in centrally coordinated functions This data（where available）will be used for Collection Productivity reporting	小时 /Hours
107	血液采集工作人员实际工作时长 Hours worked in collection	采血工作时长 / 付薪酬：报告年度内与血液采集工作相关的全部人员付薪工作小时数，包括所有采集活动（全血、单采和单采血小板） 包括： • 加班 • 采血部门的所有发薪工作人员 • 所有在血液采集环节工作并为血液采集做出贡献的工作人员，直接主管和管理人员，医生、护士、后勤保障人员、司机和流动采血点临时工作人员。直接主管和管理人员是指亲自参与采血现场工作的人员但分管其他实操管理者的人员	小时 /Hours

续表

序号	指标名称	指标说明和计算公式	单位
107		不包括： • 病假、年假和法定节假日（即采血人员的非工作时间） • 不包括营销推广人员、献血者招募中心工作人员和协调人员 Hours worked/paid in collection: The total number of hours paid to collection staff during the reporting period. This is for all collection activity（whole blood, apheresis, and plateletpheresis） Include： • Overtime • Hours to be worked by all paid staff in collection team structures • All staff who work at a collection session and contribute to the collection of the donation, all direct supervisory and managerial staff, doctors, nurses, support staff, drivers and mobile set up staff as applicable. Direct supervisory and managerial staff are those who have hands-on involvement in the area but do not supervise other hands-on managers Exclude： • Sick leave, annual leave and public holidays（ie hours not worked by collection staff） • Marketing, donor call up centres and other staff in centrally coordinated functions	
108	全血采集全时工作人数 Number of Collection FTE-Whole Blood	无	人数 /Populations
109	单采血小板全时工作人数 Number of Collection FTE-Plateletpheresis	无	人数 /Populations
110	成分血制备工作全时工作人数 Number of FTEs: Manufacturing and Processing	血液成分制备工作FTE人数包括在成分制备部门工作的所有带薪工作人员。包括从事成分制备、全血和单采成分血贴签工作（从制备区域接收血液到血液成分检验合格及标记为可发放）的直接主管和管理人员。包括用于为原料血浆贴签和加班的时间。不包括质控人员、血小板抽样人员和细菌监测人员。包括加班和病假时间。不包括休产假的人员 直接主管和管理人员是指亲自参与成分制备工作的但不分管其他实操管理者的人员	人数 /Populations

序号	指标名称	指标说明和计算公式	单位
110		The number of manufacturing FTE which includes all paid staff in processing departments. Include all direct supervisory and managerial staff involved in processing and labelling all whole blood and apheresis blood components（from receipt of donations in the processing area to component validation and labelling as fit for issue）. Include labelling of plasma for fractionation and overtime. Exclude quality control and staff sampling platelets or performing bacterial screening. Include overtime and sick time. Do not include staff on maternity leave Direct supervisory and managerial staff are generally those who have hands on involvement in the area but do not supervise other hands-on managers	
111	成分血制备人员有效工作时间 Available or worked hours: Manufacturing/Processing refer to definition	请填写报告周期内，成分制备工作人员全部有效工作小时数，包括加班和病假时间，不包括年假和法定节假日 数据应涵盖成分制备部门所有带薪工作人员的有效工作时长。包括从事成分制备、全血和单采成分血贴签工作（从制备区域接收血液到血液成分检验合格及标记为可发放）的直接主管和管理人员。直接主管和管理人员是指亲自参与成分制备工作的但不分管其他实操管理者的人员。也包括为原料血浆贴签的工作人员。不包括质控人员、血小板抽样人员和细菌监测人员 此数据用于计算成分制备工作效率 Enter the total number of hours available to be worked by manufacturing staff during the reporting period. Include overtime and sick time. Exclude annual leave and public holidays Data should include available hours to be worked by all paid staff in processing departments. Include all direct supervisory and managerial staff, who are involved in processing and labelling all whole blood and apheresis blood components（starting from receipt of donations in the processing area to component validation and labelling as fit for issue）.	小时 /Hours

序号	指标名称	指标说明和计算公式	单位
111		Direct supervisory and managerial staff are those who have hands-on involvement in the area but do not supervise other hands-on managers. Include staff performing labelling of plasma for fractionation. Exclude quality control staff and staff sampling platelet products and/or performing bacterial screening. This data（where available）will be used for Manufacturing Productivity reporting	
112	血液检测工作全时工作人数 Number of FTEs：ROUTINE Testing	血液检验工作 FTE 人数包括在血清学检验部门工作（包括参与红细胞血清学检验和病毒血清学检验）的所有带薪工作人员。包括直接主管和管理人员。包括样本接收人员。不包括核酸检测人员、巨细胞病毒检测人员、质控人员、细菌监测人员、组织分型检测人员和其他红细胞检测人员。包括加班和病假时间。不包括休产假人员 直接主管和管理人员是指亲自参与血液检验现场工作但不分管其他实操管理者的人员 Express as the number of testing FTE which includes all paid staff in mandatory serological testing departments involved in red cell serology and viral serology testing of donation. Include all direct supervisory and managerial staff. Include staff performing specimen reception activity. Do not include staff performing any NAT testing，CMV，quality control，bacterial screening，antenatal and tissue type testing staff and extended red cell reference activities if any. Include overtime and sick time. Do not include staff on maternity leave Direct supervisory and managerial staff are generally those who have hands on involvement in the area but do not supervise other hands-on managers	人数 /Populations

续表

序号	指标名称	指标说明和计算公式	单位
113	血液检测人员有效工作时间 Available or worked hours：ROUTINE Testing refer to definition	请填写报告周期内血清学检验部门（包括参与红细胞血清学检验和病毒血清学检验）工作人员的全部有效工作小时数，包括加班和病假时间，不包括年假和法定节假日 包括在血清学检验部门参与红细胞血清学检验和病毒血清学检验的所有带薪工作人员。包括直接主管和管理人员。包括样本接收人员。直接主管和管理人员是指亲自参与血液检验现场工作但不分管其他实操管理者的人员。不包括核酸检测人员、巨细胞病毒检测人员、质控人员、细菌监测人员、组织分型检测人员和其他红细胞检测人员 此数据用于计算血液检验工作效率 Enter the total number of hours available to be worked by staff in mandatory serological testing departments involved in red cell serology and viral serology testing of donations during the reporting period. Include overtime and sick time. Exclude annual leave and public holidays FTE includes all paid staff in mandatory serological testing departments involved in red cell serology and viral serology testing of donations. Include all direct supervisory and managerial staff. Include staff performing specimen reception activity. Direct supervisory and managerial staff are those who have hands-on involvement in the area but do not supervise other hands-on managers. Do not include staff performing any NAT testing, CMV, quality control, bacterial screening, antenatal and tissue type testing staff and extended red cell reference activities if any This data（where available）will be used for Routine Testing Productivity reporting	小时 /Hours
114	核酸检测全时工作人数 Number of FTE NAT testing staff only	FTE 包括所有专职从事核酸检测的带薪工作人员。包括加班和病假时间（与其他 FTE 定义相同） FTE including all paid staff conducting NAT TESTING ONLY. Include overtime and sick time（as per other FTE definitions）	人数 /Populations

续表

序号	指标名称	指标说明和计算公式	单位
115	核酸检测人员有效工作时间 Available or worked hours: ROUTINE Testing NAT only	填写报告周期内核酸检测部门工作人员的全部有效工作小时数,包括加班和病假时间,不包括年假和法定节假日 包括所有从事核酸检测的带薪工作人员。包括亲自参与核酸检测现场工作而非分管其他实操管理者的直接主管和管理人员。不包括参与其他检测的工作人员 Enter the total number of hours worked by staff in NAT testing of donations during the reporting period. Include overtime and sick time. Exclude annual leave and public holidays FTE includes all paid staff in NAT. Include all direct supervisory and managerial staff which are those who have hands-on involvement in the area but do not supervise other hands-on managers. Do not include staff performing any other testing	小时 /Hours
116	血液供应工作全时工作人数 Number of Distribution FTE	无	人数 /Populations
117	非血液采集、血液成分制备、血液检验、血液供应工作全时工作人数 Number of Non Collection, Processing, Testing, Distribution FTE	无	人数 /Populations
118	血液采集工作中志愿者全时工作人数 Number of FTE Voluntary and unpaid staff used in collection	无	人数 /Populations
119	人力资源员工比 Ratio of HR FTEs to total organisational FTE's	人力资源员工占比:负责人力资源工作、职业健康与安全教育、非薪酬管理人员、继续教育、员工招聘的工作人员。贵机构全时工作总人数:所有在册员工,不包括志愿者和不付报酬的人员 % figure HR FTEs: includes all HR operations, OH & S, (not payroll staff), Learning and development, staff recruitment. Total organisational FTE's: all FTE's on your books, excludes voluntary and unpaid staff	百分比 /%
120	员工因病缺席率 Staff Sickness Absence	平均每年员工因病不能工作但付给工资的工作天数的百分比(不包括临时工作人员) Average number of working days paid-but not worked due to sickness-per annum per staff employed (Exclude temporary staff)	百分比 /%

续表

序号	指标名称	指标说明和计算公式	单位
121	采血岗位工伤的缺勤天数 Lost time in collection	因工负伤或生病的缺勤天数。反映采血岗位所有与工作相关的伤害情况。以天数形式报告,按每天工作 8h 计算 包括: • 职业安全与健康标准或地方法规明确的工伤(请列举依据的具体法规) • 包括每年度周期发生的事故和伤害(只计算本年度)受伤当天不计算在内 不包括以下原因导致的缺勤: • 心理创伤 • 病假 • 成分制备或检验工作中负伤 • 上下班途中受伤 • 非工伤 • 往年旧伤 / 事件导致的缺勤 Lost time work-related occupational injury cases or illness resulting in day(s) away from work. Reflects all work related injuries for collection operations. Report as days ie per normal shift time eg 8 hours Include: • Accepted claims or lost time injuries as per OSHA or local guidelines(please include detail on what guidelines are used) • Incidents/injuries that occur in the annual period(total for that year) DO NOT count day of injury Exclude lost time due to the following: • Psychological injuries • Sick leave • Injuries from manufacturing or testing staff/activities • Injuries from commuting between workplace and staff residence • Non-work related injuries • Lost time due to injuries/events occurring in previous years	天数 /Days

序号	指标名称	指标说明和计算公式	单位
122	采血岗位工伤次数 Lost time injuries in collection	血液采集工作人员因工受伤造成缺勤的次数。 伤害：反映采血岗位所有与工作相关的伤害或疾病情况 不包括以下类型 • 心理创伤 • 成分制备或检验中负伤 • 上下班途中受伤 • 非工伤 请在评论/备注区注明每个报告周期末"未结束/仍在持续"的工伤事件数 血液采集工作人员：在血液采集部门从事运送或装卸工作、在采血场所工作以及对采集工作有贡献的工作人员。包括直接主管和管理人员、医生、护士、后勤保障人员、司机和移动采血点临时工作人员。直接主管和管理人员是指亲自参与采血现场工作的人员但不分管其他实操管理者的人员。不包括总部的营销推广人员、献血者招募中心工作人员和协调人员 缺勤时间：参考上述定义 Number of collection staff injuries (cases) resulting in lost time. Injury: Reflects all work related injuries or illness for collection operations Exclude the following types: • Psychological injuries • Injuries from manufacturing or testing staff/activities • Injuries from commuting between workplace and staff residence • Non-work related injuries Please indicate the number of lost time injury events 'open/ongoing' at the end of each reporting period, in the comments/notes section Collection staff: Staff who perform the transport or set-up pack down of collection sessions, work at a donation venue, and contribute to the collection of the donation. This includes all direct supervisory and managerial staff, doctors, nurses, support staff, drivers and mobile set up staff as applicable. Direct supervisory and managerial staff are those who have hands-on involvement in the area but do not supervise other hands-on managers. Exclude head office marketing, donor call up centres and other staff in centrally coordinated functions Lost time; refer definition above	次数/Times

续表

序号	指标名称	指标说明和计算公式	单位
123	采血岗位的针刺损伤次数 Needle sticks in collection	针头刺伤事故：在血液采集环节如拔下针头套、静脉穿刺、退针、针头拆卸和丢弃时，针头擦伤或刺伤工作人员皮肤所造成的伤害 Needle stick events: Injuries caused by needles that accidentally graze or puncture the staff's skin during the collection session eg during removal of sheath, donor venepuncture, retraction, disassembly, or disposal of needle	次数/Times
124	工作人员滑倒、跌倒或绊倒的次数（机构范围内） Slips trips and falls（organisation wide）	滑倒/绊倒/跌倒损伤：因以下事件导致的工作人员受伤 • 滑倒：即工作人员因行走在潮湿、被冰/雪覆盖或经过高度抛光处理的湿滑地面上，或因穿着不合适的鞋子，而失去与地面的摩擦力导致滑倒 • 绊倒：即工作人员的脚被物体或表面绊住。这可能由低矮的障碍物所致，如地板边缘不平整、地垫松动、抽屉未关闭、工具或电线摆放凌乱等 • 跌倒：即工作人员摔倒（可能是滑倒或绊倒，或从高处如椅子、台阶、楼梯、孔洞、沟渠处摔下，又或是从车辆，如后挡板等处坠落） Slip/Trip/Fall injuries: Organisational staff injuries resulting from the following events. • Slips ie when a staff loses traction with the ground surface due to walking on slippery floor surfaces that are, wet, snow/ice covered or greasy highly polished or due to inappropriate footwear • Trips ie when staff catch their foot/feet on an object or surface. This could be due to low obstacles such as uneven edges in flooring, loose mats, open drawers, untidy tools or electrical cables • Fall ie staff tumble（can be the result of a slip or trip or fall from a height eg chair, steps, stair, holes, ditch or from a vehicle eg tailgate etc）	次数/Times
125	工作人员手工操作工伤的次数（采供血机构范围内） Manual handling injuries（organisation wide）	手工操作工伤：由于一系列体力活动造成的伤害，包括举、推、拉、抓、压、投掷和搬运，以及重复性作业如打包、打字、组装、清洁和分类，使用手动工具，操作机器和设备等 Manual Material Handling injuries: Injuries due to a wide range of physical activities including lifting, pushing, pulling, holding, restraining, throwing and carrying, repetitive tasks such as packing, typing, assembling, cleaning and sorting, using hand-tools, operating machinery and equipment	次数/Times

续表

序号	指标名称	指标说明和计算公式	单位
126	超时工作率 % Overtime	超时工作小时数（付工资）占常规工作的小时数（付工资）的百分比（包括临时员工小时数） Number of overtime hours paid as a percentage of regular hours paid（Include temporary staff hours）	百分比 /%
127	标准容量全血采集目标量 standard whole blood collection target volume	您的标准容量全血采集目标量是多少毫升 What is the target volume of your standard whole blood collections	毫升 /ml
128	小容量全血采集目标量 Small whole blood collection target volume	您的小容量全血采集目标量是多少毫升 What is the target volume of your small whole blood collections	毫升 /ml
129	启动了采集的全血量（进针） Number of（eligible）whole blood donations that commenced collection（needle in）	开始采集的全血总数，含因重量不足、污染等原因未完成采集的献血。启动采集的献血量 Total number of donations where collection commenced，including donations that did not follow through to 'completion'，such as underweights，contaminated units etc. Donations started	单位 /U
130	完成捐献的全血量（血液成分均可使用） Number of complete whole blood donations（where any resulting component is usable）	完成捐献的全血总量，其中任何血液成分均可用。实际上指由采血团队采集后移交给成分制备科和检验科，且适于进一步加工成红细胞成分血和 / 或血浆成分血（用于输注或制备），或者以全血形式用于输注的全血。不包括单采成分血捐献 Total number of complete whole blood donations where any component is usable. It is effectively any whole blood donation that is passed from the collection team to the processing and testing labs which is suitable for further processing into a usable red cell and/or plasma（for transfusion or fractionation）or remains as a whole blood for transfusion. EXCLUDE APHERESIS DONATIONS	单位 /U
131	采血效率（全血） Collection efficiency（whole blood）	全面测量采血科室工作效率的指标，用于衡量其使献血者成功地完成全血捐献的能力。计算公式:［完成捐献人次数（所得任何成分均可用）÷参加献血的人次数（已进针）］×100% An overall measure of the efficiency of clinic operations to successfully process donors attending to make a complete whole blood donation.（Number of complete whole blood donations（where any resulting component is usable））/（Number of eligible donations that commenced collection（needle in））×100%	百分比 /%

序号	指标名称	指标说明和计算公式	单位
132	小容量全血(200~350ml)合格量(不进一步制备) Total number of small whole blood collections (200-350ml) validated (these units receive no further processing)	合格的(标记为可发放)并以全血形式(不制备成红细胞成分血和血浆成分血)入成品库的小容量全血总量 Total number of small whole blood collections that were validated (labelled as fit for issue) and made available for inventory as a whole blood unit (not processed into red cells and plasma)	单位/U
133	标准容量全血(400~500ml)合格量(不进一步制备) Total number of standard whole blood collections (400-500ml) validated (these units receive no further processing)	合格的(标记为可发放)并以全血形式(不制备成红细胞成分血和血浆成分血)入成品库的标准容量全血总量 Total number of standard whole blood collections that were validated (labelled as fit for issue) and made available for inventory as a whole blood units (not processed into red cells and plasma)	单位/U
134	小容量全血(200~350ml)发放量 Total number of small whole blood collections (200-350ml) issued as whole blood	合格并以全血形式发放的(运送至医院或用血单位)小容量全血总量。如果产品被退回并再次发放,只计算一次 Total number of validated small whole blood units that were issued (shipped to hospital or customers) as a whole blood unit. If products are returned and re-issued, they are to be counted only once	单位/U
135	标准容量全血(400~500ml)发放量 Total number of standard whole blood collections (400-500ml) issued as whole blood	合格并以全血形式发放的(运送至医院或用血单位)标准容量全血总量。如果产品被退回并再次发放,只计算一次 Total number of validated standard whole blood units that were issued (shipped to hospital or customers) as a whole blood units. If products are returned and re-issued, they are to be counted only once	单位/U
136	红细胞成分血合格量 Whole blood derived red cells validated	全血制备的红细胞成分血合格量:由标准容量全血(400~500ml)或小容量全血(200~350ml)制备的,合格或标记为可发放并入成品库红细胞成分血总单位数(或完成捐献的全血单位数) 包括:被再加工成其他红细胞产品的单位数(例如儿童用量红细胞或洗涤红细胞) 包括:用于质量控制和验证过程的单位数 不包括:血液调剂调入的单位数,或来自自体采集、治疗性采集或研究用的单位数	单位/U

续表

序号	指标名称	指标说明和计算公式	单位
136		Whole blood derived red cells validated: Total number of whole blood-derived red cells units (or complete whole blood units) that are validated or labelled as fit for issue and made available for inventory, derived from standard whole blood collection volume of 400-500ml or small whole blood collections (200-350ml) Include: Any units reworked into a different red cell product (for example, paediatric and washed units) Include: Units for QC and validation processes Exclude: Units which are imported, or from autologous and therapeutic collections or for research	
137	红细胞成分血发放量 Whole blood derived red cells issued	全血制备的红细胞成分血发放量:由标准容量全血(400~500ml)或小容量全血(200~350ml)制备并发放至医院或用血单位的红细胞成分血总单位数(或完成捐献的全血单位数) 如果产品被退回并再次发放,只计算一次 包括:被再加工成其他红细胞产品的单位数(例如儿童用量红细胞或洗涤红细胞) 包括:已发放至用血单位,但因献血后回告或其他召回相关事件而被报废的单位数 包括:用于质量控制和验证过程的单位数 不包括:血液调剂调入的单位数,或来自自体采集、治疗性采集或研究用的单位数 Whole blood derived red cells issued: Total number of whole blood derived red cell units (or complete whole blood units) that were issued ie shipped to hospital or customers, derived from standard (400-500ml) or small whole blood collections (200-350ml) If products are returned and re-issued, they are to be counted only once Include: any units reworked into a different red cell product (for example, paediatric and washed units) Include: units which were issued to a customer but later discarded due to post donation information or other recall related event Include: units for QC and validation processes Exclude: units which are imported, or from autologous and therapeutic collections or for research	单位/U

序号	指标名称	指标说明和计算公式	单位
138	小容量全血（200~350ml）制备的红细胞成分血数量 Total number of small whole blood derived red cells produced（from a 200-350ml whole blood unit）	小容量全血（200~350ml）制备的红细胞成分血总量。包括被再加工成其他红细胞产品的单位数（例如儿童用量红细胞或洗涤红细胞） Total number of red cell units that were produced from small whole blood collections（200ml to 350ml）. Include any units reworked into a different red cell product（for example, paediatric and washed units）	单位 /U
139	小容量全血（200~350ml）制备的红细胞成分血合格量 Total number of red cells validated derived from small whole blood collection volume 200-350ml	小容量全血（200~350ml）制备的，合格（标记为可发放）并入成品库的红细胞成分血总量。包括被再加工成其他红细胞产品的单位数，以成人治疗量报告（例如儿童用量红细胞或洗涤红细胞） Total number of red cell units from small whole blood collections（200ml to 350ml）that were validated（labelled as fit for issue）and made available for inventory. Include any units reworked into a different red cell product reported as adult equivalent doses（for example, paediatric and washed units）	单位 /U
140	小容量全血（200~350ml）制备的红细胞成分血发放量 Total number of red cells issued that are derived from small whole blood collections 200-350ml	小容量全血（200~350ml）制备的红细胞成分血发放总量（发放至医院或用血单位）。若产品被退回并再次发放，只计算一次。包括被再加工成其他红细胞产品的单位数（例如儿童用量红细胞或洗涤红细胞） Total number of red cell units that were issued（shipped to hospital or customers）from small whole blood collections（200ml to 350ml）. If products are returned and re-issued, they are to be counted only once. Include any units reworked into a different red cell product（for example, paediatric and washed units）	单位 /U
141	标准容量全血（400~500ml）制备的红细胞成分血数量 Total number of standard whole blood derived red cells produced（from a 400-500ml whole blood collection）	标准容量全血（400~500ml）制备的红细胞成分血总量。包括被再加工或进一步制备成其他红细胞产品的单位数，如洗涤红细胞或分装成儿童用量红细胞（以成人治疗量表示）。请勿重复计算再加工的单位数。不包括单采红细胞 Total number of red cells produced from standard whole blood collections（400ml to 500ml）. Include those units that are 'reworked' or further manufactured into a different red cell product such as a washed red cell or a red cell that is split for paediatric use（which should be expressed as an adult equivalent unit）. Please do not double count re-worked units. Exclude apheresis red cells	单位 /U

序号	指标名称	指标说明和计算公式	单位
142	标准容量全血(400~500ml)制备的红细胞成分血合格量 Total number red cells validated derived from standard whole blood collection volume 400-500ml	标准容量全血(400~500ml)制备的,合格或标记为可发放,并入成品库的红细胞成分血总量。包括被再加工成其他红细胞产品的单位数,以成人治疗量报告(例如儿童用量红细胞或洗涤红细胞) Total number of whole blood-derived red cells that are validated or labelled as fit for issue and made available for inventory, derived from standard whole blood collection volume of 400-500ml. Include any units reworked into a different red cell product reported as adult equivalent doses(for example, paediatric and washed units)	单位/U
143	标准容量全血(400~500ml)制备的红细胞成分血发放量 Total number of red cells issued that are derived from standard whole blood collections of 400-500ml	标准容量全血(400~500ml)制备的红细胞成分血发放量(发放至医院或用血单位)。若产品被退回并再次发放,只计算一次。包括被再加工成其他红细胞产品的单位数(例如儿童用量红细胞或洗涤红细胞) Total number of red cell units that were issued (shipped to hospital or customers)derived from standard whole blood collections(400ml to 500ml). If products are returned and re-issued, they are to be counted only once. Include any units reworked into a different red cell product(for example, paediatric and washed units)	单位/U
144	启动了采集的单采血小板量 Plateletpheresis needle-in attempts	启动采集的单采血小板量:包括启动采集的只单采血小板或同时单采多种血液成分的程序。反映从单个献血者进行单采血小板采集的尝试次数(进针)。反映启动单采血小板采集的次数,包括采血袋中未采集到任何成分或未完成采集的情况,如采集量为零、不足量、污染等 包括:二次穿刺按两次计算 包括:用于质量控制和验证过程的单位数 不包括:自体采集、治疗性采集或研究用的单位数 Plateletpheresis needle-in attempts: Eligible plateletpheresis only or multicomponent apheresis donations procedures that commenced collection. This should reflect the number of plateletpheresis collection attempts from a single donor ie where the needle has gone in. It is to reflect the number of plateletpheresis collections procedures commenced, including those that did not collect anything in the pack or follow through to 'completion', such as no volume, underweights, contaminated units etc	成人治疗量/AED

序号	指标名称	指标说明和计算公式	单位
144		Include：Double stick attempts as two separate needle in events Include：Units for QC and validation processes Exclude：Units from autologous and therapeutic collections and for research	
145	单采血小板采集量 Number of platelets produced（derived from apheresis donations）	成人剂量的单采血小板采集总量。包括再加工成其他血小板产品的数量（例如儿童用量血小板）。以成人治疗量计算 Total number of adult equivalent doses of platelets produced from apheresis donations. Include any units reworked into a different platelet product（for example，paediatric units）.Report as equivalent adult doses	成人治疗量 /AED
146	单采血小板合格量 Number of platelets validated（derived from apheresis donations）	合格（标记为可发放）并入成品库的单采血小板总量。包括再加工成其他血小板产品的数量（例如儿童用量血小板）。以成人治疗量计算 Total number of apheresis-derived platelet units validated（labelled as fit for issue）and made available for inventory. Include any units reworked into a different platelet product（for example，paediatric units）. Report as adult equivalent doses.	成人治疗量 /AED
147	单采血小板发放量 Number of platelets issued（derived from apheresis donations）	单采血小板的发放总量（送至医院或用血单位）。包括再加工成其他血小板产品的数量（例如儿童用量血小板）。以成人治疗量计算 Total number of apheresis-derived platelet units issued（shipped to hospital or customer）. Include any units reworked into a different platelet product（for example，paediatric units）. Report as adult equivalent doses	成人治疗量 /AED
148	血液中心 / 血站单采血小板过期量 Total Apheresis Platelets expired at Blood Centre	无	成人治疗量 /AED
149	全血制备的浓缩血小板量 Adult Equivalent Whole Blood Derived Platelet Components Processed	无	成人治疗量 /AED

续表

序号	指标名称	指标说明和计算公式	单位
150	全血制备的浓缩血小板合格量 Number of platelets validated（derived from whole blood donations）	合格的(标记为可发放)以成人治疗量为单位的血小板总量。此数据包含以下情况,以成人治疗量计数 全血制备的混合白膜层数量 使用 RPR、Acrodrome 或其他系统,从 1 袋全血里随机制备的混合血小板数量 全血来源的未混合的单个血小板(以成人治疗量计算) 包括再加工成其他血小板产品的数量(如儿童用量用血小板) Total number of adult equivalent doses of platelets validated（labelled as fit for issue）This data should include the following, and reported as adult equivalent doses（AED） The number of pools of buffy coat derived platelets The number of pools of individual random whole blood platelets from a single donation eg RPR, Acrodrome or other system Include individual random whole blood derived platelets not pooled（as AED） Include any units reworked into a different platelet product eg paediatric units	成人治疗量/AED
151	全血制备的浓缩血小板发放量 Number of platelets issued（derived from whole blood donations）	白膜层或 PRP 法制备并发放(送至医院或用血单位)的,以成人治疗量为单位的血小板总量。以成人治疗量计数 包括全血制备的混合白膜层数量 使用 RPR、Acrodose 或其他系统,从 1 袋全血里随机制备的混合血小板数量 包括未混合的单个血小板(以成人治疗量计算) 包括再加工成其他血小板产品的数量(如儿童用量用血小板) Total number of adult equivalent doses of whole blood derived platelets issued（shipped to hospital of customer）made from buffy coats or PRP. Report as adult equivalent doses（AED） Include the number of pools of buffy coat derived platelets Include the number of individual random whole blood platelets from a single donation eg by PRP, Acrodose or other system Include individual random platelets（not pooled）, reported as AED Include any units reworked into a different platelet product eg paediatric units	成人治疗量/AED

续表

序号	指标名称	指标说明和计算公式	单位
152	采供血机构全血制备的浓缩血小板过期量 Total adult equivalent Whole Blood derived adult dose Platelets expired at Blood Centre	无	成人治疗量 /AED
153	白膜层制备的混合浓缩血小板量 Whole blood derived buffy coat platelet pools produced	白膜层制备的混合浓缩血小板的数量(成人治疗量) 包括：用于质量控制和验证过程的单位数 不包括：自体采集、治疗性采集或研究用的单位数 不包括：富血小板血浆法制备的血小板 不包括：未用于混合的白膜层 Number of buffy coat derived platelet pools(adult equivalent doses)produced Include：units for QC and validation processes Exclude：units from autologous and therapeutic collections and for research Exclude：Individual random(PRP)platelet pools Exclude：Buffy coat units not used for pooling	成人治疗量 /AED
154	白膜层制备的混合浓缩血小板合格量 Whole blood derived buffy coat platelet pools validated	合格的(标记为可发放)白膜层制备的混合浓缩血小板的总量(成人治疗量) 包括：用于质量控制和验证过程的单位数 不包括：自体采集、治疗性采集或研究用的单位数 不包括：富血小板血浆法制备的血小板 不包括：未用于混合的白膜层 Number of buffy coat derived platelet pools(adult equivalent doses)validated(labelled as fit for issue) Include：Units for QC and validation processes Exclude：Units from autologous and therapeutic collections and for research Exclude：Individual random(PRP)platelet pools Exclude：Buffy coat units not used for pooling	成人治疗量 /AED
155	白膜层制备的混合浓缩血小板发放量 Whole blood derived buffy coat platelet pools issued	发放至医院或用血单位的白膜层制备的混合浓缩血小板的数量(成人治疗量) 若产品被退回后再次发放，只能计算一次 包括：用于质量控制和验证过程的单位数 包括：再加工成其他血小板产品的数量(例如儿童用量血小板) 包括：已发放至用血单位，但因献血后回告或其他召回相关事件而被报废的单位数 不包括：血液调剂调入的单位数,自体采集、治疗性采集或研究用的单位数	成人治疗量 /AED

序号	指标名称	指标说明和计算公式	单位
155		Total number of adult equivalent doses of whole blood buffy coats derived platelets issued ie shipped to hospital or customer If products are returned and re-issued, they are to be counted only once Include: Units for QC and validation processes Include: Any units reworked into a different platelet product（for example, paediatric units） Include: units which were issued to a customer but later discarded due to post donation information or other recall related event Exclude units which are imported, or from autologous and therapeutic collections or for research	
156	每个混合血小板包括的白膜层来源血小板的数量 Buffy coat whole blood platelets per pool	每个混合血小板包括的白膜层来源血小板的平均数量。针对病原体灭活白膜层来源混合血小板，该数据如有不同，请在备注区说明 The average number of buffy coat derived platelets per pool Please indicate（in the comment section）if this number varies for pathogen inactivated buffy coat derived platelet pools	单位 /U
157	每个混合血小板包括多少人份全血来源的血小板 Individual random whole blood platelets per pool	每一个成人治疗量混合浓缩血小板来自多少人份全血。每个混合血小板包括单次献血的（如 RPR、Acrodrome 系统或其他系统）全血来源血小板的数量。针对病原体灭活全血来源混合血小板，该数据如有不同，请在备注区说明 The number of individual random whole blood platelets from a single donation eg RPR, Acrodrome or other system per pool Please indicate（in the comment section）if this number varies for pathogen inactivated individual random platelet pools	人份 /Count
158	单采血小板供应量所占百分比 % of total platelets issued derived from apheresis	计算公式：单采血小板供应量 ÷（全血制备的浓缩血小板供应量 + 单采血小板供应量）× 100% ［Number of platelet units issued（derived from APHERESIS donations）/（（Number of platelet units issued（derived from WHOLE BLOOD donation）+Number of platelet units issued（derived from APHERESIS donations））］× 100%	百分比 /%

续表

序号	指标名称	指标说明和计算公式	单位
159	用于输注的病原体灭活血浆发放量 Number of plasma for transfusion units issued that are pathogen reduced	用于临床输注的病原体减活（灭活）血浆的发放数量 Total number of plasma for transfusion units issued that are pathogen reduced（pathogen inactivated）	单位 /U
160	新鲜冰冻血浆制备量 FFP processed	无	单位 /U
161	新鲜冰冻血浆合格量 FFP validated	无	单位 /U
162	新鲜冰冻血浆发放量 FFP issued	无	单位 /U
163	小容量全血（200~350ml）制备的新鲜冰冻血浆数量 Number of FFP units derived from Small whole blood collections（200-350ml）processed	无	单位 /U
164	小容量全血（200~350ml）制备的新鲜冰冻血浆合格量 Number of FFP units derived from Small whole blood collections（200-350ml）validated	无	单位 /U
165	小容量全血（200~350ml）制备的新鲜冰冻血浆发放量 Number of FFP units derived from Small whole blood collections（200-350ml）issued	无	单位 /U
166	标准容量全血（400~500ml）制备的新鲜冰冻血浆数量 Number of FFP units derived from Standard whole blood collections（400-500ml）processed	无	单位 /U
167	标准容量全血（400~500ml）制备的新鲜冰冻血浆合格量 Number of FFP units derived from Standard whole blood collections（400-500ml）validated	无	单位 /U
168	标准容量全血（400~500ml）制备的新鲜冰冻血浆发放量 Number of FFP units derived from Standard whole blood collections（400-500ml）issued	无	单位 /U

序号	指标名称	指标说明和计算公式	单位
169	单采新鲜冰冻血浆数量 Number of FFP units derived from Apheresis collections processed	无	单位 /U
170	单采新鲜冰冻血浆合格量 Number of FFP units derived from Apheresis collections validated.	无	单位 /U
171	单采新鲜冰冻血浆发放量 Number of FFP units derived from Apheresis collections issued	无	单位 /U
172	冷沉淀凝血因子制备量 Number of cryoprecipitate units produced	制备的冷沉淀凝血因子总单位数。包括全血和单采成分血来源的冷沉淀凝血因子。以单位数报告 Total number of single dose units of cryoprecipitate produced. Include cryoprecipitate derived from whole blood and apheresis collections. Report as units	单位 /U
173	冷沉淀凝血因子合格量 Number of cryoprecipitate units validated	合格(标记为可发放)并入成品库的冷沉淀凝血因子总单位数。包括全血和单采成分血来源的冷沉淀凝血因子。以单位数报告 Total number of single dose units of cryoprecipitate validated(labelled as fit for issue)and made available for inventory. Include cryoprecipitate derived from whole blood and apheresis donations. Report as units	单位 /U
174	冷沉淀凝血因子发放量 Number of cryoprecipitate units issued	发放的(送至医院或用血单位)冷沉淀凝血因子总单位数。包括全血和单采成分血来源的冷沉淀凝血因子。血液调剂调入的单位数(非本机构制备)不纳入计算。若产品被退回并再次发放,只计算一次。以单位数报告 Total number of single dose units of cryoprecipitate issued(shipped to hospital or customers). Include cryoprecipitate derived from whole blood and apheresis donations. Units imported(not manufactured by the service)are NOT counted. If products are returned and re-issued,they are to be counted only once. Report as units	单位 /U
175	去冷沉淀血浆制备量 Number of cryo-depleted plasma units produced	制备的去冷沉淀血浆总单位数。包括全血和单采来源的去冷沉淀血浆。以单位数进行报告 Total number of cryo-depleted units that were produced. Include cryo-depleted plasma units derived from whole blood and apheresis collections. Report as units	单位 /U

序号	指标名称	指标说明和计算公式	单位
176	去冷沉淀血浆合格量 Number of cryo-depleted plasma units validated	合格（标记为可发放）并入成品库的去冷沉淀血浆总单位数。包括全血和单采来源的去冷沉淀血浆。以单位数进行报告 Total number of cryo-depleted units that were validated（labelled as fit for issue）and made available for inventory. Include cryo-depleted plasma units derived from whole blood and apheresis collections. Report as units	单位 /U
177	去冷沉淀血浆发放量 Number of cryo-depleted plasma units issued	发放的（送至医院或用血单位）去冷沉淀血浆的总单位数。包括全血和单采来源的去冷沉淀血浆。血液调剂调入的单位数（非本机构制备）不纳入计算。若产品被退回并再次发放，只计算一次。以单位数进行报告 Total number of cryo-depleted units that were issued（shipped to hospital or customers）.Include cryo-depleted plasma units derived from whole blood and apheresis collections. Units imported（i.e.not manufactured by the service）are NOT counted. If products are returned and re-issued，they are to be counted only once. Report as units	单位 /U
178	制备的用于混合血小板的白膜层数量 Number of "Buffy coats for pooling" produced	无	单位 /U
179	制备的白膜层总数 Total number of buffy coats produced	生产的白膜层总数。请以单位计数 包括所有白膜层，即用于混合的、生产后报废的或送往质量控制、研究或其他用途的白膜层。这是为了统计所有潜在可用白膜层的生产总量，无论这些白膜层是否用于混合 Total number of buffy coats which were produced. Report as individual units Include all buffy coats ie those used for pooling and those manufactured and discarded or sent to QC，research or other. This is to capture all buffy coat production of potentially usable buffy coats，regardless of whether the buffy coats were used for pooling or not	单位 /U
180	用于制备血液产品的血浆数量 Total litres of plasma for fractionation-ALL plasma	原料血浆 - 用于制备血液产品的血浆数量（以 L 计量），包括从全血中分离的血浆数量和单采血浆数量	升 /L

续表

序号	指标名称	指标说明和计算公式	单位
180		Plasma for Fractionation-number volume (in litres) processed and sent to Fractionator. Includes plasma derived from whole blood donations and apheresis donations	
181	用于制备血液产品的单采血浆数量（如有） Total litres of plasma for fractionation-apheresis derived (if available)	请填写血浆总升数或所占百分比 Please enter either total litres of plasma or a percentage of the total amount	毫升 /ml
182	用于临床输注新鲜冰冻血浆的平均容量 What is the average volume of all FFP for transfusion.	无	毫升 /ml
183	小容量全血制备的新鲜冰冻血浆的平均容量 What is the average volume of FFP derived from small whole blood collections	请填写小容量全血制备的新鲜冰冻血浆的平均容量 Please enter the average volume of FFP from small whole blood collections	毫升 /ml
184	标准容量全血制备的新鲜冰冻血浆的平均容量 What is the average volume of FFP derived from standard whole blood collections	请填写标准容量全血制备的新鲜冰冻血浆的平均容量 Please enter the average volume of FFP derived from standard whole blood collections	毫升 /ml
185	单采采集的新鲜冰冻血浆的平均容量 What is the average volume of FFP derived from apheresis collections	如生产,请填写单采采集的新鲜冰冻血浆的平均容量 Please enter the average volume of FFP derived from apheresis collections, if produced	毫升 /ml
186	红细胞报废仅血浆可用的全血采集数量 Number of complete whole blood donations where the red cell is discarded and only the plasma is usable	全血采集完成后,红细胞报废仅血浆可用的情况。这通常是由于献血者资格标准导致的。针对全血采集(非单采)。实际上指由采血团队采集后移交给成分制备科和检验科,出于容量考虑,只适合制备成原料血浆(红细胞报废) Complete Donations where the red cells are for discard and only the plasma component is usable. Usually due to donor eligibility criteria-Looks at whole blood (not apheresis) sessions only.-It is effectively any donation passed from collections teams to the processing & testing labs which, for volume purposes, is suitable for further processing into plasma for fractionation only (red cells are discarded)	单位 /U

序号	指标名称	指标说明和计算公式	单位
187	血液调剂调入红细胞成分血数量 Number of red cells imported	血液调剂调入并加入库存、可供发放的红细胞成分血单位数 Number of red cell units that are imported and added to inventory and are available for issue	单位 /U
188	血液调剂调入血小板成分血数量 Number of platelets imported adult equivalent doses	血液调剂调入并加入库存、可供发放的血小板成分血单位数（成人治疗量） Number of platelet units（adult equivalent doses）that are imported and added to inventory and are available for issue	成人治疗量 /AED
189	血液调剂调入用于临床发放的血浆成分血数量 Number of plasma units for transfusion imported	血液调剂调入并加入库存、可供发放的血浆成分血单位数 Number of plasma for transfusion units that are imported and added to inventory and are available for issue	单位 /U
190	血液调剂调入用于制备血液产品的血浆成分血总量 Total litres of plasma imported for plasma fractionation	无	升 /L
191	生产效率（红细胞成分血和全血） Manufacturing Efficiency（Red Cells and whole blood）	衡量生产团队从全血中制备合格（已入库）血液成分效率的指标。计算公式：(红细胞成分血和全血合格量 ÷ 完成捐献全血量)×100% 合格红细胞和全血数量：可入库（例如标记为可发放）的合格全血和红细胞成分血数量 完成捐献的全血数量：由采血团队转交给制备团队的全血数量，这些全血符合所有标准，例如，容量正确、无污染等，适于进一步加工制备和入库 A measure of the efficiency of production teams to produce validated（inventoried）components from complete donations. Calculated as Red Cells + whole blood Validated divided by Complete Donations Red Cells + whole blood Validated-A count of how many validated（i.e.labelled as fit for issue）red cell and whole blood units were made available for inventory Complete Donations-A count of whole blood donations passed from clinic teams to the production team which, for all criteria, are suitable for further processing and are intended for inventory, e.g.correct volume, no contamination, etc	百分比 /%

序号	指标名称	指标说明和计算公式	单位
192	生产效率(红细胞成分血) Manufacturing Efficiency(Red Cells)	衡量生产团队从全血中制备合格(已入库)血液成分效率的指标。计算公式:(标记为可发放的红细胞成分血合格量(入库)÷完成捐献的全血量)×100% A measure of the efficiency of production teams to produce validated(inventoried)components from complete whole blood donations. The number of red cells validated and labelled as fit for issue(enter inventory)divided by the number of complete whole blood donations	百分比/%
193	生产效率(单采血小板) Production Efficiency(Apheresis Platelets)	基于血小板成分血制备量,全面测量生产团队制备、管理、发放库存以满足用血单位需求的能力。计算公式:(血小板成分发放量÷血小板成分血制备量)×100% 血小板成分血发放量:发放到用血单位的单采血小板的数量,外进血小板(即非本机构自己采集制备)不纳入计算。若血液产品被退回或再次发放,只计算一次 血小板成分血制备量:单采血小板的数量 The overall measure of the efficiency of production teams to produce, manage and issue inventory to meet customer orders based on platelet components processed. Calculated as Platelet Components Issued divided by Platelet Components Processed Platelet Components Issued-A count of the number of single platelet units(apheresed)issued to customers. Units imported(i.e.not manufactured by the service)are NOT counted. If products are returned and re-issued,they are to be counted only once Platelet Components processed-A count of single platelet units(apheresed)	百分比/%
194	生产效率(1U全血制备的浓缩血小板) Production Efficiency(single whole blood derived unit platelets)	定义同上,此处指的是全血制备的血小板 Definition as above except with reference to whole blood derived platelets	百分比/%

续表

序号	指标名称	指标说明和计算公式	单位
195	起始库存量(红细胞成分血/全血) Opening whole blood derived red cell inventory	数据报告周期初,全血制备的合格红细胞成分血库存量 注意:包括合格的全血、标准容量全血(400~500ml)或小容量全血(200~350ml)制备的合格红细胞成分血(如适用) Number of validated whole blood derived red cell units in inventory at the beginning of the data reporting period Note:This includes validated whole blood units and validated red cell units derived from standard whole blood(400-500ml)or small whole blood collections(200-350ml)collections(where applicable)	单位/U
196	终末库存量(红细胞成分血/全血) Closing whole blood derived red cell inventory	数据报告周期末,全血制备的合格红细胞成分血库存量 注意:包括合格的全血、小容量全血和标准容量全血制备的合格红细胞成分血(如适用) Number of validated whole blood derived red cell units in inventory at the end of the data reporting period Note:This includes validated whole blood units and validated red cell units derived from small and standard whole blood collections(where applicable)	单位/U
197	起始库存量(单采血小板) Opening apheresis derived platelet inventory	在数据报告周期初,合格的单采血小板的库存量 Number of validated apheresis platelet units in inventory at the beginning of the data reporting period	成人治疗量/AED
198	终末库存量(单采血小板) Closing apheresis derived platelet inventory	在数据报告周期末,合格的单采血小板的库存量 Number of validated apheresis platelet units in inventory at the end of the data reporting period	成人治疗量/AED
199	起始库存量(白膜层制备的混合浓缩血小板) Opening whole blood derived buffy coat platelet pools inventory	在数据报告周期初,合格的白膜层制备的混合浓缩血小板的库存量 Number of validated whole blood buffy coat derived platelet pools in inventory at the beginning of the data reporting period	成人治疗量/AED
200	终末库存量(白膜层制备的混合浓缩血小板) Closing whole blood derived buffy coat platelet pools inventory	在数据报告周期末,合格的白膜层制备的混合浓缩血小板的库存量 Number of validated whole blood buffy coat derived platelet pools in inventory at the end of the data reporting period	成人治疗量/AED

序号	指标名称	指标说明和计算公式	单位
201	每天平均库存量(红细胞成分血 /全血) Stock Holding(Red Cells/Whole Blood)Average	无	单位 /U
202	发放时红细胞成分血的平均贮存天数 Average age of red cells at issue(days)	红细胞成分血从血液采集到发放的平均贮存时间,以天数计算。如果可以,请说明是否报告的是输注时的贮存天数 The average age(in days)of red cells from date of collection to date of issue. If applicable,please indicate if you are reporting age at transfusion	天数 /Days
203	红细胞成分血过期量(内部) Number of red cells expiring(internal)	内部过期的红细胞成分血。指在血液服务机构库存或储存中,已过有效期的红细胞成分血单位数。不包括用于质量控制检测而过期的产品。请在评论区说明您所报告的数据仅来自贵血液机构还是血液机构和医院合并的数据 注:欧洲输血协会成员之前报告的过期量较高,可能是因为包含了用于质量控制而过期的单位数 Red cells expiring internally. Number of red cell units that are in blood service inventory/storage when the shelf life expires. DO NOT INCLUDE PRODUCTS EXPIRED FOR QUALITY CONTROL TESTING. Please indicate if you are reporting data for your blood establishment only or combined blood establishment and hospital in the comments section NOTE:EBA members may have previously reported higher expiry due to inclusion of expired units for QC	单位 /U
204	全血成分血召回和 / 或退换率 % Fresh Product Recalls	无	百分比 /%
205	库存使用效率(红细胞成分血) Inventory Usage Efficiency(Red Cells)	这是测量红细胞库存管理的指标,目的是尽量减少因过期以及其他原因(例如温度偏差和产品召回导致报废)造成的产品损失。计算公式:(红细胞成分血发放数量 ÷ 合格红细胞成分血数量)×100% 红细胞成分血发放数量:发放到用血单位的红细胞成分血数量。外进血液(即非本机构采集制备的血液产品)不计算在内。若血液被退回并再次发放,不得重复计算 合格红细胞成分血数量:合格(例如标记为可发放)并入成品库的红细胞成分血数量	百分比 /%

续表

序号	指标名称	指标说明和计算公式	单位
205		A measure of the management of the red cell inventory to minimise outdating and other product loss such as discards due to temperature deviations or product withdrawals. Calculated as Red Cells Issued divided by Red Cells Validated Red Cells Issued-A count of the number of red cells issued to customers. Units imported(i.e.not manufactured by the service)are NOT counted. If products are returned and re-issued,they are to be counted only once Red Cells Validated-A count of how many validated(i.e.labelled as fit for issue)red cell units were made available for inventory	
206	库存数量(红细胞/全血)范围 Stock Holding(Red Cells/Whole Blood)Range	无	单位/U
207	因质量问题被召回和/或退换的成分血数量(包括细菌污染检测不合格) Individual components recalled due to process failure(including recalls due to Bacterial Contamination Screening)	因成分制备或质检不合格而被召回和/或退换的已经配送至用血单位的成分血总数 包括： • 仅由血液服务机构发起的召回和/或退换。 • 全血制备的红细胞成分血(U)、单采红细胞(U)、血小板成分血(成人治疗量)、用于临床输注的血浆成分血(U) • 自体输注产品 • 包括细菌污染检测不合格的召回和/或退换 不包括： • 保密性弃血(影响献血者资格)导致的召回和/或退换 • 原料血浆 Total number of individual components of product shipped to customer which are recalled due to a process/quality failure Include： • Recalls initiated by the blood service only • Whole blood and apheresis derived red cells(as units),platelets(as adult equivalent doses),plasma for transfusion(as units) • Autologous products • Any recalls associated with bacterial contamination screening Exclude： • Recalls due to post donation donor information(impacting donor eligibility) • Plasma for fractionation	单位/U

序号	指标名称	指标说明和计算公式	单位
208	因质量问题被召回和 / 或退换的成分血数量（不包括细菌污染检测不合格） Individual components recalled due to process failure（excluding recalls due to Bacterial Contamination Screening）	因成分制备或质检不合格而被召回和 / 或退换的已经配送至用血单位的成分血总数 包括： • 仅由血液服务机构发起的召回和 / 或退换 • 全血制备的红细胞成分血(U)、单采红细胞(U)、血小板成分血(成人治疗量)、用于临床输注的血浆成分血(U) • 自体输注产品 不包括： • 细菌污染检测不合格导致的召回和 / 或退换 • 保密性弃血(影响献血者资格)导致的召回和 / 或退换 • 原料血浆 Total number of individual components of product shipped to customer which are recalled due to a process/quality failure Include： • Recalls initiated by the blood service only • Whole blood and apheresis derived red cells（as units），platelets（as adult equivalent doses），plasma for transfusion（as units） • Autologous products Exclude： • Recalls due to bacterial contamination screening • Recalls due to post donation donor information（impacting donor eligibility） • Plasma for fractionation	单位 /U
209	发放的 O 型阴性血占 O 型阴性血人口比率 rate of O neg issued compared to O neg population	无	百分比 /%
210	发放的 A 型阴性血占 A 型阴性血人口比率 rate of A neg issued compared to A neg population	无	百分比 /%
211	发放的 O 型阳性血占 O 型阳性血总人口比率 rate of O pos issued compared to O pos population	无	百分比 /%

序号	指标名称	指标说明和计算公式	单位
212	年度工作总支出 Blood Program Expenditure in local currency	无	当地货币单位 /local currency
213	服务人口人均费用 Cost per Capita in local currency	核心业务的总支出(不包括资本)除以服务的人口总数 Total operational(excluding capital)expenditure on "core" blood services divided by total population	当地货币单位 /local currency
214	完成订单总数 Number of orders filled	已完成订单的总数 一个"完成"的订单是指原始订单所要求的全部产品(或满足机构内/当地替代品要求的)都发放至用血单位 Total number of orders filled A 'filled' order means all products requested as per the original order(or meet organisational/local substitution requirements)were shipped to the customer	个/Count
215	接收订单总数 Total orders received	报告周期内收到的来自用血单位的待处理订单总数 Total number of orders received from customers for processing in the reporting period	个/Count
216	关于发放血液产品的投诉总数 Total product related complaints	投诉:用血单位关于供应的新鲜血液产品的负面反馈或担忧 包括: • 仅针对输血用红细胞成分血、血小板成分血和血浆成分血相关的投诉 • 与血液产品相关的投诉,无论投诉是否成立 不包括: • 对配送服务(如延期交付)的投诉 Complaint: a negative feedback or concern from customer regarding fresh product supplied Include: • Product related complaints only for red cells, platelets and plasma for transfusion • Product related complaints regardless of whether substantiated Exclude: • Service delivery based complaint eg late delivery	次数/Case

续表

序号	指标名称	指标说明和计算公式	单位
217	全血价格 Product Unit Price to Hospitals whole blood	在最近结束的财政年度内,每单位产品的成本(若成本价格不能获得,请填写每单位产品的价格,并注明) Unit product cost for latest completed financial year(enter price if cost is not available,please put down a note)	当地货币单位 /local currency
218	200~350ml 红细胞成分血(非滤白)的价格 Product Unit Price to Hospitals Red Cell(non-leucodepleted)200 to 350ml	在最近结束的财政年度内,每单位产品的成本(若成本价格不能获得,请填写每单位产品的价格,并注明) Unit product cost for latest completed financial year(enter price if cost is not available,please put down a note)	当地货币单位 /local currency
219	400~500ml 红细胞成分血(非滤白)的价格 Product Unit Price to Hospitals Red Cell(non-leucodepleted)400 to 500ml	在最近结束的财政年度内,每单位产品的成本(若成本价格不能获得,请填写每单位产品的价格,并注明) Unit product cost for latest completed financial year(enter price if cost is not available,please put down a note)	当地货币单位 /local currency
220	400~500ml 红细胞(滤白)的价格 Product Unit Price to Hospitals Red Cell(leucodepleted)400 to 500 ml	在最近结束的财政年度内,每单位产品的成本(若成本价格不能获得,请填写每单位产品的价格,并注明) Unit product cost for latest completed financial year(enter price if cost is not available,please put down a note)	当地货币单位 /local currency
221	混合后的浓缩血小板(非滤白)的价格 Product Unit Price to Hospitals WB Platelet Pool(non-leucodepleted)	在最近结束的财政年度内,每单位产品的成本(若成本价格不能获得,请填写每单位产品的价格,并注明) Unit product cost for latest completed financial year(enter price if cost is not available,please put down a note)	当地货币单位 /local currency
222	单采血小板(滤白)的价格 Product Unit Price to Hospitals Apheresis Platelet(Leucodepleted)	在最近结束的财政年度内,每单位产品的成本(若成本价格不能获得,请填写每单位产品的价格,并注明) Unit product cost for latest completed financial year(enter price if cost is not available,please put down a note)	当地货币单位 /local currency

续表

序号	指标名称	指标说明和计算公式	单位
223	临床用新鲜冰冻血浆的价格 Product Unit Price to Hospitals Clinical FFP	在最近结束的财政年度内,每单位产品的成本(若成本价格不能获得,请填写每单位产品的价格,并注明) Unit product cost for latest completed financial year(enter price if cost is not available,please put down a note)	当地货币单位 /local currency
224	冷沉淀的价格 Product Unit Price to Hospitals Cryoprecipitate	在最近结束的财政年度内,每单位产品的成本(若成本价格不能获得,请填写每单位产品的价格,并注明) Unit product cost for latest completed financial year(enter price if cost is not available,please put down a note)	当地货币单位 /local currency

备注:我国采供血机构在采用 APBN 指标开展国内执业比对工作时,为实现与国际采供血机构对标,计量单位采用国际标准,即 400ml 全血为 1U,400ml 全血制备的红细胞成分血为 1U,400ml 全血制备的血浆成分血为 1U,1 治疗量浓缩血小板 =400ml 全血制备的浓缩血小板袋数 ×5 或 200ml 全血制备的浓缩血小板袋数 ×10。

（一）受血者相关指标

涵盖血液安全监测系统(haemovigilance)、输血相关急性肺损伤、采血袋使用分流袋等 9 个方面指标,主要用于评估受血者输血的安全性和有效性,确保血液产品质量符合标准,减少输血相关不良事件和输血并发症。通过对这些指标的持续监测与分析,一方面能够及时发现输血环节中的潜在风险因素,为医疗机构提供预警信号,进而针对性地采取改进措施,降低输血残余风险,保障受血者安全;另一方面,可以为医疗机构在患者血液管理、临床合理用血以及医疗资源规划等方面提供科学、可靠的依据,助力医疗机构不断提升输血管理的科学化、规范化水平。

（二）献血者相关指标

涵盖献血者满意度、献血者年龄、献血者招募等 8 个方面的指标,主要是评估献血人群的基本特征以及献血服务的整体状况,通过对这些指标的综合分析,能够准确洞察献血人群的动态变化趋势,及时发现献血服务过程中存在的问题与不足。在此基础上,相关部门可以有针对性地优化献血服务流程、制定科学的献血者招募保留策略,提高献血者的满意度和忠诚度,从而确保献血人群的持续稳定,保障临床用血。

（三）采供血机构运营相关指标

涵盖工作场所设置、员工工作情况、血液采集制备和供应等 9 个方面指标,这些指标全面反映了采供血机构在资源配置、人员管理、业务流程和财务状况等方面的运行状态,精准评估机构的运营和管理效率,为机构持续优化执业策略、调整资源配置、提升运营水平提供关键数据支撑和决策依据。

三、国际执业比对实例

比对组秘书处挂靠单位在与 APBN 交流过程中,实现了与国际采供血机构的对标。现将其中一些具有代表性的基础指标的比对结果进行初步分析。鉴于保密协议的要求,所有图中的横坐标没有标注采供血机构的明码和暗码,但是数据是 APBN 8 个采供血机构授权公开发布的。

（一）供血服务范围内人口总数

供血服务范围内人口总数是衡量采供血机构规模与服务能力的重要指标,能够直观反映其服务覆盖范围、运营规模和承载能力。在采供血服务质量评价体系中,供血服务范围内人口总数是计算千人口献血率、千人口用血量、人均用血投入等关键绩效指标的基础,也是评估采供血机构发展潜力、资源配置效率及社会价值贡献的重要标尺。2017 年,APBN 成员供血服务范围内人口总数范围从 561 万 ~1.25 亿人不等（图 2-1）。

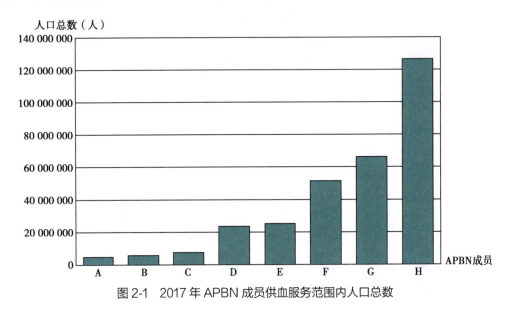

图 2-1　2017 年 APBN 成员供血服务范围内人口总数

APBN 成员的供血服务范围内人口总数差异较大,主要源于其性质和规模的本质区别。有的成员为国家级采供血机构,肩负着为整个国家提供采供血服务的重任,其服务人口基数庞大;而另一些成员则是区域或城市采供血机构,主要服务于特定的区域或城市,服务人口相对较少。这种差异不仅反映了亚太地区采供血机构在服务范围和职责上的多样性,也凸显了区域内不同国家和地区在医疗卫生资源配置、人口分布以及医疗服务需求方面的复杂性。正是这种不同背景和运营机制的采供血机构的存在,赋予了执业比对更大的意义。

（二）全血和单采成分血采集量

全血和单采成分血采集量是衡量采供血机构业务能力的关键指标。全血采集量体现机构的全血采血规模和服务能力;单采成分血采集量则展示机构在单采成分血献血者管理、单采成分血种类和设备配置及应对临床特定血液成分需求的能力。通过监测分析这两类数据,可有效评估机构运营效率,并为优化血液资源配置、制定科学采集方案、提升服务质量提供决策依据。2017 年,APBN 成员全血和单采成分血采集量为 12 万 ~473 万 U（图 2-2）。

APBN 成员全血和单采成分血采集量差异较大,这与各成员服务的人口数量以及医疗需求密切相关。为了高效利用全血资源,并有效控制采集成本,有的成员仅采集满足基本需求的极少量单采成分血。这一策略,充分考虑了当地的血液供需状况、资源分配的实际情况以及临床用血的特点,旨在确保有限的血液资源能够得到充分利用,并最大限度降低血液供应成本。

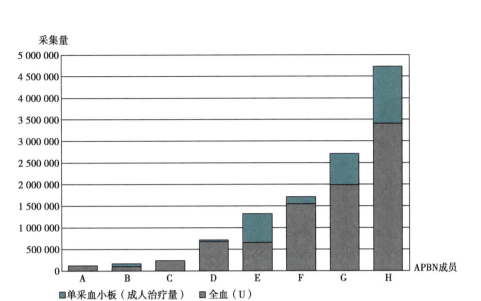

图 2-2　2017 年 APBN 成员全血和单采成分血采集量

（三）各类献血点采集全血比例

献血点的规划和设置是采供血机构执业的重要基础。献血者可在固定献血点、半固定献血点和流动献血点完成献血。固定献血点指具有建筑设施特征的长期不移动的献血点，如献血小屋、房舱等；半固定献血点指采血设施和设备可随时移动的长期献血点，如固定位置的流动献血车；流动献血点指根据献血者需求或特定活动临时设置的献血车或献血点，如开展团体无偿献血活动时，临时设置的献血点。规划设置不同类型的献血点需综合考虑区域人口密度、交通便利性、献血需求分布等因素，以实现献血服务的可及性与高效性。2017 年，APBN成员固定献血点全血采集量占比为 38.5%~77.8%（图 2-3）。

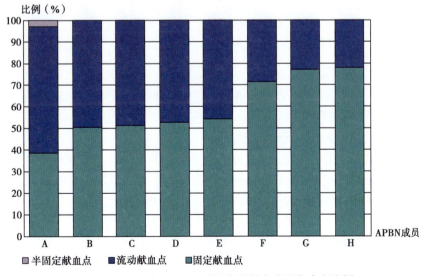

图 2-3　2017 年 APBN 成员各类献血点采集全血比例

从图 2-3 可以看出，APBN 多数成员献血点设置模式以固定献血点和流动献血点为主，说明重复献血者和团体献血者是其主要服务对象。固定献血点凭借其相对稳定的场所、设备及人员配置,能够为献血者提供熟悉且舒适的献血环境,有效吸引了众多固定献血人群。流动献血点则以高度的灵活性为特色,可深入社区、校园、企业等场所,扩大采血覆盖范围,接触到更多潜在献血者。

(四) 延迟献血率

延迟献血率是衡量献血者因暂时不符合献血者健康检查标准(如近期患病、服药、接触传染病患者等)而被暂缓献血的比例。过高的延迟献血率可能暴露出献血前健康咨询不足,或反映出公众对献血条件的认知存在偏差。因此,采供血机构应以此为依据,通过优化献血宣传招募策略、提升咨询服务、实施精准招募管理等措施,降低因信息不对称导致的非必要延迟献血,提高献血者积极性。2014—2017 年,APBN 成员延迟献血率为 4.4%~25.9%(图 2-4)。

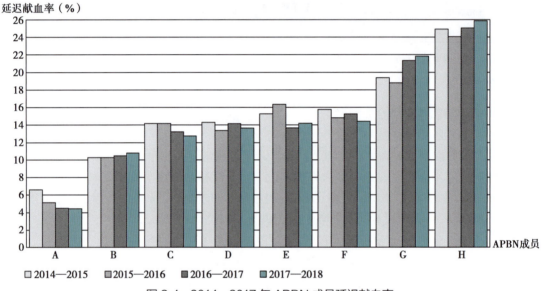

延迟献血率（%）

图 2-4　2014—2017 年 APBN 成员延迟献血率

总体来看,四年间有 5 个成员的延迟献血率呈现下降趋势,这一改善主要得益于献血者和社区健康教育的广泛普及,使得公众对献血者资格标准的认知度提升,以及献血者整体健康状况的改善。然而,另外 3 个成员的延迟献血率则呈现上升趋势,导致延迟献血的原因主要包括初次献血者增多、血红蛋白偏低以及疫区旅行史等因素对献血资格的影响。

(五) 千人口全血和红细胞成分血发放量

千人口全血和红细胞成分血发放量是衡量采供血机构运营水平和区域血液供应能力的重要指标。它通过标准化人口基数(千人口)的血液发放量,客观反映全血采集、制备、储存和调配的整体效率,排除人口规模差异的干扰。结合季节波动和紧急事件响应分析,该指标可为优化血液资源调度和制定精准政策提供依据,是评估区域公共卫生和医疗应急能力的关键参考。2014—2017 年,APBN 成员千人口全血和红细胞成分血发放量在 19.5~65.3U 之间(图 2-5)。

总体来看,四年间仅有两个成员千人口全血和红细胞成分血发放量保持稳定,变化幅度小于 0.8%,3 个成员该项指标呈现下降趋势。部分成员反馈血液发放量下降与医院临床用血需求减少密切相关,这主要归功于医院积极推行患者血液管理策略、优化血液库存管理流程以及采取有效措施减少血液浪费。然而,也有成员指出,血液发放量减少主要是因为全血采集量出现下降,导致可供发放的血液资源减少,而医院实际的临床用血需求并未出现明显的下降趋势。

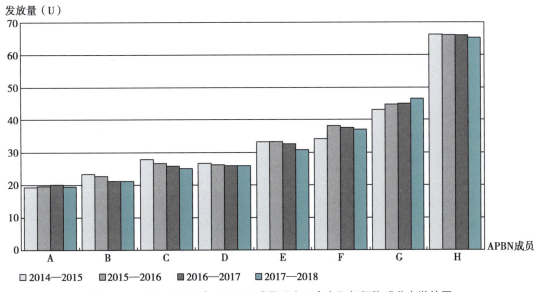

图2-5　2014—2017 年 APBN 成员千人口全血和红细胞成分血发放量

(六) 千人口血小板成分血发放量

千人口血小板成分血发放量是衡量采供血机构血小板成分血临床供应能力的重要指标。它通过标准化人口基数(千人口),客观评估血小板成分血采集、制备、储存及供应体系的运行效能。结合血小板保存期短、应急需求强的特点,分析该指标的动态变化,可为制定应急储备策略、优化献血者队伍结构、建立区域调配机制提供数据支持,对提升区域危重症救治水平和强化血液应急保障体系具有重要意义。2017 年,APBN 成员千人口血小板成分血发放量为3.0AED~11.4AED(图 2-6)。

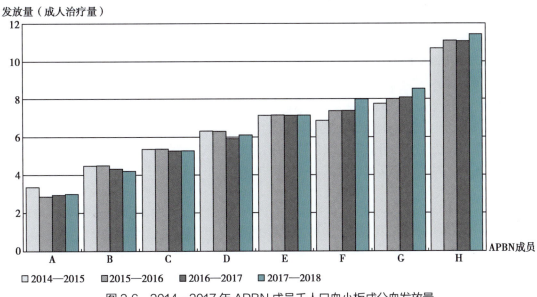

图2-6　2014—2017 年 APBN 成员千人口血小板成分血发放量

总体来看,四年间有 3 个成员血小板成分血发放量呈增长趋势,与当地新建医院以及医院开展造血干细胞移植术例数增多有关。有 4 个成员血小板成分血发放量呈下降趋势,可能与当地医疗政策调整、人口健康状况变化或血小板成分血管理策略改变有关。

第二节　我国采供血机构执业比对工作的开展

我国作为亚太地区的重要成员,医疗卫生事业的发展对区域发展具有重大影响,APBN 在成立早期就迫切希望中国大陆采供血机构加入,进一步扩大交流范围。我国改革开放以来,加强国际交流与合作,学习先进的科学技术和管理理念也同样是国家政策积极鼓励的方向。在此背景下,北京市红十字血液中心积极回应 APBN 的邀请,瞄准提高采供血行业持续提升规范化、标准化和科学化管理水平的目标,于 2009 年 5 月加入 APBN。目前已连续 16 年参加 APBN 的执业比对、信息交流等工作。经过十几年的合作交流,充分认识到作为一个拥有 400 多家不同层次采供血机构的国家,更需要相互学习,取长补短,共同进步。为此,2014 年倡导成立开展中国大陆采供血机构执业比对工作,旨在通过系统性对标、数据共享与经验互鉴,推动我国采供血行业高质量发展。

一、我国大陆采供血机构执业比对工作的启动

北京市红十字血液中心作为采供血机构标杆管理的发起单位,通过邀请 APBN 专家介绍标杆管理开展的条件、流程和方法,并召开专家研讨会为比对工作开展达成共识。

（一）比对组的成立

为推广国际先进采供血机构管理经验,2015 年北京市红十字血液中心借鉴 APBN 的成熟经验,组织成立了中国大陆采供血机构执业比对工作组(简称比对组),开展我国采供血机构执业管理及采供血业务的比对经验交流,并尝试建立适合我国国情的采供血机构管理指标比对体系。比对组的宗旨是,打造采供血机构互帮、互学、互评的平台,通过信息交流、资源共享、互助合作,提升参与单位的管理水平,推进输血事业健康可持续发展。

（二）比对组成员情况

为寻求密切合作、交流经验、共同发展,最初有 29 家省、直辖市血液中心自愿加入比对组。随着执业比对工作的推进和影响力提升,应同行建议,2017 年,比对组进一步扩展规模,新增 42 家成员单位,根据比对数据的组成情况,分成甲、乙两个工作组,成员间相互签订《中国大陆采供血机构执业比对工作组保密协议》。在遵循保密协议的前提下,各成员单位进行采供血业务关键指标的比对和信息交流。2022 年,保密协议进行了更新和完善,有 56 家成员单位续签新版保密协议(表 2-3),继续开展执业比对工作。每个成员单位有暗码和明码两种机构代码,暗码是只有本单位知道的代码,由 1 个字母和 1 个数字组成,如 D2;明码是公开的代码,根据《中华人民共和国行政区划代码》(GB/T 2260—2007)制定(表 2-3)。

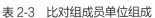

表 2-3 比对组成员单位组成

序号	成员单位名称	明码	序号	成员单位名称	明码
1	北京市红十字血液中心	BJ	29	保定市中心血站	BDS
2	天津市血液中心	TJ	30	邢台市中心血站	XTS
3	河北省血液中心	HE	31	邯郸市中心血站	HDS
4	太原市血液中心	TYN	32	包头市中心血站	BTS
5	内蒙古自治区血液中心	NM	33	赤峰市中心血站	CFS
6	辽宁省血液中心	LN	34	大连市血液中心	DLC
7	黑龙江省血液中心	HL	35	南京红十字血液中心	NKG
8	江苏省血液中心	JS	36	淮安市中心血站	HAS
9	安徽省血液中心	AH	37	盐城市中心血站	YCK
10	江西省血液中心	JX	38	扬州市中心血站	YZH
11	山东省血液中心	SD	39	泰州市中心血站	TZS
12	河南省红十字血液中心	HA	40	无锡市中心血站	WUX
13	武汉血液中心	WUH	41	九江市中心血站	JIU
14	长沙血液中心	CSX	42	赣州市中心血站	GZH
15	广州血液中心	CAN	43	上饶市中心血站	SRS
16	广西壮族自治区血液中心	GX	44	宜春市中心血站	YCN
17	海南省血液中心	HI	45	青岛市中心血站	TAO
18	重庆市血液中心	CQ	46	淄博市中心血站	ZBO
19	成都市血液中心	CTU	47	洛阳市中心血站	LYA
20	云南昆明血液中心	YN	48	焦作市中心血站	JZY
21	陕西省血液中心	SN	49	濮阳市中心血站	PYS
22	甘肃省红十字血液中心	GS	50	东莞市中心血站	DGG
23	宁夏回族自治区血液中心	NX	51	湛江市中心血站	ZHA
24	乌鲁木齐市血液中心	URC	52	南宁中心血站	NNG
25	贵州省血液中心	GZ	53	毕节市中心血站	BJE
26	北京市通州区中心血站	TZQ	54	红河哈尼族彝族自治州中心血站	HHZ
27	承德市中心血站	CDS	55	咸阳市中心血站	XYS
28	秦皇岛市中心血站	SHP	56	宝鸡市中心血站	BJI

（三）比对组主要工作制度

为规范我国大陆采供血机构之间的执业比对工作,促进成员单位之间的信息交流与经验分享,提升血液管理水平和服务质量,比对组经过充分研讨,制定了详尽的工作制度,以指导并保障各项工作的顺利开展。

1. **工作章程** 章程包含七个章节二十二条内容,明确了比对组的组织架构、工作内容与流程、成员单位的权利与义务等内容。比对组秘书处设在北京市红十字血液中心,并设秘书长1名,全面负责执业比对日常管理工作和执业比对信息管理系统的维护。甲乙两组各设组长一名,副组长三名,秘书一名,负责统筹组内工作。各成员单位授权 1~2 名工作人员作为本单位执业比对负责人,代表本单位参加比对组的各项活动,履行成员单位的权利和义务。比对组以血站管理和采供血业务方面的执业比对和经验交流为主要工作内容,通过定期开展指标数据比对、经验交流与分享、开展培训等多种方式,推动采供血行业的标准化、规范化发展。成员单位须按照章程要求积极参与比对工作,分享管理经验和技术成果,共同提升采供血行业的整体水平。

2. **保密协议** 执业比对工作涉及采供血机构的业务数据、管理流程、关键技术等多方面信息,为确保执业比对过程中这些信息的安全,防止信息未经授权而公开,各成员单位均签订《中国大陆采供血机构执业比对工作组保密协议》。协议共八条内容,明确了保密信息范围、各方权利和义务、信息披露和拥有权、违反保密协议应承担的法律责任和保密义务的中止等关键条款。在遵守保密协议的前提下,进行数据共享、分析以及经验交流活动,不仅能够确保各成员单位信息的真实性,也有利于各成员单位充分利用比对结果,剖析自身在采供血业务中的优势与不足,学习借鉴其他单位的先进经验,优化资源配置和工作流程,进而提升管理能力和运营效率;同时为避免因保密信息泄露而引发的法律纠纷、信任危机,以及对单位声誉和行业秩序造成的严重损害提供保障。奠定了维护比对工作稳定、健康发展环境的基础。

二、采供血机构执业比对信息管理系统的开发与应用

比对组在致力于建立适合我国国情的采供血机构管理指标比对体系过程中,面临参与成员单位众多、负责此项工作的各单位人员能力水平参差不齐、数据量庞大以及数据类型多样化的挑战。参照采用信息化技术进行标杆管理已在工业、商业、医疗卫生等多个领域得到广泛应用的做法,比对组将构建一套高效、准确、安全、可视化分析展示的采供血机构执业比对信息管理系统作为标杆管理体系不可缺少的部分,开展了自主创新研发。

(一)功能框架

采供血机构执业比对信息管理系统采用 B/S 架构,分为基础设施层、数据层和应用平台层,系统部署于互联网环境,访问地址为 https://www.bloodcop.cn。该系统主要包含两部分功能:一是公众服务功能,涵盖比对组的概况、文档下载、会议、公告等信息;二是执业比对功能,该功能是系统的核心。以下将对这两项功能进行详细阐述。

1. **公众服务功能** 公众服务功能旨在向公众提供与执业比对相关的各类信息与服务,详见图 2-7。具体而言,该功能包括以下几个方面。

(1)概况:详细展示比对组的章程、工作内容和流程、工作流程图、组织架构和保密协议,为公众提供对比对组全面了解的渠道。

(2)文档下载:为公众提供涵盖工作总结和计划、文献资料和白皮书的文档下载功能。

(3)会议:展示近十年比对组的会议通知、会议议程、会议纪要和新闻。

(4)公告:实时发布与执业比对相关的公告,确保公众能够获取最新的公告信息。

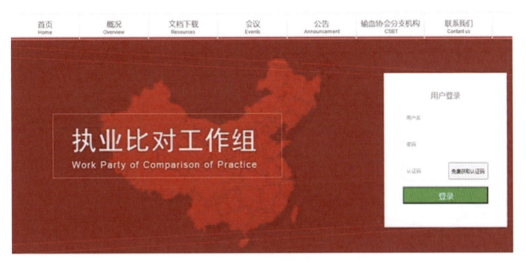

图 2-7　公众服务功能

　　此外,公众服务功能还涵盖信息发布、工作组成员、友情链接等内容,以满足公众对执业比对工作信息的多元需求。

　　2. 执业比对功能　执业比对是该系统核心所在,涵盖执业比对指标和模板生成、执业比对数据收集、比对分析功能。依据比对组具体工作流程,比对组各成员单位和秘书处操作过程如下所述。

　　(1)执业比对指标和模板生成功能:首先,秘书处在比对指标库中添加多项执业比对指标信息。根据指标种类添加相关内容,具体涵盖指标编码、中英文指标名称、中英文指标定义、指标约束条件、指标值条数、是否加密和备注。为确保数据填报的格式保持统一,比对组召开研讨会,经过各成员单位深入分析和讨论,逐项明确各项指标的约束条件。这些约束条件涵盖了执业比对需要的各类数据类型,如单选、多选、文字描述或数字等。对于数字类型,我们提供了灵活的约束条件定义,包括整数、小数、百分数,正数和负数等,并可根据实际需要约束小数的位数和数据的范围。另外,我们可以通过设置指标值条数实现为指标设置多个具体指标项的功能,以便从多角度、多层面深入分析数据的特征和趋势。例如,"每 1 000 人口血浆成分血发放量"指标可以设置 3 个具体指标项,覆盖新鲜冰冻血浆、普通血浆和病原体灭活血浆三种类型。

　　在比对指标库中添加各项指标信息后,可以通过勾选本年度所需的指标,灵活组合来生成年度指标模板,在此过程中,须设定具体的模板名称、生效日期、截止日期以及模板是否启用。

　　(2)执业比对数据收集功能:各成员单位须在指标模板的有效期限内,及时填报本单位的执业比对指标数据。在全部指标填报完成之前,可以临时保存草稿以便后续修改。一旦所有指标填报完成并且仔细核查确认无误,即可进行正式提交。

　　在数据收集的过程中,系统将对填报的数据进行自动校验和格式转换等数据预处理操作。对于不符合指标约束条件的异常数据,系统将依据预设的规范自动调整其格式,以确保数据标准的一致性和数据的准确性。若填报的数据中存在为空的情况,系统将拒绝接受数据的提交,以确保数据的完整性和有效性。

(3)执业比对数据分析功能:在执业比对指标数据填报时间截止之后,将依据各成员单位提交的数据,在系统内部直接开展比对分析工作。根据比对和分析工作需要生成八类图表,涵盖标准柱状图、堆积柱状图、标记柱状图、旋风柱状图、饼图、条形图、散点图和组合图,详见表 2-4。值得注意的是,这些生成的图表均支持两种格式:一种是明码格式,便于明确数据来源和归属;另一种是暗码格式,旨在保护各成员单位的隐私,便于更客观地进行数据分析和比较。

表2-4 执业比对图表类型及作用

序号	图表类型	作用
1	标准柱状图	展示普通的单指标值的走势
2	堆积柱状图	展示包含多个指标值条数的指标堆积后的走势
3	标记柱状图	体现两个指标之间的距离
4	旋风柱状图	以纵坐标 0 为基本刻度,展示指标的正负变化趋势情况
5	饼图	体现指标各分项的累加大小与比例
6	条形图	横置的柱形图,由一系列高度相等、长短不一的横向矩形条组成
7	散点图	显示数据点在一个坐标系中的分布,通常用于比较不同数据点之间的关系
8	组合图	以离散图或柱状图展示指标,并添加横向标准线作为参考基准,以便快速了解指标是否处于合理范围内

利用可视化分析技术,我们能够精准识别各成员单位之间的差异,单家成员单位多年发展的趋势及直观展示各项指标间内在的关联。

(二)系统开发与应用成效分析

1. 系统开发 2015 年 8 月,采供血机构执业比对信息管理系统项目正式启动。比对组迅速开展需求分析与规划工作,经过开发公司筛选以及全面的技术方案系统论证,确保了系统构建的科学性和前瞻性。2016 年 1 月,系统招标工作顺利完成,与软件开发公司签订了正式的开发合同及保密协议。在后续阶段,经过系统设计、程序开发、安装调试、全面测试以及专业的用户培训。于 2016 年 7 月顺利步入试运行阶段。在试运行期间,积极收集各成员单位的反馈意见,并基于这些反馈对系统进行了进一步的优化和改进,以期达到更高标准。

执业比对工作涉及各成员单位大量保密数据,未经许可使用或泄露将给成员单位带来巨大的损失,侵害参与单位的利益。因此,采供血机构执业比对信息系统的构建和运维严格遵循保密性和安全性原则。在系统正式部署前,比对组聘请第三方信息安全公司对技术方案进行技术方案安全性评估,并顺利完成信息系统安全等级保护二级备案工作,详见图 2-8。在系统建设过程中,严格遵照安全等级保护二级标准,对敏感数据采取加密的处理方式,从安全管理和安全技术角度确保系统具备相应的安全防护能力。在此基础上,每年定期开展安全等级保护测评工作,详见图 2-9,旨在通过每年全面"体检",及时发现并解决潜在的安全隐患。从安全性和保密性的角度出发,我们将不断进行改进和优化,有效防止各成员单位执业比对数据泄露和非法访问,为系统的稳定运行提供安全保障。

信息系统安全等级保护

备案证明

依据《信息安全等级保护管理办法》的有关规定，北京市红十字血液中心单位的：

第 2 级 采供血机构执业比对信息管理 系统

予以备案。

证书编号：11019345002_18002

中华人民共和国公安部监制

备案公安机关公章

2018年 8月 9日

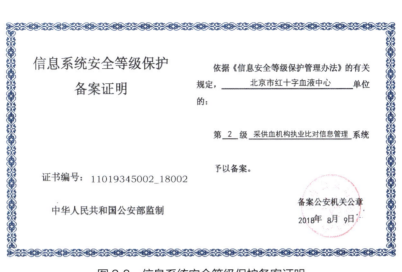

图 2-8　信息系统安全等级保护备案证明

编号：ITSTEC-XT-0392018-02

信息系统安全等级测评方案

采供血机构执业比对信息管理系统

二级（S2A2G2）

被测单位：北京市红十字血液中心

方案日期：2018 年 12 月 27 日

信息产业信息安全测评中心

报告编号：11019345002-18002-19-0008-01

信息系统安全等级测评报告

系统名称：采供血机构执业比对信息管理系统

委托单位：北京市红十字血液中心

测评单位：信息产业信息安全测评中心

报告时间：2019 年 08 月 29 日

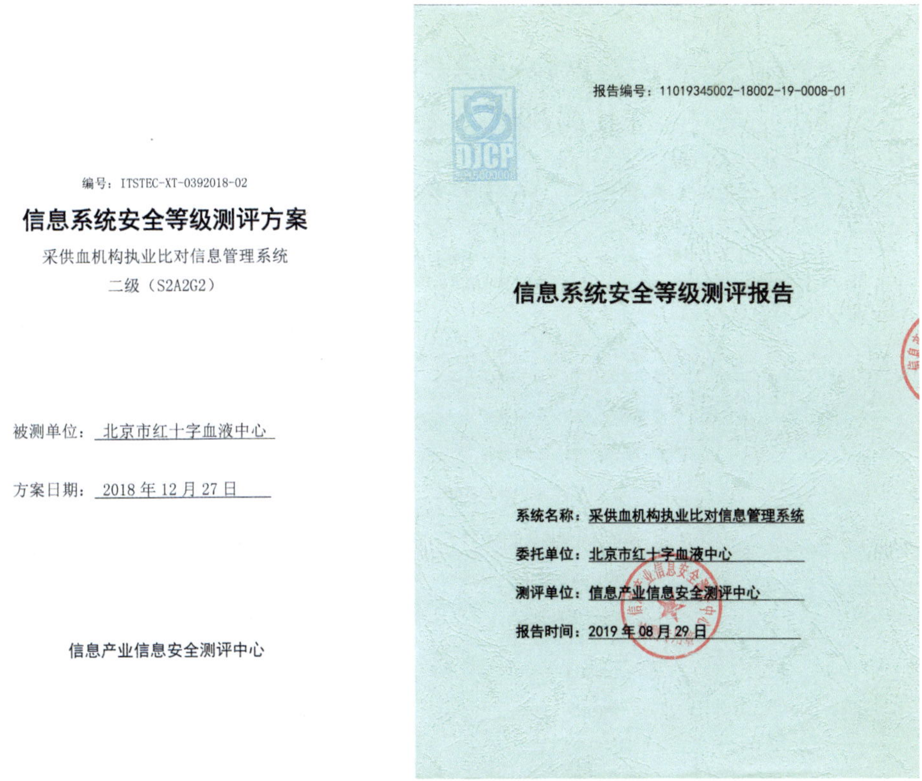

图 2-9　信息系统安全等级测评报告

2. 应用　在近十年的采供血机构执业比对信息管理系统应用过程中，该系统发挥了重要作用。首先，借鉴 APBN 的先进经验，首次构建了中国大陆地区的采供血机构执业比对信息管理系统。这一工作填补了国内在采供血领域执业比对信息化平台方面的空白，为后续执业比对数据的科学分析工作奠定了坚实的技术基础。

其次,构建采供血机构执业比对信息管理系统,通过自动化比对和校验从不同成员单位收集的执业比对数据,能够显著提高数据的准确性。这有助于减少因人为错误、不同成员单位比对人员能力水平差异和对于比对指标理解偏差而导致的分析失真,提升了执业比对的数据处理能力,提高了执业比对的数据质量,从而提升整体执业比对工作的效率和效果。通过构建该系统,建立我国大陆采供血机构执业比对工作的指标数据采集、存储、分析与分享的信息化平台,为各成员单位持续改进管理水平提供了科学的可视化数据支持,为采供血机构行政主管部门进一步科学决策提供了参考依据。

再次,采供血机构执业比对信息管理系统已经于2021年9月3日成功取得了中华人民共和国版权局计算机软件著作权登记证书(图2-10),标志着该系统已正式纳入中华人民共和国著作权法的保护范畴。这一证书的获得,不仅是对采供血机构执业比对信息管理系统在创新性与技术价值上的权威认可,而且确保了秘书处的合法权益,更是对全体比对组辛勤付出的最好反馈。它证明了我们在中国大陆采供血行业执业比对信息化领域的技术水平和创新能力。

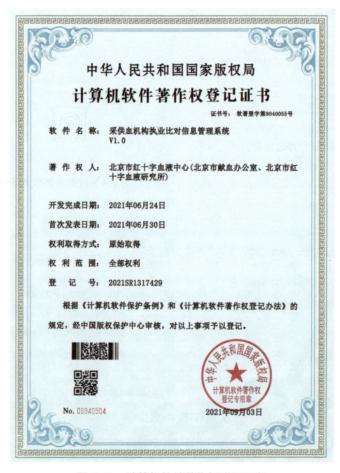

图2-10 计算机软件著作权登记证书

最后,我们深知,专利是保护执业比对工作技术成果、展示创新能力的重要手段。因此,我们将不遗余力地推进专利申请工作,以确保我国采供血机构标杆管理系统的技术成果得到充

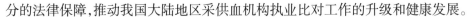

分的法律保障,推动我国大陆地区采供血机构执业比对工作的升级和健康发展。

(三) 思考与设想

在采供血机构执业比对信息管理系统的开发与应用过程中,我们清醒地认识到标杆管理体系的运行仍面临诸多挑战。

首先,成员单位应对指标约束条件、计量单位和计算公式标准充分认识和理解。避免个别极端数据失真将引发出图失真并对整体比对结果产生干扰。一方面,从技术角度来看,系统填报时对数据进行充分的预处理和清洗工作,确保数据处于预设范围内,超出此范围的数据将不被接受填报,以避免异常值对比对结果的影响。同时,对于数据位数错误的情况,系统进行相应的位数填充或位数截取操作,确保数据格式的一致性。此外,严防明显错误或不合理的数据录入系统。另一方面,从管理角度来看,各单位数据统计源和方法应与历年保持一致性,指标比对工作人员更换应充分做好交接工作。

其次,在数据填报流程中,各成员单位需首先进行本单位数据统计,再通过手工方式录入采供血机构执业比对信息管理系统中。值得注意的是,我们采用的数据计量单位应遵循国际通用标准。然而,由于成员单位众多、各单位间的信息化水平参差不齐、数据标准也不尽统一,这直接导致我们无法借助接口技术实现数据的自动提取。因此,目前,数据计算错误、人工录入错误和计量单位理解错误导致数据失真的风险不容忽视。

综上所述,采供血机构执业比对信息管理系统的开发与应用,对于提高执业比对数据准确性、优化科学决策过程、提升执业比对效率以及促进各成员单位间信息共享与交流等方面具有重要作用。随着大数据和人工智能技术的持续发展、不同规模采供血机构信息化水平的显著提升、血液信息标准更加统一规范以及采供血机构服务模式的不断拓展,执业比对工作也将逐渐从执业数据比对分析向数据自动提取、数据深度发掘转变。未来,我们将致力于持续优化和完善采供血机构执业比对信息管理系统,全面提升系统的灵活性与可扩展性,为执业比对工作深入挖掘更加丰富、科学和建设性的信息,提供有力支撑。

三、我国创建比对指标的应用

目前,我国采供血机构执业比对指标主要来源于 APBN。在执业比对实施过程中,比对组紧密结合我国采供血工作的实际情况,包括我国独特的成分血终产品质量控制抽检工作;以及针对其他 APBN 成员常规评估输血传染病涉及的献血者血液检测参数缺乏的现状,创建了符合我国国情的新指标,以更全面、准确地反映我国采供血机构的执业状况。我国创建的这些比对指标情况见表 2-5。

表 2-5　我国创建的比对指标一览表

序号	指标名称	指标说明和计算公式	单位
1	血液筛查策略	请说明贵单位是采用一遍血清学检测＋核酸检测策略还是采用两遍血清学检测＋核酸检测策略。选项:一遍血清＋核酸／两遍血清＋核酸／两者均用	无
2	血液筛查程序	请说明贵单位血清学检测和核酸检测是同步进行,还是血清学检测合格的再进行核酸检测。选项:血清＋核酸同步／先血清＋后核酸／其他	无

序号	指标名称	指标说明和计算公式	单位
3	血清学检测方法	请说明贵单位采用 ELISA 方法还是采用化学发光检测。选项：ELISA/ 化学发光 / 两者均用	无
4	核酸检测系统	请说明贵单位进行核酸检测的设备和试剂名称	无
5	核酸检测模式	请说明贵单位是采用核酸单人份检测还是采用核酸混样检测。选项：核酸单人 / 核酸混样 / 两者均用	无
6	血液筛查核酸检测结果判定规则	判定一个标本是否合格的程序	无
7	全血登记献血者献血前血液检测项目	选项：血型 / 血红蛋白 /HBsAg/HCV-Ab/HIV-Ab/ 梅毒 /ALT/ 其他	无
8	单采登记献血者献血前血液检测项目	选项：血型 / 血红蛋白 /HBsAg/HCV-Ab/HIV-Ab/ 梅毒 /ALT/Hct/ 血小板计数 / 其他	无
9	每 100 000 例登记献血者，献血前检测 HBsAg 阳性的例数	计算公式：(登记献血者 HBsAg 检测阳性例数 ÷ 登记献血者总人数）× 100 000	例数/Donations
10	血清学检测 HBsAg 的试剂名称和 CO 值灰区设置	无	无
11	每 100 000 例 HBsAg 阴性血液检测标本中 HBV DNA 检出例数中首次献血例数	无	例数/Donations
12	每 100 000 例 HBsAg 阴性血液检测标本中 HBV DNA 检出例数中重复献血例数	无	例数/Donations
13	血清学检测 HIV 抗体试剂名称和 CO 值灰区设置	无	无
14	报告周期内的每 100 000 例 HIV 抗体阴性血液检测标本中 HIV RNA 检出例数中首次献血例数	计算公式：(血清学检测 HIV 抗体阴性但核酸检测呈阳性的初次献血者的数量 ÷ 血清学检测呈阴性的献血者总数）× 100 000	例数/Donations
15	报告周期内的每 100 000 例 HIV 抗体阴性血液检测标本中 HIV RNA 检出例数中重复献血例数	计算公式：(血清学检测 HIV 抗体阴性但核酸检测呈阳性的重复献血者的数量 ÷ 血清学检测呈阴性的献血者总数）× 100 000	例数/Donations
16	血清学检测 HCV 抗体试剂名称和 CO 值灰区设置	无	无
17	报告周期内的每 100 000 例 HCV 抗体血清学检测阴性的血液检测标本中 HCV RNA 检出例数中首次献血例数	计算公式：E ÷ A × 100 000。A= 使用给定检测方法检测过的阴性献血者的总数，E= 核酸检测（NAT）仅 HCV RNA 呈阳性的初次献血者数量	例数/Donations

序号	指标名称	指标说明和计算公式	单位
18	报告周期内的每 100 000 例 HCV 抗体血清学检测阴性的血液检测标本中 HCV RNA 检出例数中重复献血例数	计算公式：E ÷ A × 100 000。A= 使用给定检测方法检测过的阴性献血者的总数,E= 核酸检测(NAT)仅 HCV RNA 呈阳性的重复献血者数量	例数 /Donations
19	报告周期内的每 100 000 例血液检测标本梅毒检出例数	计算公式:(梅毒检出例数 ÷ 血液检测标本总数)× 100 000	例数 /Donations
20	HTLV 检测数量	贵单位是否做 HTLV 检测,报告周期内检测的人份数是多少	例数 /Donations
21	其他输血传染病检测标本的总数量	分别标出不同病原体的种类和数量	例数 /Donations
22	红细胞成分血发放前辐照的百分比	计算公式:(发放前辐照的红细胞成分血数量 ÷ 红细胞成分血发放总数量)×100%	百分比 /%
23	血小板成分血发放前辐照的百分比	计算公式:(发放前辐照的血小板成分血数量 ÷ 血小板成分血发放总数量)×100%	百分比 /%
24	预约献血者比例	通过预约方式前来参加献血的人次数所占百分比。预约方式不限,分三类人群统计:单采血者,全血献血者,全体献血者 计算公式:(预约献血者人次数 ÷ 全部献血者人次数)×100%	百分比 /%
25	献血频率(400ml 全血)	计算公式:捐献 400ml 全血的总人次数 ÷ 捐献 400ml 全血的总人头数	次数 /Times
26	重复献血者平均血清转化时间	某重复献血者当次检测确证阳性的采血时间减去上次献血的采血时间,即为该重复献血者的血清转化时间;所有重复献血者血清转化时间的平均值,即为重复献血者平均血清转化时间。分三类人群统计:HBV,HCV,HIV	天数 /Days
27	完成捐献的小容量全血采集量	200、300ml 的全血采集量	单位 /U
28	完成捐献的标准容量全血采集量	400ml 全血的采集量	单位 /U
29	合格全血量	经确认可发放到临床使用的合格的全血数量(例如标记为适于发放),即入成品库的全血数量	单位 /U
30	单采血小板采集量所占百分比	单采血小板占血小板采集总数量的百分比。浓缩血小板折算为成人治疗量血小板 计算公式:(单采血小板总数量 ÷ 血小板成分血总数量)×100%	百分比 /%

续表

序号	指标名称	指标说明和计算公式	单位
31	血浆成分血发放量	每年血浆成分血的发放数量。每单位按照 200ml 计算,包括新鲜冰冻血浆、普通血浆和病原体灭活血浆,不包含外进血浆成分血	单位 /U
32	年度供血量	报告周期内供应临床所有种类的血液产品的总量。包含外进血液产品。单位折算:1 成人治疗量单采血小板 =275ml,1 成人治疗量浓缩血小板 =315ml,冷沉淀凝血因子按血袋标示量计算,如无标示量,按照本单位实际的容量进行计算。1 000 000ml=1 吨	吨 /Ton
33	每一全时工作人员全血采集量	计算公式:完成捐献的全血量 ÷ 全血采集工作全时工作人数	单位 /U
34	每一全时工作人员单采血小板采集量	计算公式:单采血小板采集总量 ÷ 单采血小板工作全时工作人数	成人治疗量 /AED
35	红细胞成分血报废率	报告周期内,不合格的红细胞成分血总单位数所占百分比 计算公式:(不合格红细胞成分血总单位数 ÷ 全血采集总单位数)× 100%	百分比 /%
36	血浆成分血报废率	报告周期内,不合格的血浆成分血总单位数所占百分比 计算公式:(不合格血浆成分血总单位数 ÷ 全血采集总单位数)× 100%	百分比 /%
37	单采血小板报废率	报告周期内,不合格的单采血小板总单位数所占百分比,所有血小板均折合为成人治疗量 计算公式:(不合格单采血小板总单位数 ÷ 单采血小板采集总单位数)× 100%	百分比 /%
38	血液检测不合格报废率(%)	报告周期内,本血站总制备单位数中检验不合格的血液(红细胞成分血 + 血浆成分血)所占百分比 计算公式:(检验不合格报废单位数 ÷ 总制备单位数)× 100%	百分比 /%
39	血液非检测不合格报废率(%)	报告周期内,本血站总制备单位数中非检验不合格的血液(红细胞成分血 + 血浆成分血)所占百分比 计算公式:(非检验不合格血液报废单位数 ÷ 总制备单位数)× 100%	百分比 /%
40	核酸检测不合格率(%)	报告周期内,本血站总检测人数中核酸检测不合格人数所占百分比 计算公式:(核酸检测不合格人数 ÷ 总检测人数)× 100%	百分比 /%

序号	指标名称	指标说明和计算公式	单位
41	室间质评错误率（%）	报告周期内，本血站室间质评结果总数中，室间质评结果错误数所占百分比 计算公式：（室间质评结果错误数 ÷ 室间质评结果总数）×100%	百分比 /%
42	悬浮红细胞的血红蛋白含量	每年抽检悬浮红细胞血红蛋白含量的平均值 ±SD，分 200、300、400ml 规格上报	克 /g
43	悬浮红细胞的血红蛋白含量检测方法和试剂	无	无
44	去白细胞悬浮红细胞的白细胞残留量	每年抽检去白细胞悬浮红细胞中白细胞残留量的平均值 ±SD，分 200、300、400ml 规格上报	$\times 10^6$ 个
45	去白细胞悬浮红细胞的白细胞残留量计数方法和试剂	无	无
46	浓缩血小板的血小板含量	每年抽检浓缩血小板的血小板计数平均值 ±SD，分 200、300、400ml 规格上报	$\times 10^{10}$ 个
47	浓缩血小板的血小板含量计数方法和试剂	无	无
48	单采血小板的血小板含量	每年抽检每袋单采血小板的血小板计数平均值 ±SD	$\times 10^{11}$ 个
49	单采血小板的血小板含量检测方法和试剂	无	无
50	新鲜冰冻血浆的Ⅷ因子含量	每年抽检每 ml 新鲜冰冻血浆的Ⅷ因子含量平均值 ±SD	国际单位 /IU
51	新鲜冰冻血浆的Ⅷ因子含量检测方法和试剂	无	无
52	采集的 O 型 Rh 阳性血数量（全血）	400ml 全血折算为 1U 统计	单位 /U
53	献血不良反应发生率	是指血肿或针刺引起的神经损伤、速发或迟发的血管迷走神经反射、血管损伤等不同程度症状和体征的献血不良反应发生例数在全部献血者人次数中所占百分比 计算公式：（献血不良反应发生例数 ÷ 报告周期内的全部献血者人次数）×100%	百分比 /%
54	血液血清学检测结果的判定规则	判定一个标本是否合格的程序	无
55	如何处理检测结果为阳性的血液	选项：外送集中处理 / 自行处理 / 其他	无
56	新鲜冰冻血浆储存前去白细胞百分比（白细胞残留量 $\leq 5 \times 10^6$）	计算公式：[去除白细胞的新鲜冰冻血浆数量（U）÷ 总的新鲜冰冻血浆数量（U）]×100%	百分比 /%

序号	指标名称	指标说明和计算公式	单位
57	冷沉淀储存前去白细胞百分比(白细胞残留量≤5×10⁶)	计算公式:[去除白细胞的冷沉淀数量(U)÷总的冷沉淀数量(U)]×100%	百分比/%
58	血液调剂调入小容量全血数量	200ml 全血折算为 0.5U,300ml 全血折算为 0.75U 统计	单位/U
59	血液调剂调入标准容量全血数量	400ml 全血折算为 1U 统计	单位/U
60	血液调剂调入小容量全血制备的红细胞成分血数量	200ml 全血制备的红细胞成分血折算为 0.5U,300ml 全血制备的红细胞成分血折算为 0.75U 统计	单位/U
61	血液调剂调入标准容量全血制备的红细胞成分血数量	400ml 全血制备的红细胞成分血折算为 1U 统计	单位/U
62	血液调剂调入单采血小板数量	无	成人治疗量/AED
63	血液调剂调入浓缩血小板数量	单位折算为成人治疗量。1 成人治疗量浓缩血小板 = 400ml 全血制备的浓缩血小板袋数 ×5 或 200ml 全血制备的浓缩血小板袋数 ×10	成人治疗量/AED
64	血液调剂调入白膜法制备的汇集浓缩血小板数量	单位折算为成人治疗量	成人治疗量/AED
65	血液调剂调入病原体灭活血浆数量	每单位按照 200ml 计算	单位/U
66	血液调剂调入新鲜冰冻血浆数量	每单位按照 200ml 计算	单位/U
67	血液调剂调入小容量全血制备的新鲜冰冻血浆数量	每单位按照 200ml 计算	单位/U
68	血液调剂调入标准容量全血制备的新鲜冰冻血浆数量	每单位按照 200ml 计算	单位/U
69	血液调剂调入单采新鲜冰冻血浆数量	每单位按照 200ml 计算	单位/U
70	血液调剂调入去冷沉淀血浆数量	每单位按照 200ml 计算	单位/U
71	血液调剂调入冷沉淀凝血因子数量	400ml 全血制备的新鲜冰冻血浆分离出的冷沉淀凝血因子为 1U	单位/U
72	采集的 O 型 Rh 阴性血数量(全血)	400ml 为一单位统计	单位/U
73	采集的 A 型 Rh 阴性血数量(全血)	400ml 为一单位统计	单位/U
74	采集的 B 型 Rh 阴性血数量(全血)	400ml 为一单位统计	单位/U

续表

序号	指标名称	指标说明和计算公式	单位
75	采集的 AB 型 Rh 阴性血数量（全血）	400ml 为一单位统计	单位 /U
76	制备生产的血液产品的种类	报告周期内供应临床的血液产品的所有种类，即成分血的种类，如悬浮红细胞、辐照红细胞、少白细胞红细胞、洗涤红细胞等	个 /Count

备注：我国采供血机构在开展国内执业比对工作时，为实现与国际采供血机构对标，计量单位采用国际标准，即 400ml 全血为 1U，400ml 全血制备的红细胞成分血为 1U，400ml 全血制备的血浆成分血为 1U，1 治疗量浓缩血小板 =400ml 全血制备的浓缩血小板袋数 ×5 或 200ml 全血制备的浓缩血小板袋数 ×10；CO 值即 Cut Off 值。

第三节　我国采供血机构执业比对工作方法

比对组严格遵循标杆管理基本原理，按照标杆管理实施的一般步骤，历经十余年实践与探索，逐步构建并完善了一套契合我国采供血机构执业比对实际需求的成熟工作方法。这套工作方法不仅涵盖了比对指标数据采集、数据汇总分析、比对结果反馈等关键环节，还通过建立科学合理的指标体系，精准锚定采供血业务全流程的核心要素，确保了比对工作的全面性、客观性和可操作性。

一、比对指标数据采集

（一）确定比对指标

APBN 每年 6—7 月发布本年度比对指标，比对组对这些指标进行梳理，筛选出符合我国国情的新指标，并对指标名称、定义、计算公式等内容进行翻译，纳入到我国新一轮执业比对指标。同时，也结合我国采供血工作实际情况，创建新的比对指标。新一轮比对指标整理完成后，比对组召开工作会议，对指标进行详细解读研讨，各成员单位可以就指标定义、计算方法等提出修改意见和建议，比对组根据反馈意见对指标进行修订和完善，最终确定我国采供血机构年度比对指标。

（二）数据采集

比对组将年度指标数据采集表通过电子邮件发送至各成员单位邮箱，启动各成员单位收集本单位相关指标数据的工作，各成员单位在规定时限内，登陆大陆采供血机构执业比对信息管理系统完成数据填报工作。并与各成员单位纸质版指标数据进行数据核对。

二、比对指标数据汇总分析

（一）汇总数据

比对组对各成员单位填报的数据进行整理汇总，对发现的异常或疑似错误数据，及时与各成员单位执业比对负责人沟通核实，确保数据的真实性和可靠性。

（二）制作数据图表

为了直观地展示指标比对结果,比对组将汇总的数据制作成可视性数据图表,如标准柱状图、堆积柱状图、旋风柱状图、标记柱状图和饼图等。数据图表有暗码和明码两种形式。暗码图表用于前期数据自查与内部沟通,保护各成员单位数据隐私;明码图表用于正式报告,促进信息共享与行业交流。

（三）核实更正数据

比对组首先生成暗码图表,并通过电子邮件发送至各成员单位邮箱,各成员单位执业比对负责人结合图表中本单位往年数据及其他成员单位数据,仔细检查本单位数据的准确性,如发现缺失或异常数据,及时与秘书处进行沟通,进行必要的核实和更正。

三、执业比对报告

（一）讨论执业比对结果

在执业比对工作会议上,分别由比对组组长负责解读本组指标比对结果,分析各成员单位的工作亮点、不足并提出改进意见。各成员单位在听取组长解读后,可就比对结果提出自己的见解和建议,进行讨论交流。

（二）撰写执业比对报告征求意见稿

比对组选取暗码指标数据图表,撰写执业比对报告征求意见稿,各成员单位在每张图表下方留白处撰写自我分析,可分析与上一年度或往年相比,指标的变化趋势,特别是识别出引起变化的原因,如政策、业务开展等;数据波动较大的年度也可给予原因分析;也可与其他血站对比,分析本单位的优势和不足,或提出下一步工作设想。

（三）对比对报告进行研讨交流,发布执业比对报告

比对组分别汇总整理成员单位反馈的自我分析,然后由组长对每个指标撰写汇总分析,形成匿名制执业比对报告。经各成员单位审阅无意见后,将匿名制执业比对报告中的暗码图表更换成明码图表,形成实名制执业比对报告,并及时发布给各成员单位,以便各单位能够更好地了解自身情况,学习优秀经验,推动采供血业务的高质量发展。

（邱 艳 英圣艳 田 甜 王东泰）

第三章

献血者管理

目前,临床治疗所用血液,主要依赖献血者,血液代用品无法完全实现血液输注的临床效果。充足的献血者群体对于整个输血链至关重要,是采供血体系的基础和核心。采供血机构对献血者进行有效管理,是最大限度地满足临床用血需求与安全的前提,是维持血液供需平衡的基础。本章将围绕采供血执业比对关于献血者管理的主要结果,总结经验,探索建立献血者良好管理服务体系的可行性。

第一节 概 述

献血者管理范畴很广泛,涉及社会学、伦理学、营销学、公共卫生学、流行病学以及临床医学等多学科领域。在遵循输血伦理和科学的原则下,献血者管理的具体任务包括:以满足临床对血液需求为目标,开展公众健康教育以提高献血意识,建立献血者数据信息库,在并在对献血者人口学数据、献血经历等信息分析的基础上,制定适宜的献血者招募、保留以及健康管理和服务体系等内容,最终维护稳定持续的献血者人群。

一、自愿无偿献血

1. 理念的产生与演变 自 1975 年 5 月世界卫生组织(World Health Organization,WHO)决议 WHA28.72 中首次提出自愿无偿献血(voluntary non-remunerated blood donation,VNRD)并敦促成员国推进 VNRD 以来,献血者管理作为采供血机构公益性事业的重要组成部分,得到了迅速发展。1991 年 11 月,WHO 在布达佩斯会议决议 Decision 34 正式给出了 VNRD 的定义,即个人自愿捐献血液、血浆或其他血液成分,不需支付现金或提供现金替代物(包括用于献血和路途之外的休息时间作为报酬的行为);但允许提供小纪念品、饮品和支付实际发生的交通费,这些属于合理范畴而非报酬。决议提倡各国要通过 VNRD 实现血液产品的安全自给自足。经各国家卫生健康系统评估表明,VNRD 能及时满足全国患者对于血液产品的需求,且患者可以公平地通过国内或其他地区(如相邻国家地区)的志愿无偿献血获得输血服务和血液产品。如果 VNRD 不能满足临床需要,就可能出现家庭替代献血甚至有偿血液买卖,将国家卫生健康体系的血液供应责任转嫁给个人,甚至可能催生隐蔽的血液买卖。而有偿献血不仅威胁血液安全,更违反了 1997 年《人权与生物医学奥维耶多公约》中关于"明确禁止通过人体及人体任何部分获得经济收益"条款,应坚决抵制。有偿献血侵蚀了本可以通过 VNRD 得以增强的社会凝聚力,还可能危及甚至逐步削弱现有的 VNRD 体系。这既无法保证持续、稳定、安全的血液供应,更会成为国家从长远培育和发展 VNBD 的障碍。

2. 我国无偿献血事业的发展历程 我国献血工作可以划分为三个阶段：1978年以前为有偿献血阶段；1978—1998年为公民义务献血阶段。在此期间，1993年10月31日颁布的《中华人民共和国红十字会法》第三章第十二条红十字会职责(二)中，首次提出"参与输血献血工作，推动无偿献血"。1998年至今为无偿献血阶段。1998年10月1日《中华人民共和国献血法》正式实施，其第二条明确规定"国家实行无偿献血制度"，这标志着我国无偿献血工作走上了法制化轨道，进入新阶段。为推动无偿献血工作持续健康发展，1999年，卫生部、中国红十字会总会和解放军总后勤部卫生部联合发布了《全国无偿献血表彰奖励办法》，并分别于2009、2014、2022年进行了三次修订，旨在持续营造无偿献血良好社会氛围，拓展无偿献血招募工作模式，鼓励更多单位和个人参与无偿献血活动。多年来，在社会各界的大力支持下，我国无偿献血工作总体呈现蓬勃发展的良好态势，献血人数从1998年的400万增加到2024年的1 600万；采血量也从1998年的500万单位(每单位200ml)增加到2024年的2 700万单位。然而，血液供应仍然面临季节性短缺、区域性失衡及结构性不平衡等问题。因此，持续提升献血者管理能力是保障血液供应能力的关键。

二、良好献血者管理

1. 献血者管理的目标 从血液供应的角度，献血者管理的目标是在非特殊情况下，积极采取所有可能的有效措施，实现持续稳定的百分百VNRD，并在此基础上，实现国家和地区的血液自给自足，达成预防血液供应短缺的目的；从血液安全的角度，献血者管理的目标是基于良好献血者管理(good donor management or practice, GDM or GDP)的良好招募(good recruitment practice, GRP)，从低风险人群招募健康的自愿无偿捐献者。

2. 国际献血者管理经验 以欧洲为例，EBA在2010年提出了GDM，出版的 *Donor Management IN Europe*, *DO-MAINE* 一书，也称DO-MAINE手册。该手册系统介绍了无偿献血者招募保留的理论、流程、方法和评价指标。GDP体系通过多部门多种方式协作，在遵循科学和伦理的原则下，依据献血次数、频率和献血状态，对献血者进行精准分类。同时，通过识别潜在献血者，建立涵盖献血者选择、招募、保留与健康管理关爱等环节的全流程管理，从而实现维持稳定、持续的定期献血者人群的目标。该手册还设置了GDP系统运行的评价指标，用于实时监测和评估采供血机构GDP的运营管理效能，保障血液资源的高效稳定供应。这些评价指标因此成为EBA各成员实施标杆管理、选择对标指标的基础之一。

3. 献血者管理绩效评价指标(performance indicators, PIs) 采供血机构在运营过程中需要对献血者管理的效果进行评价，评价主要包括两个方面：一是有效性(effectiveness)，即预定目标的达成情况；二是效益(efficiency)，即取得的成效与所付出的成本的比较。PIs也是GDP运行中常用的绩效评价方法。因此，PIs术语、定义及其统计计算方式需明确无歧义。经过验证的PIs及其数据系统可用于标杆伙伴之间的对标比对，本章指标参见表2-2。对标结果可进行趋势分析，揭示其上升或者下降的走势。献血者管理的PIs反映采供血机构的献血者管理状态，对这些指标的分析有助于采供血机构识别和借鉴同行经验，进而对自身发展战略和未来规划进行相应的调整与完善。

第二节　献血者数据库

献血者数据库通常是血液信息管理系统的一部分,包括所有登记献血者的人口统计学信息和献血经历等内容,是采供血机构血液供应保障所依赖的基础。借助数据库信息,可提炼献血人群的特点,区分不同类型的献血者,并对每一名献血者实施全生命周期管理。通过实时评估不同献血者群体的变化趋势,从而能更准确地制定每年献血者招募计划和保留策略,最终实现 GDP 精准管理目标。

一、献血者数据库建设

1. 信息采集与录入规范　献血者数据库的信息采集,应严格控制在法律法规和相关技术标准规定的范围内,除了基本的个人信息,如姓名、性别、居住地和联系方式等,还应包括献血信息,如献血次数、献血时间、献血地点、献血量、献血类型和血液检测等,以及既往献血反应等内容。信息录入应遵循准确、完整、及时的原则,确保数据的完整性,以便后续管理和分析。

2. 信息安全与隐私保护机制　严格遵守《中华人民共和国个人信息保护法》《中华人民共和国数据安全法》等法律法规,涉及献血者个人信息存储、信息系统应按照计算机信息安全等级保护二级以上标准进行建设、备案、测评和管理。采用云计算服务存储、管理献血者个人信息时,需强化对云计算服务的安全性评估和监管。按照非必要不接触原则,严格控制直接接触献血者个人信息的人员数量。对确实需要接触的人员,实行个人信息接触授权管理、定期密码强制修改等应用评估。在信息使用过程中,应对献血者个人信息脱敏处理,避免隐私信息泄露。

3. 信息更新与维护　建立实时信息更新机制,及时将献血者的最新献血记录、健康状况等信息录入数据库,对于献血者的联系方式等可能发生变化的信息,应定期进行核对和更新。定期对数据库进行备份,以防止数据丢失或损坏。同时,建立数据恢复机制,确保在意外事件发生后能够及时恢复数据。定期对数据库中的数据进行质量评估,检查数据的准确性、完整性和一致性。根据评估结果,及时发现和纠正数据中的错误和问题,持续改进数据库的质量和管理水平。

二、献血者人口统计学

人口统计学信息至少包括献血者出生日期、性别、受教育程度、职业和献血信息等,可以帮助采供血机构了解不同献血人群的年龄分布、男女比例等服务区域内献血者人口学结构基本情况,有的放矢地制定献血者招募保留策略。

1. 献血者年龄分布　为保障献血者的健康,各国和地区采供血机构对献血者年龄都有强制的法律规定。我国提倡 18 周岁至 55 周岁的健康公民自愿献血,既往无献血反应、符合健康检查要求的多次献血者,主动要求再次献血,年龄可延长至 60 周岁;韩国、日本等国家年满 16 周岁可以参加献血,美国、加拿大等国家年满 17 周岁可以参加献血。澳大利亚、新西兰献血者的年龄上限是 70 周岁,新加坡和中国香港最高年龄限制分别为 75 岁和 76 岁,印度尼西亚则没有最高年龄限制,该国年龄最大的献血者为92岁。最低和最高献血年龄的规定是影响献血人群年龄结构的重要因素,也是制定招募保留策略首要考虑的因素。献血人群中年轻献血者比例较高,意味着血液捐献具有可持续性且招募新献血者成本较低,这是采供血机构运营良好的表现。我国省级采供血机构2014—2024年全体献血者平均年龄比对结果如图3-1所示;其中,全血献血者平均年龄比对结果见图3-2a,单采血小板献血者平均年龄比对结果见图3-2b。

对标分析显示,我国献血者平均年龄中位数为30.02岁,其中单采血小板献血者平均年龄(约33岁)显著高于全血献血者(30岁)。在比较国家和地区中:中国台湾地区30岁及以下献血者人数占34.37%,中国香港地区30岁及以下献血者人数占31.86%,德国献血者以35~44岁为主。由此可见,我国献血者平均年龄明显低于这些国家和地区。在做好献血者保留和服务的前提下,这更有利于持续维护献血者人群的规模稳定。

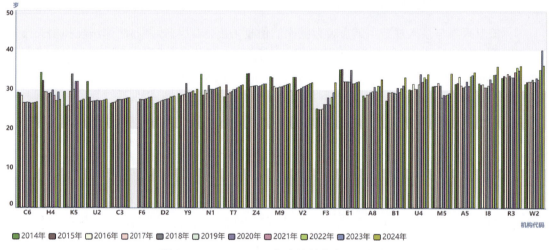

图3-1 2014—2024年全体献血者平均年龄

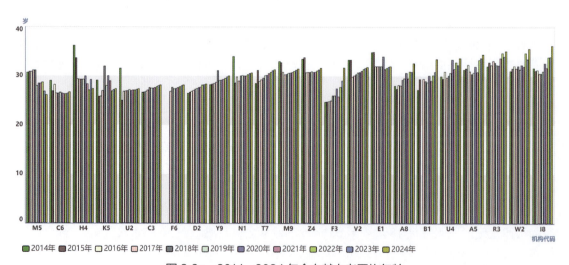

图3-2a 2014—2024年全血献血者平均年龄

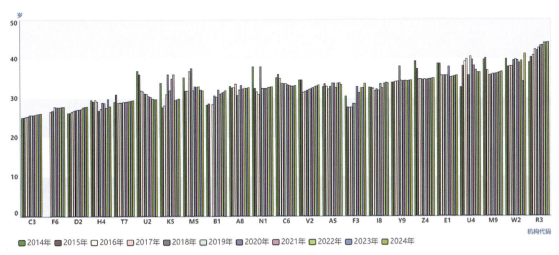

图 3-2b　2014—2024 年单采血小板献血者平均年龄

　　献血者年龄结构是制定宣传招募策略的重要依据。其中,年轻献血者的献血率(即年轻献血者参与献血的活跃程度),是反映当地年轻人献血参与度和优化年龄结构的关键指标。根据我国《献血法》,我国将 18~24 岁献血者定义为年轻献血者;而欧洲、美国和澳大利亚等国家则多将 16~24 岁定义为年轻献血者。我国省级采供血机构年轻献血者参加献血率的比对结果见图 3-3。

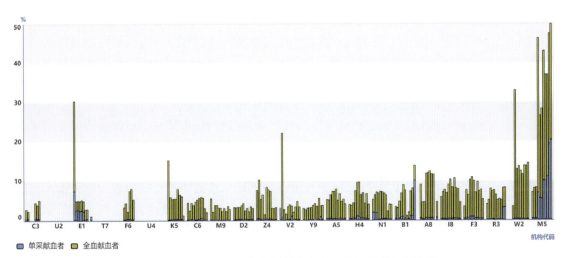

图 3-3　2014—2024 年年轻献血者(18~24 岁)参加献血率

　　18~24 岁年轻人中,目前约有 50% 集中于我国各地高校。通过配合高校开展献血宣传和招募活动,可有效提升该年龄段人群的参加献血率,并持续优化这一指标。南非于 1998 年创立了主要针对 16~25 岁人群的"25 岁俱乐部"招募项目。该项目不仅显著提高了年轻人的献血参与度,增强了公众对献血重要性的认识,项目监测还显示:其在降低 HIV 感染风险的同时提升了献血频率,成效显著,因此获得 WHO 认可并在全球推广。

　　确保血液供应可持续性的一个重要目标是鼓励年轻人群体定期献血。年轻献血者不仅身体健康状态良好,且献血生命周期更长。但随着许多国家人口老龄化,年轻人在总人口中的比例持续下降,出现了用血人口增加而献血人口减少的趋势。同时,年轻献血者也面临现实的挑战:美国"Z 世代(常指出生于 1995 年至 2010 年之间的人群)"调查数据显示,47% 的受访者有三份工作;2023 年美国 36% 的劳动者属于零工经济(即临时、灵活就业,不在全职或兼职就业的范畴内),预计到 2027 年将升至 50%。拥有多份工作及长时间投入,使年轻人和中年人越来越缺乏时间。此外,学业、工作、家庭和 / 或照顾他人的责任也可能中断献血者的献血生命周期。相比之下,50 岁以上的中老年人是一支尚未充分开发的资源。他们可能越来越多地接触到需要血液 / 血制品的亲人、朋友和熟人,这些经历可能会提升他们对献血重要性的认识,最终也会增强他们的献血意愿。献血还能让中老年人保持健康意识、寻找生活目标和建立社会联系,这些都有助于降低其发病率和死亡率。因此,加大对中老年人的献血宣传力度,将为献血者和受血者带来积极结果。鉴于近年人口结构变化趋势,许多国家调整了献血年龄上限。例如,德国早在 1996 年就将献血年龄上限从 65 岁提高到 68 岁;自 2005 年起,68 岁以上的重复献血者经医生许可可继续献血,这意味着固定献血年龄上限已被取消。尽管对"老年血液"存在顾虑,但 2012 年底德国西部红十字会血液服务中心(GRCBS-West)数据显示,68 岁以上献血者占比达 4.2%,表明他们是血液供应不可忽略的贡献者。因此,招募保留策略不应仅聚焦年轻人,中老年人群应成为献血者管理的新目标群体,以尽可能延长其献血生涯。

2. **献血者性别比例** 根据《2021 全球血液安全和可获得性现状报告》数据,全球 33% 的献血量来自女性献血者。世界各国献血者性别比例存在差异:在男性比例显著高于女性的国家,如土耳其红新月会的一项研究显示,其献血者数据库中男性占 81%,女性占 19%,值得注意的是,土耳其年轻献血者(18~24 岁)中女性比例较高,但随着年龄增长,男性比例逐渐增加并在 25~44 岁年龄段占据主导地位,这可能与该国文化和社会观念(传统上男性更被鼓励参与此类公益活动)有关。而在澳大利亚、新西兰等国,男女献血者比例较为均衡,这源于这些国家鼓励男女平等参与献血,注重献血知识普及和对献血者的关怀,从而提升了女性的献血接受度和参与度。我国省级采供血机构男性与女性全血献血者、单采血小板献血者的平均年龄比对结果分别见图 3-4a 与图 3-4b。

分析对标结果,我国男性献血者比例略高于女性,但近年来女性献血比例有所上升。全血献血者平均年龄在 27~34 岁之间,但男性献血者平均年龄高于女性献血者。单采血小板献血者平均年龄在 26~45 岁之间,平均年龄范围和均值均高于全血献血者,这与我国单采血小板多为定期献血者有关。沙特阿拉伯的一项调查显示,男性和女性献血者在献血年龄方面存在显著差异,大多数女性献血者的年龄在 18~24 岁,而大多数男性献血者的年龄在 25~44 岁。女性献血易受生理、心理、妊娠、哺乳、生育等多种因素的影响,随着年龄增长,参加无偿献血的女性人数下降,进而呈现女性平均献血者年龄较男性略低。

在许多研究中都表明,男性更愿意再次献血,并且更可能成为定期献血者。尽管女性在初次献血者中占很大比例,但在定期献血者中的比例却明显较低。女性较高的晕针风险、更频繁的献血相关反应及怀孕等因素,被认为是造成再次献血行为差异的主要性别原因。同时发现,女性献血者被延期献血的主要原因是血红蛋白水平低,占延期献血的 60%,而男性因血红蛋白水平低被拒的比例仅为 8%,血红蛋白水平低也是导致女性献血者比例低于男性的原因之一。

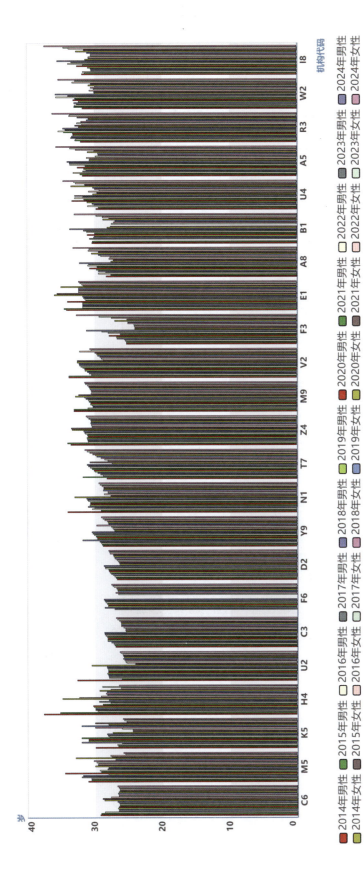

图 3-4a 2014—2024 年男性与女性全血献血者平均年龄

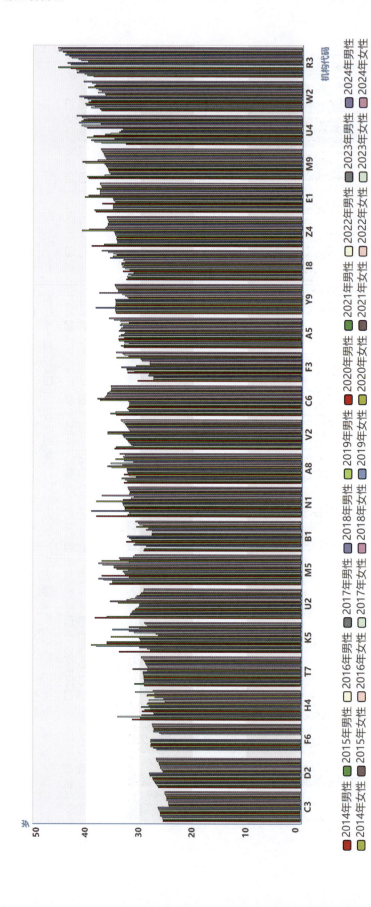

图 3-4b　2014—2024 年男性与女性单采血小板献血者平均年龄

机构代码

2014年男性　2015年男性　2016年男性　2017年男性　2018年男性　2019年男性　2020年男性　2021年男性　2022年男性　2023年男性　2024年男性
2014年女性　2015年女性　2016年女性　2017年女性　2018年女性　2019年女性　2020年女性　2021年女性　2022年女性　2023年女性　2024年女性

3. 千人口献血指标（献血人数、献血量和献血率） 献血者动员招募需综合投入多种资源,因此评价 GDP 体系除采供血能力外还需关注效率。最优化运营模式是根据临床需求制定计划性招募与采集方案,实现安全、高效、经济的血液供应。这便需引入千人口献血人数、献血量和献血率指标组。这些指标既衡量国家/地区血液供应能力与医疗资源水平,也是采供血管理中计算临床用血需求对应招募量的核心依据。

WHO 将每千居民年献血 ≥ 10 人次设为血液供应最低标准。全球献血率呈现显著差异:高收入国家(中位数 31.5)>中上等收入(16.4)>中低等收入(6.6)>低收入(5.0)。各区域也不同,欧洲(32.1)>西太平洋(16.1)>美洲(14.6)>东地中海(14.3)>东南亚(10.6)>非洲(5.4)。全球千人口献血率从 0.6 到 53.0 不等,这种差异一是当地血液需求量有差异,二是千人口献血率的定义有差异,三是当地献血人群的基数大小和变化有差异。如,美国定义的千人口献血率,指每年在每 1 000 名适龄(18~65 岁)献血者中活跃的献血人数;美国 AABB 协会定义的千人口献血率,指每 1 000 名 16~64 岁居民捐献的全血或红细胞成分血的量(单位数);欧洲的定义为,采供血机构服务范围内的每 1 000 名居民捐献的血液数量。

从欧美的千人口献血率定义可以看出,该指标主要用于计算保证临床用血需要的献血者人数(desired size of the donor base),以及制定招募保留目标,即用千人口适龄献血人数或献血量,经献血频率、延迟献血率校正,计算下一年度完成计划采血量所需的献血者数量。以欧盟为例,以达到 WHO 规定的每 1 000 名居民至少 10 人次献血为标准,在 EBA 的定义,每位活跃献血者每年的平均全血献血次数约为 2.0~2.3 次,以 1 名活跃献血者平均每年献血 2 次来计算,那么所需的献血者基数为每 1 000 名居民中有 5 名活跃献血者,即 0.5%,对一个有 2 000 万居民的国家,这意味着需要 10 万名活跃献血者。考虑不活跃献血者和人口学状况进行校正计算献血者基数,仍以欧盟为例,如果平均每 1 000 名居民约有 40 次献血,且每位活跃献血者每年平均献血 2 次,则每 1 000 名居民中需有 20 名活跃献血者,占总人口的约 2.0% 就能满足基本临床用血。考虑献血者基数中暂缓献血、流失或不活跃的献血者比例为 16.7%(约六分之一),则整个献血者基数规模应占总人口的 2.4%,若献血年龄限制为 18~65 岁,人口统计数据表明欧洲约 75%(四分之三)的总人口有资格成为献血者。这意味着在 18~65 岁的人群中,献血者基数应占 3.2%。即一个"平均欧洲"国家,拥有 2 000 万居民,其献血者基数应为 48 万人,占总人口的 2.4%,其中活跃献血者 40 万人,占 18~65 岁人口的 3.2%,平均每人每年 2 次全血献血就能基本满足临床需求。同理,根据临床需求和活跃献血者献血率,也可计算每年需要至少招募安排多少献血者献血。

我国行业标准 WS/T 203—2020《输血医学术语》定义了"千人口献血人数 = 献血人数 ÷ 常住人口数""千人口献血人次 = 献血人次 ÷ 常住人口数"和"千人口献血量 = 献血单位数 ÷ 常住人口数"三个术语。因其中没有明确献血者的年龄范围,而且用常住人口代替适龄献血人口数,故难以和国际上参数对标。也无法精确用于计算安排采血计划和计算期望的献血者基数规模,只能粗略衡量公众参与献血的程度和血站的服务能力。大陆比对组采用 APBN 的指标,即全面参与率,用于评估献血者的献血参与程度(图 3-5)。由全面参与率推算的千人口献血率,见图 3-6。

分析比对结果显示,2024 年献血者全面参与率为 1.12%~4.49%,中位数 2.66%,明显低于同样体系的 APBN 的比对结果 3%~8%。千人口献血率为 11.2。

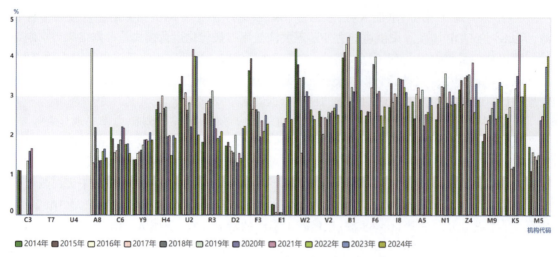

图 3-5 2014—2024 年献血者全面参与率

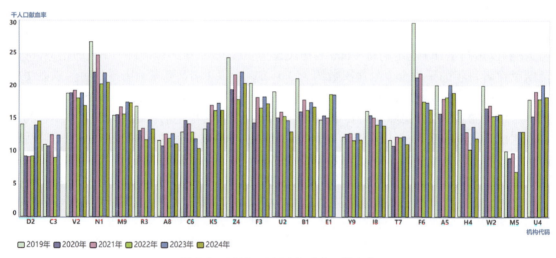

图 3-6 2019—2024 年千人口献血率

三、不同类型献血者的管理

献血者生命周期（donor life cycle）从献血者主动或经宣传招募而前往献血现场开始，到其因各种原因停止献血结束，这些原因包括主动停止、永久性健康原因或生活事件影响等。借鉴欧洲 DO-MAINE 手册经验，可根据献血次数、频率和献血行为状态等对献血者进行分类及定义（表 3-1）。以献血者生命周期管理为基础的献血者数据库，为采供血机构的献血者管理决策提供了清晰依据。

1. 初次献血者 是第一次参加献血的献血人群。吸引和保留更多的初次献血者，是增加献血者基数，加强血液供应的保障。初次献血者在献血过程中可能会遇到各种问题和困难，他们的反馈和建议对于献血服务的优化具有重要价值。通过对初次献血者的意见收集和分析，可以发现献血服务中的不足之处，及时进行改进和调整，提高献血服务的整体质量。通过提升

表 3-1　献血者分类及其定义

分类	DO-MAINE 定义	我国定义
献血者 （donor）	自愿捐献血液或血浆的人	给予全血或血液成分者。通常在未特别注明的情况下献血者指自愿无偿献血者
潜在献血者 （prospective donor）	表示愿意捐献血液或血浆但尚未登记为献血者的人	—
初次登记献血者 （newly registered donor）	已登记为献血者但尚未进行献血的人	—
初次献血者 （first time donor）	在过去 12 个月内第一次且迄今为止唯一一次献血的人	第一次参加献血的献血者
定期献血者 （regular donor）	在过去 24 个月内至少献过两次血，且最近一次献血在 12 个月内完成的人	至少献过 3 次血，且近 12 个月内献血至少 1 次的献血者
回归献血者 （returning donor）	至少献过两次血的人，且该献血者在过去 12 个月内仅献过一次血，并且其最近一次献血与倒数第二次献血之间的间隔超过 24 个月	—
流失献血者 （lapsing donor）	在过去 24 个月内至少献过一次血，但不是在过去 12 个月内献血的人	—
活跃献血者 （active donor）	指最近 1 个年度内至少献血 1 次的献血者	—
不活跃献血者 （inactive donor）	指最近 1 个年度内未献血的献血者	—
终止献血者 （stopped donor）	曾登记为献血者，已献过一次或多次血，但因任何原因已从献血者数据库中注销的人	—

备注：欧洲全血献血间隔期为男性 ≥3 个月，女性 ≥4 个月；单采血小板献血间隔期为 2~3 周。我国全血献血间隔期 ≥6 个月；单采血小板献血间隔期 ≥2 周且每年不超过 24 次。

初次献血体验和后续的关怀与管理，可以提高初次献血者对献血的认同感和满意度，促使他们成为定期献血者，促进献血者队伍的稳定与壮大。我国省级采供血机构全血和单采血小板初次献血者所占百分比的比对结果见图 3-7a、图 3-7b。

比对结果可以看出，各采供血机构间存在差别，全血初次献血者占比 41.1%~75.73%，单采血小板初次献血者占比 5.70%~63.33%，全血初次献血者比例高于单采血小板首次献血者。高度依赖于初次献血者的采供血机构，献血者招募的成本相对较高，其工作重点显然是保留献血者，可利用献血者数据库中的信息，再次动员使其成为定期献血者。

初次献血是迈向定期献血的重要一步。一项国际研究显示，献血者在初次献血时所积累的经验，对其后续的献血行为具有重要意义，初次献血后到再次献血的时间间隔是决定献血生命周期长短的一个关键因素。初次献血后 12 个月内是否再献血，会成为定期献血者的一个分水岭。一项针对美国初次献血者的研究表明，初次献血后一年内每多献一次血，成为定期献血

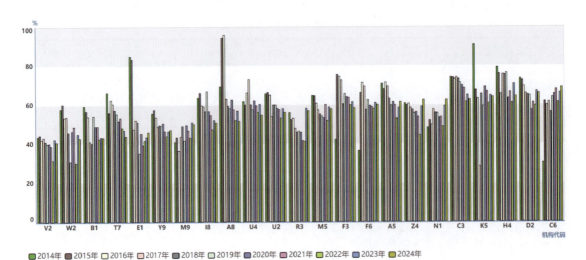

图 3-7a　2014—2024 年全血初次献血者占其全部献血者的百分比

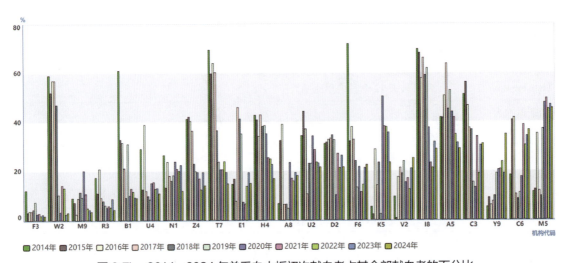

图 3-7b　2014—2024 年单采血小板初次献血者占其全部献血者的百分比

者的概率就会显著提高,而初次献血后 12 个月内未再次献血,成为定期献血者的可能性则极低。因此,通过适当的沟通,尽快促使初次献血者进行第二次献血,是献血者保留的措施之一。实践证明,通过电话等方式提醒他们参加后续献血活动非常有效,接收电话提醒的初次献血者再次献血率比未收到提醒的高出约 10 个百分点。

研究显示,初次献血者的回归模型在不同社会人口群体间存在差异。40 岁以上献血者、男性、高学历者及居住于流动献血点密集区的献血者,更可能再次献血并成为定期献血者。除上述因素外,献血者的高自我效能感及对献血者角色的强烈认同,也能预测其再次献血行为。随着献血次数增加,自我效能感与角色认同感会同步增强。因此,促进初次献血者向定期献血者转化至关重要。

2. 流失献血者　指既往曾献血,但最近 24 个月内未再次献血者。流失献血者不仅当前未献血,更可能终止其献血生命周期。流失献血者包括个人与团体献血者,且献血者流失是我国现阶段较普遍的现象,高流失率是影响血液供应的重要因素之一。虽流失献血者收到提醒后可能重返献血,但探究流失原因至关重要:可能源于末次献血时对服务质量、等候时间的不满或不悦经历,亦可能因采供血机构未再次发出邀请或组织团体献血活动。因此,跟进所有流失献血者是保留献血者的关键措施。我国省级采供血机构献血者流失率比对结果见图 3-8a、图 3-8b。

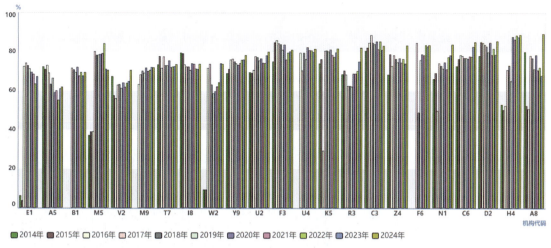

图 3-8a　2014—2024 年全血献血者流失率

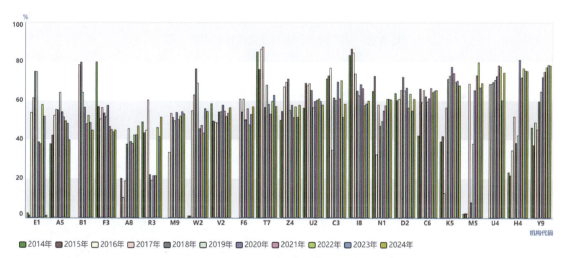

图 3-8b　2014—2024 年单采血小板献血者流失率

从全血和单采血小板流失献血者占比可见,各机构数据存在差异:全血献血者流失率
(8.42%~88.64%)普遍高于单采血小板献血者(21.34%~83.79%)。近 10 年间,部分机构流失比例呈上升趋势。

现有研究多聚焦全血献血者,健康问题、身体不适及时间冲突是常见流失原因,而深层次原因则因人口学特征、人生阶段及政策差异有所不同。丹麦的一项关于献血者的生活事件与献血者流失情况的研究表明,生育与失业事件分别提升停献风险 11% 与 16%;相反,家庭成员健康事件(输血 / 患病 / 死亡)分别降低风险 5%、7% 与 9%。德国和荷兰的研究进一步表明:

家庭构成变化、成员健康状况、社交关系及职业变动等生活事件,将持续影响个体献血行为轨迹。

需注意的是,献血意愿随人生阶段动态变化,生活事件直接驱动献血者加入或退出。流失献血者因具备献血认知与经验,若无永久禁忌或健康限制,其再献概率显著高于无献血史人群。

3. 活跃献血者　活跃献血者数量是血液供应的核心保障。理想管理目标为高定期献血者占比与低中止/流失率。管理者需基于最新分类数据强化动员措施:扩充活跃献血者规模,抑制流失及中止献血者转为终止状态。各机构活跃献血者比对结果见图 3-9a、图 3-9b。

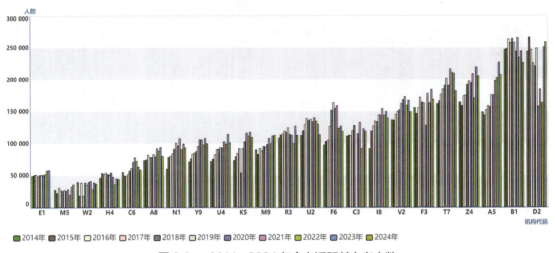

图 3-9a　2014—2024 年全血活跃献血者人数

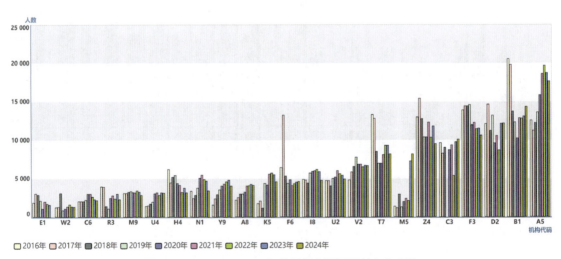

图 3-9b　2016—2024 年单采血小板活跃献血者人数

从全血和单采血小板活跃献血者人数变化可以看出,各机构间存在差异,但基本呈现逐年递增趋势。DO-MAINE 手册中数据显示,在 79% 的国家中不活跃献血者是主要的献血者类型,只有 21% 的国家中定期献血者是最大的献血者群体。根据参与研究的欧洲国家的献血者数据库,欧洲存在很大比例(44%)的不活跃献血者,但荷兰报告称 80% 的献血者是定期献血者,仅有 9% 是不活跃的献血者。现有文献表明,流失献血者中风险最大的群体是年轻献血者,26~35 岁的献血者更有可能成为流失献血者。如果我们能够通过针对这一年龄分布制定特定措施,将这些流失献血者中 5%~10% 的人转化为活跃献血者,基本就可以满足逐年递增的临床用血需求。

综上所述,初次献血者往往容易成为流失献血者,而献血习惯通常在第四次献血时才开始形成,最容易成为流失献血者的群体是年轻献血者、女性献血者,初次献血者出现诸如血管迷走神经反应和疲劳等不良事件,是导致献血者流失的重要原因。对于献血者,尤其是初次献血者,应密切关注其血管迷走神经反应、疲劳和因不良事件产生的压力,使献血者得到保护,避免从活跃献血者转变为不活跃献血者,最终成为流失献血者。土耳其红新月会的战略计划之一就是,通过将初次献血率保持在 25%~30% 的水平来维持献血者队伍的活力,并通过将定期献血率保持在 50%~60% 的水平来确保献血的持续性。

第三节　献血者招募保留与服务

VNRD 的可持续性依赖于科学高效的献血者招募与保留策略。随着人口结构变化、疾病谱演进及突发公共卫生事件的影响,国内采供血机构相关指标比对结果显示:我国献血者招募面临年轻群体参与度波动、单采血小板献血者基数增长不明确的情况。为此,针对招募措施效果的评价尤为重要。本节基于比对组相关指标分析结果,系统探讨献血者招募与保留的优化路径,在 GDM 框架下结合不同人群特点和区域特征,为提升各地区采供血机构献血者招募与保留效果提供实践依据。

一、献血者招募策略与实践

(一) 基本原则

献血者招募策略应符合 VNRD 原则。招募体系的建立应基于医学安全和人口学特征进行设计,对不同人群采取差异化策略;招募过程符合伦理要求和法律规范,强调对献血者个人意愿、隐私和文化背景的尊重,确保招募工作的社会认同性。

(二) 整合社会资源

VNRD 体现一个国家和社会的文明程度和精神文明建设的成果。有效的献血者招募必须具备公众认可的前提,这需要整合社会各方面资源,通过多种渠道,获取政府、社会和团体的理解和支持,形成协同效应,共同营造互助互利的社会风气。

1. **教育渠道**　与学校合作,将无偿献血纳入公民教育和社会实践内容,培养青少年的献血意识。高校是重要的招募基地,可通过学生组织、校园文化活动等多种形式开展招募。

2. **职场渠道**　与政府企事业单位合作,将献血纳入企业社会责任体系,鼓励员工参与,给予献血员工在职场的荣誉感。可设计适合职场人群的献血活动方案,包括参与方式、时间和地点等,方便该人群参与献血。

3. **社区渠道**　通过社区组织、居委会等基层组织将献血活动融入社区生活,社区献血因其便捷性和亲情性特点,有助于公众理解献血的目的。

4. 数字媒体渠道　利用社交媒体、移动应用等数字平台，实现精准投放和互动招募。数字渠道特别适合年轻群体的招募和教育，也是发展智慧血液的基础。

（三）献血者招募的主要种类

根据潜在献血者的特征和行为模式，应制定精准招募策略。这一需求源于献血人群的多元特点和血液供应的具体需求。比对结果显示，不同年龄段的献血者参与率和献血频次存在明显差异，全血与单采血小板等不同类型的献血也需要针对不同人群特点进行招募。同时，应急状况下的血液需求和稀有血型的特殊需求也要求采取专门的招募措施。因此，采供血机构需根据年龄特征、献血类型、应急需求和特殊血型等因素，实施分类招募，以提高血液资源获取的精准性和稳定性，确保各类临床用血需求得到满足。

1. 按年龄招募　针对不同年龄段的潜在献血者采取不同的招募方法。研究表明，18~24岁的年轻群体更容易受到社交媒体、校园活动和同伴影响的触动；25~45岁的成年群体则更关注健康管理和社会责任；45岁以上群体则可能对健康关怀和社区参与更为敏感。我国省级采供血机构全血和单采血小板初次献血者年龄构成比对结果见图3-10a、图3-10b。

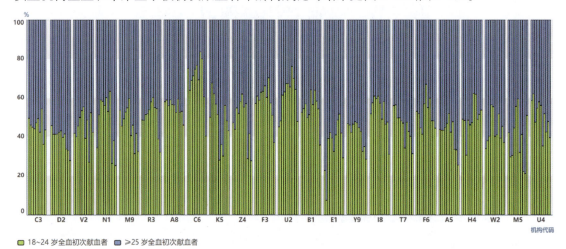

图 3-10a　2014—2024 年全血初次献血者年龄构成比

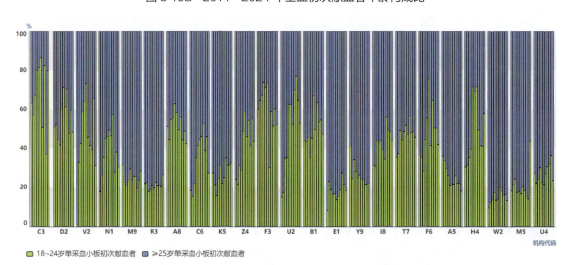

图 3-10b　2014—2024 年单采血小板初次献血者年龄构成比

从比对结果可以看出,全血18~24岁年轻献血者比例基本在40%,单采血小板献血者比例各地区波动较大。因此,各地应充分考虑各年龄段群体的特点和优势,开展精准招募。

(1)年轻献血者招募:年轻献血者具有献血生命周期长、健康状况好的潜在优势。针对这一群体的招募方法包括培育校园献血文化等策略,例如在高校开展常态化的献血知识普及和献血活动,使献血活动融入校园文化。研究表明,将献血教育融入高校社会实践课程,可显著提高学生的献血意愿和参与率;社交化模式:利用年轻人的社交特性,通过同伴影响和社交网络传播促进参与。设计具有社交属性的献血活动(如"朋友同行""爱心接力"),可增强年轻人的参与积极性;新媒体互动:运用年轻人喜爱的新媒体平台和形式开展招募,如短视频、直播、互动游戏等,这些形式更容易吸引年轻人注意力并提高招募效果。

(2)25岁以上人群招募:25岁以上的初次献血者虽然比例相对较低,但具有稳定性好、健康意识强的特点。针对该群体可重点采用以下方法:推广职场献血:将献血活动引入职场环境,通过企业内部宣传和组织吸引职业人群参与。职场献血活动应注重时间便利性和健康价值的传达;家庭献血模式:推广"家庭献血"理念,鼓励家庭成员共同参与——家庭作为社会基本单元,具有较强的内部影响力,有助于克服初次献血的心理障碍;结合健康管理:将献血与个人健康管理相结合,强调其对健康的积极意义。对25岁以上群体而言,健康价值是重要的参与动机。

2. **按献血类型招募** 全血与单采血小板招募策略应有所区别。全血招募可面向更广泛的人群,强调简便快捷;单采血小板招募则需更有针对性,强调其特殊性和对特定患者的重要意义。我国省级采供血机构全血和单采血小板初次献血者捐献血液所占百分比比对结果见图3-11a、图3-11b。

比对结果显示,全血初次献血者的贡献比例普遍在40%~70%之间,表明初次献血者是全血供应的重要来源。这强调了全血献血招募中对新献血者开发的重要性,同时也凸显了保留策略的价值,以提高回归献血率;单采血小板初次献血者贡献比例普遍低于全血初次献血者,且呈现下降趋势,说明单采血小板服务越来越依赖定期献血者。这提示在单采血小板招募中,应更加关注现有献血者的保留和献血频次的提升。综上可见,全血献血中初次献血者占比较高,而单采血小板中初次献血者比例普遍较低,再次确认了全血是初次献血者的主要选择,而

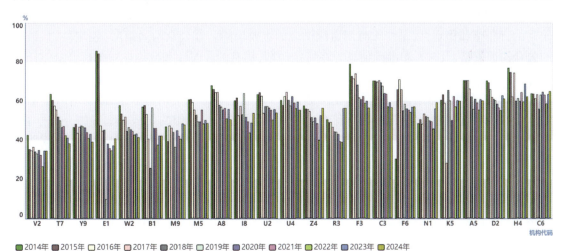

图3-11a 2014—2024年全血初次献血者捐献血液所占百分比

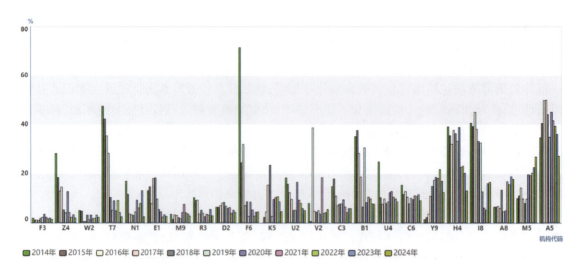

图 3-11b　2014—2024 年单采血小板初次献血者捐献血液所占百分比

单采血小板更依赖定期献血者群体。这种差异应反映在招募策略的设计中,全血招募可更多关注新献血者的开发,而单采血小板则应注重从现有全血献血者中筛选和转化。

初次献血者捐献的血液作为血液的来源之一,反映招募的效果。初次献血者常面临心理障碍:包括对疼痛的恐惧、对安全的担忧等。需采取针对性措施,如普及知识:通过多种渠道普及献血知识,澄清常见误解。准确、科学的信息是消除心理障碍的基础;利用示范效应:通过典型案例和公众人物的示范降低心理障碍——这类社会示范具有较强的说服力和影响力;提升初次献血体验:优化初次献血的全流程体验,减少不确定性因素。从环境布置、流程设计到人员服务,都应充分考虑首次献血者的心理需求。

3. **应急献血者招募**　特殊时期(如疫情期间、自然灾害后)的献血招募面临特殊挑战,需要灵活调整策略。

(1)危机管理与应急响应。包括以下几个方面。①预案建设:建立完善的献血者招募应急预案,明确责任分工和工作流程。预案应包括信息发布、资源调配、活动组织等各个环节。②定期献血者动员:建立定期献血者储备库,在紧急情况下优先动员。定期献血者通常具有较高的责任感和稳定性,是特殊时期血液供应的重要保障。③公众沟通策略:制定科学、透明的公众沟通策略,及时发布准确信息。在特殊时期,信息的及时性和准确性对维持公众信任至关重要。

(2)线上招募能力建设。①数字化招募体系:建立完善的线上招募体系,减少对线下活动的依赖。数字化招募在特殊时期具有不受地域限制、可远程操作的优势。②虚拟互动平台:开发虚拟献血教育和互动平台,保持与潜在献血者的连接。虚拟平台可提供知识普及、问题解答、预约服务等多种功能。③远程预约与评估:完善远程预约和初步评估系统,减少不必要的接触。这有助于提高特殊时期的献血效率和安全性。

4. **稀有血型献血者和定向献血者招募**　稀有血型献血者和定向献血者的招募工作具有特殊性和紧迫性,需要专门方法。

(1)稀有血型献血者管理。①稀有血型数据库建设:建立完善的稀有血型献血者信息库,记录详细联系方式和献血历史,实现精准管理。数据库应具备快速检索和自动预警功能,满足紧急调用需求。②定期联络机制:与稀有血型献血者保持定期联系,了解其健康状况和地理位置变化,确保需要时能及时联系。③宣传教育策略:加强稀有血型相关知识普及,提高公众对稀有血型重要性的认识,鼓励人们了解自身血型特点,增加稀有血型献血者的自我识别率。

(2)定向献血管理体系。①医疗机构协作网络:与医疗机构建立紧密协作关系,构建定向献血需求快速响应机制。在大型手术、特殊治疗前,提前协调定向献血安排。②家庭成员动员:针对需要亲属定向献血的患者,提供家庭成员血型筛查和健康评估服务,增加合适献血者的识别率。③应急预案优化:将稀有血型和定向献血需求纳入血液应急预案,制定专门的操作流程和资源保障措施,确保特殊情况下的血液供应安全。

二、献血者保留策略与体系构建

(一) 工作目标

献血者保留的目标是将初次献血者转化定期献血者,并尽可能延长其"献血生命周期"。保留献血者能稳定血液供应,也有助于提升血液质量,多次重复献血者更了解献血流程,能更好地配合献血工作开展。同时,保留献血者还能减少招募成本,维护现有献血者比开发新献血者成本低。从社会层面考虑,更多的重复献血者有助于弘扬公益精神,增强社会凝聚力,促进社会和谐,营造健康向上的社会氛围。

(二) 保留服务基本框架

献血者保留服务框架是指采供血机构针对已参与献血的人群,为促进其持续参与而设计的系统性服务结构。这一框架基于献血者生命周期理论构建,包含全流程服务策略、分层分类服务策略以及服务标准与质量控制三大核心组成部分,形成了一个完整的循环系统。该框架不仅关注献血者的单次服务体验,更着眼于长期互动关系的建立,通过服务过程的科学设计和体验优化,实现献血者从初次参与到成为定期献血者的转化。

1. **全流程服务策略**　基于献血者生命周期(donor life cycle)管理框架,保留服务应实施全流程策略,具体包括以下内容。

(1)献血前服务:包括便捷的预约系统、提醒服务、交通指引等,降低献血的时间和精力成本。

(2)献血过程优化:提供舒适的环境、专业的技术和温馨的服务,确保良好的献血体验。

(3)献血后跟踪:包括健康状况跟踪、感谢反馈、结果通知等,增强献血者的认同感和满足感。

2. **分层分类服务策略**　根据献血者的不同特征和行为模式,实施分层分类的服务策略。

(1)年龄特征差异:针对不同年龄段献血者的不同需求和行为特点,提供差异化服务。年轻献血者可能更看重社交体验和认同感,成年献血者则可能更关注健康价值和便利性。

(2)献血频次分层:根据献血频次的不同,提供递进式服务。频次越高的献血者,服务水平和个性化程度也应相应提高。

(3)特殊群体关爱:对稀有血型献血者、应急献血者等特殊群体提供专门服务,体现其特殊价值。

3. **服务标准与质量控制**　建立统一的保留服务标准和质量控制体系,确保服务质量的一致性和有效性。

（1）服务规范建设：制定详细的服务规范和操作流程,覆盖各环节和各类献血者。

（2）人员培训体系：建立专业的服务人员培训体系,提高服务人员的专业素质和服务能力。

（3）质量评估机制：建立科学的服务质量评估机制,包括献血者满意度调查、潜在献血者评价等方法。

（三）不同类型的献血者保留

献血者保留是确保血液供应可持续性的关键环节,良好的保留策略可显著提高献血频率和稳定性。我国省级采供血机构全血和单采血小板献血频率比对结果见图 3-12a、图 3-12b。

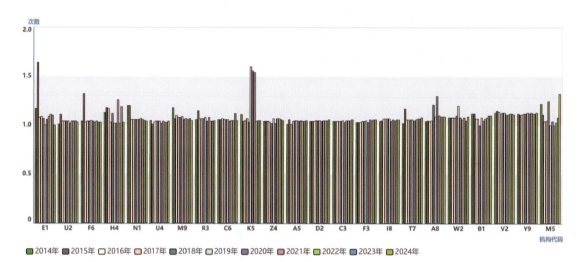

图 3-12a　2014—2024 年全血献血频率

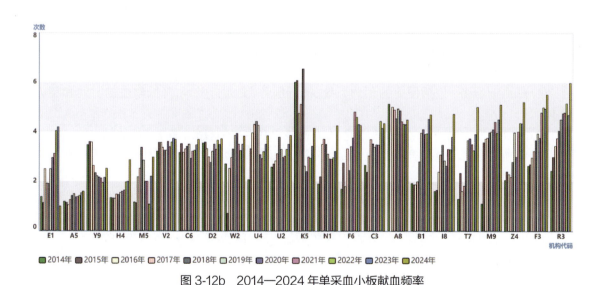

图 3-12b　2014—2024 年单采血小板献血频率

比对结果显示,全血献血频率多在 1.0~1.2 次,只有 2 家采供血机构超过 1.5 次,这与《中华人民共和国献血法》要求两次全血捐献间隔期不少于 6 个月有关。单采血小板献血频率显著高于全血,且该指标整体呈逐年递增趋势。这一现象一方面与单采血小板的献血间隔期

（2周）有关,另一方面也体现出单采血小板的献血者保留工作开展得更扎实,单采血小板的献血者以定期献血者为主。

献血者保留工作的对象是已有献血经历的献血者,所有献血者保留工作始于献血者初次献血之后,我国省级采供血机构初次献血者保留率比对结果见图3-13。

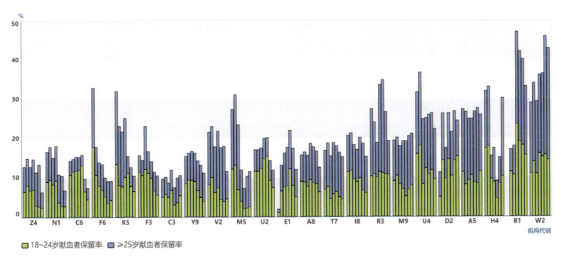

图3-13　2018—2024年初次献血者保留率

从比对结果可以看出,25岁及以上群体(蓝色部分)的保留率普遍高于18~24岁群体(绿色部分),表明年长献血者具有更高的参与率和献血忠诚度。大多数地区的总体保留率在15%~30%之间,但存在明显差异,表明保留服务的效果与地区特点和管理水平密切相关。年轻献血者保留率普遍较低,可能与其生活和工作不稳定、地理位置变动频繁等因素有关,这提示需要针对不同年龄段献血者采取差异化的保留策略。

1. 年轻献血者保留　根据良好献血者管理(GDM)目标,即"实现持续稳定的百分百VNRD",针对保留率普遍偏低的年轻献血者(18~24岁)需采取以下针对性策略。

(1)过渡期管理:年轻献血者常因学业、职业变动等生活变化而中断献血,需加强过渡期管理。①校园-职场衔接:建立学生献血者档案转接机制,实现从校园到职场的平稳过渡,这可通过献血信息系统的区域联通和专门的过渡期服务来实现。②异地献血支持:为因求学、就业等原因异地迁移的年轻献血者提供信息转接和服务衔接。跨区域的献血信息共享和服务标准统一是支持异地献血的关键。③生活节点关怀:在毕业、就业等重要生活节点,提供针对性的关怀和服务,维持献血习惯。这类关怀服务应结合年轻人生活变化的实际需求设计。

(2)社交化保留模式:利用年轻人的社交需求和社群特性,构建社交化的保留模式。①献血社群建设:建立年轻献血者社群,通过线上线下活动增强归属感。社群可以是基于学校、社区或兴趣的多种形式。②同伴影响机制:发挥同伴影响的作用,鼓励年轻献血者带动朋友参与。研究表明,同伴影响是影响年轻人行为的重要因素。③社交媒体互动:通过社交媒体保持与年轻献血者的持续互动,提供分享和展示的平台。社交媒体不仅是信息传播渠道,也是维系关系的重要工具。

(3)价值认同培育:帮助年轻献血者形成对献血价值的深度认同,是长期保留的关键。

①社会责任教育:将献血与社会责任教育相结合,强化公民意识。这可通过学校教育、社会实践等多种形式实现。②成长体验设计:设计能够促进个人成长的献血参与体验,如志愿服务、宣传教育等。这些体验有助于年轻人将献血与个人发展联系起来。③榜样示范作用:树立年轻献血者榜样,发挥示范引领作用。同龄榜样的影响力通常更强,更容易被年轻人接受和模仿。

2. 成年献血者保留 25岁及以上的成年献血者通常具有较高的稳定性,但也面临工作、家庭等方面的压力,需采取针对性策略。

(1)便利性服务优化:成年献血者常面临时间压力,便利性是保留的关键因素。①时间优化:提供弹性预约、错峰献血、快速通道等时间便利服务。时间成本是成年人参与献血的主要障碍之一。②地点便利:在工作场所、社区、商业中心等便利地点设置固定或流动献血点。地理便利性直接影响成年人的参与频率。③流程简化:优化献血流程,减少等待时间和不必要的程序。流程的简便高效对于时间宝贵的成年人尤为重要。

(2)健康认知提升:强化献血与个人健康的关联认知,增强成年献血者的参与动力。①健康监测服务:提供专业的健康监测和评估服务,使献血成为健康管理的一部分。定期献血检测可作为健康状况的参考指标。②健康知识普及:结合献血提供健康知识普及和咨询,提升健康意识。这可通过专题讲座、健康资料、专家咨询等形式实现。③健康激励机制:设计与健康相关的激励措施,如健康积分、健康服务优惠等。这类激励既符合无偿献血原则,又满足健康管理需求。

(3)家庭支持体系:家庭是成年人生活的重要组成部分,构建家庭支持体系有助于保留成年献血者。①家庭献血模式:推广家庭共同参与的献血模式,增强家庭支持。家庭成员的相互支持和影响可显著提高献血的持续性。②家庭友好服务:提供照顾儿童、家庭预约等家庭友好型服务,减少家庭负担。这类服务可降低家庭责任对献血参与的阻碍。③亲子教育活动:开展亲子献血教育活动,培养下一代的献血意识。这不仅有助于当前的献血者保留,也有助于为未来培养潜在献血者。

3. 流失献血者召回 流失献血者是献血者管理的重要对象,我国省级采供血机构全血和单采血小板献血者流失率见图3-8a、图3-8b。

(1)流失原因分析:不同原因导致的流失需采取不同的召回策略。①被动流失:因健康状况、地理位置变化等客观原因导致的流失,应提供信息更新和条件适配服务。②体验不佳:因献血体验不佳导致的流失,应着重改进服务质量并提供体验升级承诺。③意识淡漠:因献血意识淡漠导致的流失,应加强价值教育和动机激发。

(2)分类召回模式:根据流失时间和原因,采用分类召回模式。短期流失(6~12个月):通过简单提醒和便利服务召回,如短信提醒、预约服务等;中期流失(1~2年):提供再教育和激励措施,如献血知识更新、特别活动邀请等;长期流失(2年以上):实施深度沟通和价值重建,如个人访谈、专题教育等。

(3)个性化沟通策略:有效的沟通是召回流失献血者的关键。①差异化沟通内容:根据流失原因和个人特征,设计差异化的沟通内容。针对健康原因流失的,可提供健康管理建议;针对时间原因流失的,可提供便利服务信息;多渠道联系方式:综合运用电话、短信、电子邮件、社交媒体等多种渠道进行联系。不同年龄和习惯的献血者可能偏好不同的联系方式。②阶梯式跟进机制:建立阶梯式的跟进机制,根据响应情况调整召回策略。初次联系无响应的,可尝试不同渠道或内容;有兴趣但未行动的,可提供更具体的邀请和便利。

4. 定期献血者队伍建设 定期献血者(regular donor)是血液供应的核心保障,其队伍建设直接关系到血液安全的可持续性。我国省级采供血机构定期献血者数量比对结果见图 3-14。

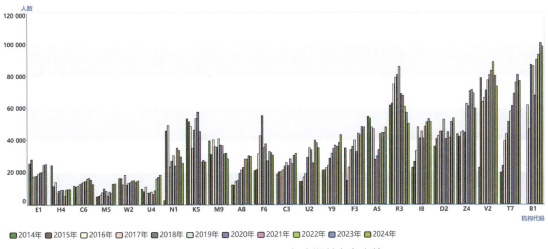

图 3-14 2014—2024 年定期献血者人数

从比对结果可以看出,定期献血者队伍规模总体呈增长趋势,特别是 2018 年后增长更为显著。不同地区的定期献血者数量存在较大差异,形成了明显的分层结构,这与地区人口基数、经济发展水平、献血文化培育程度等因素有关。定期献血者数量的增长表明我国血液服务机构在献血者队伍建设方面取得了积极成效,但地区间的不平衡发展也提示需要针对性地加强落后地区的能力建设。

(1)定期献血者培育体系:从初次献血者发展为定期献血者,需要系统的生命周期管理。根据定期献血者的定义,应在初次献血时即开始培育工作,提供后续献血的明确指引。研究表明,初次献血后的 12 个月是形成定期献血习惯的关键期。其中,第二次献血的促成尤为关键——这是形成固定献血习惯的核心节点,可通过个性化邀请、便利安排及特别关注等方式强化。同时需注重长期献血习惯培养:通过科学安排献血间隔与持续激励,帮助献血者建立规律性(如每半年一次)。固定的时间模式有助于巩固稳定的献血习惯。

(2)多层次激励体系:建立符合无偿献血原则的多层次激励体系,增强定期献血者的参与动力。①精神激励:包括荣誉表彰、社会认可、感谢反馈等精神激励措施,这类激励符合无偿献血的伦理要求,也满足献血者的社会认同需求;②健康服务:根据献血者健康管理的要求,提供个性化的健康咨询、监测和健康教育等服务,强化献血的健康价值,同时确保献血安全;③参与价值:提供参与血液安全管理、献血知识宣传等更高层次的机会,满足献血者的自我实现需求——这种深度参与有助于增强献血者的责任感和使命感。

(3)专业化管理团队:定期献血者队伍建设需要专业化的管理团队支持。①专职人员配置:配备专门负责定期献血者管理的专职人员,确保服务质量和持续性。②专业培训体系:建立管理人员的专业培训体系,提高服务能力和管理水平。培训内容应包括献血医学知识、心理学知识、沟通技巧等多方面。③绩效评估机制：建立科学的绩效评估机制，激励管理团队不断提升服务水平。评估指标应包括定期献血者数量、活跃度、满意度等多个维度。

三、献血者服务

献血者服务是建立在招募与保留策略基础上的关键环节，直接影响献血体验质量和献血者忠诚度。高质量的献血者服务不仅能提升单次献血的满意度，更能促进献血者向定期献血者转化，从而稳定血液供应。随着公众对服务质量期望的日益提高和数字化技术的发展，献血服务正从传统的被动应对模式向主动、精准、个性化方向转变。我国各采供血机构在服务理念、预约系统和智能化应用等方面已取得显著进展，但仍存在区域差异和发展不平衡的现象。

（一）意识与理念

献血者服务是保障血液安全与可持续供应的核心环节，直接关系到献血者的体验、忠诚度及血液资源的高效利用。近年来，我国无偿献血事业取得显著进展，但仍面临服务质量不均衡、资源配置效率不足、数字化转型滞后等挑战。研究发现，机构间服务质量差异显著，反映出流程设计、人员培训及资源配置的结构性矛盾。究其背后的深层因素，主要体现在以下几个方面：①资源配置不均衡，部分机构面临服务量大而资源投入相对不足的矛盾；②管理理念差异，部分机构已实施 GDM 建立"以献血者为中心"的服务理念；③服务创新能力差距，领先机构通常在服务模式创新方面走在前列，而其他机构创新动力不足或执行不到位。

（二）献血预约服务

开展献血预约工作，是提高献血服务的一个重要方面。预约献血是现代血液服务管理的重要组成部分，通过预先安排献血时间、地点和类型，实现血液需求与供应的精准对接，提高资源利用效率和献血者体验。我国省级采供血机构全体预约献血者比例比对结果见图 3-15，全血和单采血小板预约献血者比例比对结果见图 3-16a、图 3-16b。

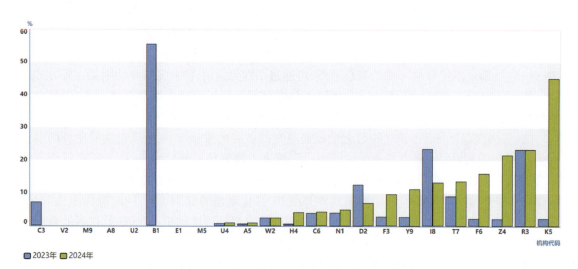

图 3-15　2023—2024 年全体预约献血者比例

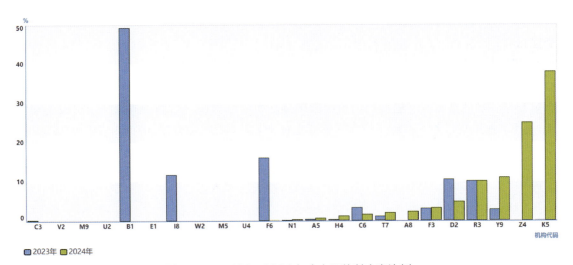

图 3-16a　2023—2024 年全血预约献血者比例

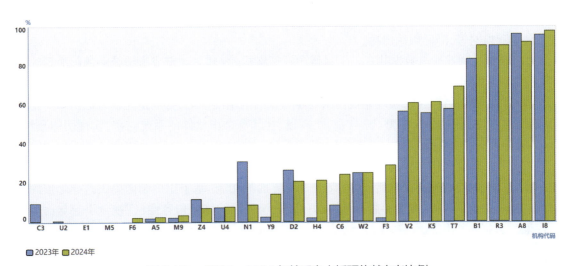

图 3-16b　2023—2024 年单采血小板预约献血者比例

比对结果显示,整体上各机构预约献血比例差异显著,呈现不均衡发展态势。部分地区采供血机构预约比例超过 50%,而大多数机构预约比例仍低于 10%,个别机构尚未开展预约服务。低预约比例地区仍依赖传统的现场招募模式,面临资源配置效率和服务体验挑战。高预约比例地区已经转向"约献为主"的服务模式,更有利于血液需求的精确管理,高预约率意味着更高的服务计划性和资源利用效率。全血预约献血服务发展相对滞后,多数机构预约比例较低,反映出全血预约服务推广面临较大挑战。单采血小板预约服务发展明显优于全血预约,多数机构预约比例较高,部分机构接近 100%,体现了单采血小板预约服务的成熟度。单采血小板高预约比例表明特定血液成分需求的精准管理已成为可能。

1. 献血预约服务的意义

(1)献血预约服务对于献血者来说可以节省时间、提升献血体验和保障健康。献血者通过线上预约平台或电话预约等方式,提前确定献血时间、献血地点、献血类型,可以避免现场长时间排队等候。预约献血可让献血者提前了解献血流程、注意事项等信息,做好充分准备,减少紧张和不安。预约献血也使献血者有时间进行健康自检,判断是否符合献血条件,如有不适合献血的情况可提前调整或咨询,确保献血安全。

(2)献血预约服务对于采供血机构来说可以优化血液采集计划、保障血液供应平稳和血液质量安全。采供血机构可根据预约情况提前预估血液采集量,合理安排采血人员、设备和物资,避免血液采集过剩或不足。预约献血可使血液采集工作更加有序,避免因集中献血或献血淡季导致的血液供应波动,实现血液采集的均衡性和稳定性,更好地满足临床用血需求。与此同时,预约献血也便于采供血机构对献血者进行前期筛选和健康教育,确保采集到的血液质量更高。

2. 预约服务优化实践

(1)多平台渠道整合。①全渠道预约生态构建:基于 GCP 原则,构建"中央引擎 + 多端口"的预约服务架构,实现移动 APP、微信公众号、小程序、网站、电话、线下各渠道的数据统一和服务一致。②差异化渠道策略:针对不同献血人群特点,优化渠道布局。如针对年轻群体强化社交媒体和移动端预约;针对中老年群体保留电话预约和线下预约服务。③场景化预约入口:将预约入口嵌入到献血者日常生活场景中,如健康管理 APP、社区服务平台、医院挂号系统、企业内网等,降低预约门槛。

(2)系统互联互通与数据共享。①区域预约网络构建:建立城市或省级统一的献血预约网络,打破机构间信息壁垒,实现预约数据互通和资源优化配置;②献血与医疗系统联动:与医院血液需求管理系统对接,实现血液需求与献血预约的精准匹配,特别是对稀有血型和特定成分的需求管理;③社会资源整合:与企业、高校、社区等合作伙伴的系统对接,实现团体预约、定点服务等高效协作模式。

(3)用户体验优化与界面设计。①一键式预约流程:简化预约流程,实现快速预约通道,减少用户操作步骤,提高预约转化率;②个性化界面与功能:基于用户画像提供差异化预约界面和功能,如老年人版、青少年版、视障友好版等,增强预约体验包容性;③视觉引导与信息透明:通过数据可视化展示各时段预约情况、等待时间预测等,引导献血者选择最优预约时段,提高系统效率。

3. 智能服务延伸

(1)预约智能化与精准管理。①智能辅助的预约调度:基于献血者数据库信息,结合先进技术优化预约时段配置,利用历史数据、天气状况、节假日特点等因素,实现各时段预约容量的动态调整,提高血液资源供需平衡的精准度;②预约分级分类:根据献血类型、血型稀缺度、献血者记录等因素,实施分级预约管理,为不同类型预约提供差异化服务窗口;③献血者画像分析:基于历史献血和预约数据,构建献血者行为模型,预测最佳联系时机和方式,提高预约响应率。

(2)预约提醒与关怀系统。①多层级提醒机制:建立预约前、预约确认、预约当天等多层级智能提醒机制,通过短信、微信、电话等多渠道发送个性化提醒;②预约情境化提示:基于天气、交通、献血点实时状况等数据,提供情境化预约建议和出行提示,减少外部因素影响;③健康提醒整合:将献血预约提醒与健康管理建议结合,如预约前饮食建议、休息提示等,提高献血质量和成功率。

(3)爽约管理与信用体系。①柔性爽约管理:区分不可抗力因素和个人原因导致的爽约,实施差异化管理策略,避免简单惩罚导致献血者流失;②预约信用体系:建立献血预约信用评分机制,将预约履约情况纳入献血者综合评价,对高信用献血者提供优先预约、快速通道等激励措施;③爽约原因分析与干预:通过数据分析识别爽约高发时段和群体特征,实施针对性预防措施,如高爽约风险时段的额外提醒、双重确认等。

(4)预约服务个性化与价值延伸。①定制化预约服务包:根据献血者偏好提供个性化预约服务组合,如优选献血环境、指定医护人员、特定时段等,提升预约吸引力;②预约附加价值:为预约献血者提供额外价值服务,如健康咨询、营养指导、专家一对一交流等,增强预约吸引力;③家庭和团体预约模式:开发适合家庭成员、同事团队共同预约的服务模式,满足社交性献血需求,提高整体预约率。

4. 预约服务的未来发展方向

(1)智慧血液服务生态构建。①预约服务与智慧城市融合:将献血预约服务纳入智慧城市建设,与公共交通、医疗健康、社区服务等系统联动,提供全方位智能服务体验;②前沿技术应用:利用先进技术建立安全、透明的预约记录和信用体系,增强系统可信度和用户信任;③开放 API 生态:开放预约服务接口,允许第三方健康平台、社区服务应用等接入预约系统,扩大服务覆盖面和影响力。

(2)精准化与个性化服务深化。①生物特征识别整合:将生物特征识别技术与预约系统整合,简化身份验证,提高预约执行效率,特别是对定期献血者;②健康数据驱动的预约优化:基于献血者健康数据和生物指标,提供个性化的最佳献血时间建议,提高献血质量和成功率;③情感计算应用:引入情感计算技术,感知和响应献血者情绪状态,提供更具共情性的预约服务和沟通。

(3)社会协同与文化培育。①预约文化培育:将预约献血作为现代公民素养的一部分,通过教育和宣传,培育"预约献血"文化,从根本上提高预约率;②社会参与机制创新:发展"预约献血公益联盟",吸引企业、社区、学校等多方参与,共同推动预约服务普及和优化;③国际经验本土化:借鉴发达国家血液服务预约管理经验,结合中国文化特点和社会发展阶段,构建具有中国特色的预约服务模式。

近年来,我国采供血机构积极推广献血预约服务,但发展程度仍然不均衡。需要进一步通过多维度、全方位的优化服务,逐步改变机构间巨大差异现状,推动我国献血预约服务精准化、智能化发展,最终实现血液资源的高效配置和献血者体验的全面提升。

(梁华钦　赵冬雁　成钢　汤戎)

第四章

血液采集管理

血液采集,是采供血"血管到血管"的起始环节,即围绕从献血者的血管采集血液所进行的系列工作。按照工作流程来说,主要包括献血者健康检查和血液采集;按照采集方式来说,分为全血采集和单采成分血(主要指"单采血小板");按照工作范围来说,包括但不限于献血场所配置、采血环境/人员/器材的准备、献血者的现场招募、献血者服务、血液暂存与交接、结束后整理等工作。血液采集管理的重点效能,不仅要聚焦过程管理,以确保献血者安全和血液安全;也要聚焦献血者服务管理,提升献血者满意度,更高效地保留和招募献血者,以采集到充足的血液;还要聚焦工作效率管理,以最佳场所、人员、器材等的配置及最优化的流程,实现血液采集工作高效率运行。中国大陆采供血机构执业比对工作组(简称"比对组")针对上述重点设置标杆指标,本章将解析指标设置与数据,为我国血液采集管理的提升提供参考依据。

第一节　血液采集基本情况及过程管理

本节将对血液采集过程管理的重点、能反映血液采集基本情况以及血液采集效率的标杆指标进行说明和分析,说明标杆指标设置的用意,分析标杆指标数据,为进一步强化血液采集过程管理、提升血液采集量、确保献血者安全和血液安全提供参考依据。

一、血液采集基本情况

《全国血站服务体系建设发展规划(2021—2025 年)》中提到,截至"十三五"末,体系完善、管理科学、服务规范、保障有力的全国血站服务体系基本形成,我国血液供应保障能力迈上新台阶,无偿献血总量、献血人次数、血液安全水平位居全球前列。但是,与医疗卫生服务体系高质量发展的要求和人民群众对高水平血液安全供应需求相比,我国血液安全供应能力仍需提高,突出的问题之一就是无偿献血采集供应数量仍有待提升,规划提出的关键规划指标就有"无偿献血血液采集量"。比对组设置了献血者数量、采集量等相关标杆指标,直观反映血站血液采集基本情况,为各血站实现规划目标提供数据参考和鞭策动力。因全血和单采血小板的血量计量单位不同,分别为"ml"和"治疗量",合并计算不便,比对组未设置两者总体采集量指标,而是分别设置两者采集量指标。因全血和单采血小板献血方式不同,献血者的献血行为模式也有较大不同,分开计算后的分析更利于参考和指导,比对组分别设置两者前来参加献血的人数、成功献血人次数等相关指标。以上按全血和单采血小板献血方式分开设置的指标将在本章第二节和第三节分别予以说明和分析。

（一）献血人数

1. 管理目标　统计分析献血人数数据,制定策略吸引和招募更多的献血者,从而采集更多血液,满足供血区域内的临床用血需求,或努力达成国家规划目标。例如 2021 年发布的《全国血站服务体系建设发展规划(2021—2025 年)》,其规划目标之一为"2025 年全国无偿献血血液采集量预期指标值较 2020 年增长 21.4%"。

2. 指标情况　比对组设置"前来参加献血的人数"标杆指标,其定义是报告年度内,前来献血的人次数或登记人次数。这可以是系统中记录的献血者到场人次数、登记人次数、"采血单"或"献血者健康征询问卷(DHQ)"的数量。需要注意的是,未在计算机系统内登记便离开的人员不计算在内。为更完善地分析献血人群,将该指标分解为"前来参加献血的人数(全部)""前来参加献血的人数(全血)"及"前来参加献血的人数(单采血小板)"三个标杆指标。2014—2024 年比对组 23 家血液中心成员单位前来参加献血的人数(全部)范围为 3.2 万 ~ 37.3 万不等(图 4-1)。这一差异表明,即使同为我国的血液中心,其采供血规模也存在较大差别,有些成员单位服务区域人口基数庞大且医疗卫生资源较为集中,承担了本区域、周围省份甚至全国范围前来就医人群的临床用血,而有些成员单位服务区域人口基数相对较少且医疗卫生资源相对不集中。这种差异不仅反映了我国采供血机构在服务范围的多样性,也凸显了我国不同地区和城市在医疗卫生资源配置、人口分布以及医疗服务需求方面的复杂性。统计的 23 家血液中心,除 2 家未上报 2024 年数据外,其余 21 家中,7 家 2024 年数据值低于 2020 年数据值,14 家 2024 年数据值高于 2020 年数据值。2 家未上报 2024 数据的血液中心,其2023 年数据值均高于 2020 年数据值。

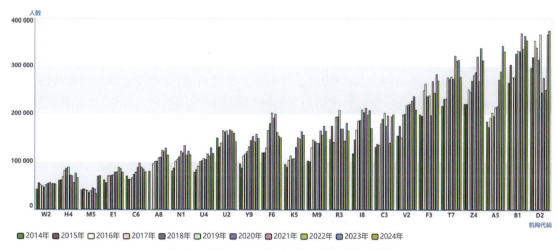

图 4-1　2014—2024 年前来参加献血总人数

3. 指标应用思考　献血人数可以直观反映该地区血液保障能力,献血人数维持稳定高值,表明该地区有稳定而有效的献血人群,具备较强血液保障能力。此外,献血人数也可以反映公众对献血的认可和参与程度,还能在一定程度上反映该地区健康人群的基数。持续多年对献血人数进行统计和分析,可以预测血液供需趋势,评估血液供应能力,制定献血者招募策略。

（二）合格献血情况

1. 管理要求　强化献血前血液检测(也称"初筛")的管理,合理制定检测策略,筛查不合格献血者,使初筛合格者献血。

2. 指标情况　比对组设置"合格献血者人数"标杆指标,其定义是初筛合格献血者人次数,为更完善地分析献血人群,将该指标分解为"合格献血者人数(全部)""合格献血者人数(全血)"及"合格献血者人数(单采血小板)"三个标杆指标。2016—2024 年比对组 23 家血液中心成员单位合格献血者人数(全部)范围为 2.7 万~33.5 万不等(图 4-2),其数据与"前来参加献血总人数"走势基本一致,其差值为健康征询、一般健康检查及初筛不合格的献血者人次数。

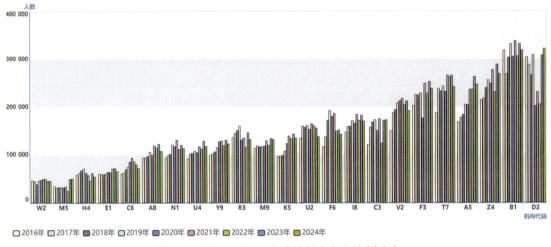

图 4-2　2016—2024 年合格献血者人数(全部)

3. 指标应用思考　该指标数据的值介于前来参加献血总人数以及成功献血的献血者数量之间。与前者相比,其数据差值即健康征询、一般健康检查及初筛不合格献血者人次数,结合前者分析,可了解健康征询、一般健康检查及初筛不合格情况,针对性地制定招募策略。与后者相比,其数据差值即在采血过程中因各种情况致献血失败的献血人次数,如穿刺失败、献血不良反应致采血中断等。结合后者可以对采血过程导致献血失败的情况进行分析,针对这些情况制定措施予以改进,减少因采血过程异常导致献血失败的情况。

二、献血场所配置

我国卫生行业标准《献血场所配置标准》中规定了献血场所配置的基本要求,明确献血场所是为献血者提供健康检查和血液采集等献血服务的场所,包括固定献血场所、移动献血场所和临时献血场所。该标准对不同年献血人次的血站应设置献血场所的数量、献血场所选址、献血场所布局以及人员数量、设施、设备和器具种类、物料种类做出要求。

对此,比对组设置了重点标杆指标"献血场所数量""移动献血车单采血小板献血者人次数""各类献血场所采集全血所占百分比"。"献血场所数量"呼应了《献血场所配置标准》中对不同年献血人次的血站应设置献血场所的数量要求,该标杆指标一定程度上反映了血站献血网点建设成效,而献血场所数量多少,设置地点是否交通便利、人流量大和方便献血者,直接影响献血者的献血意愿和行为。此外,固定、移动和临时三种类型献血场所分别便利不同的献血人群,具有互补作用。例如近年来利用移动献血车采集单采血小板已在全国开始应用,血站可以将流动的献血车开进高校、企业、社区、乡镇等地,很大程度上方便了单采成分献血者,也有效扩大了单采成分献血的服务范围。血站通过"移动献血车单采血小板献血者人次数"这个标杆指标,可以了解全国同行使用移动献血车采集单采血小板的情况,尚未开展该业务的血站可以以此数据为参考,结合自身实际情况作出相应业务决策。血站还可以通过"各类献血点采集全血所占百分比"这个标杆指标,分析得到本单位和全国同行各类献血场所所发挥的血液采集效能,为本单位的献血场所布局提供参考依据,以提升血液采集效能。

(一) 献血场所数量

1. 管理要求 血站住所内应至少设置 1 个献血场所。年献血 1 万人次以下的,应设置 2~3 个献血场所,其中应至少有 1 个献血屋;年献血 1 万~4 万人次的,应设置 4~5 个献血场所,其中应至少有 1 个献血屋;年献血 4 万~8 万人次的,应设置 6~7 个献血场所,其中应至少有 3 个献血屋;年献血 8 万~12 万人次的,应设置 8~12 个献血场所,其中应至少有 6 个献血屋;年献血 12 万人次以上的,每增加 1 万~2 万人次,应增设 1~2 个献血场所,其中应至少增设 1 个献血屋。各县(市、区)应至少设置 1 个献血场所。以上数量不含临时献血场所数量。

2. 指标情况 比对组设置"献血场所数量"标杆指标。其中,固定献血点对应固定献血场所,即血站住所内的献血场所和血站住所以外的固定献血屋,半固定点对应半固定的献血房车和献血方舱等。2022—2024 年比对组 23 家血液中心成员单位献血场所数量范围主要在 20~40 个之间(图 4-3)。2024 年,献血场所数量 7 家在 20 个以内,10 家在 20~40 个之间,有 6 家超过 40 个。2022—2024 年,多数血站的献血场所数量呈现增长态势,有 15 家血液中心增加,4 家持平,但也有 4 家下降。

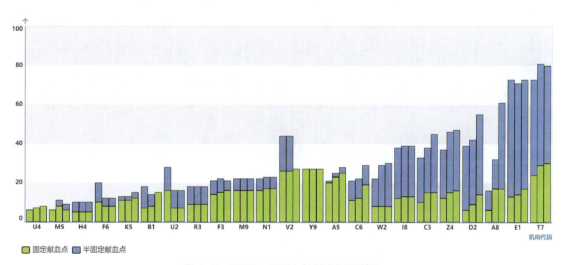

图 4-3 2022—2024 年献血场所数量

3. 指标应用思考 血站应科学合理地进行献血网点建设,根据所在地区实际情况进行网点布局,配置适宜数量和类型的献血场所,尽可能扩大献血服务范围,同时兼顾血液采集效率,不断提升献血服务质量,提升献血者满意度。近年来,多个血站提出了构建"半小时便民献血圈"的理念并付诸实践,争取各级政府及相关部门的支持,新设置或翻新各种类型献血场所,方便市民、学生等各类人群就近献血,更好地为人民群众的健康保驾护航。

(二) 不同类型献血场所采集情况

1. 管理要求

(1) 献血场所(也称"献血点")的面积应满足献血服务需求,其中固定献血场所还应满足以下要求:①日均献全血人数在 20 人以下的,应设置 1~2 个采血位,面积应在 40m² 以上;②日均献全血人数在 20~60 人的,应设置 3~4 个采血位,面积应在 60m² 以上;③日均献全血人数在 60 人以上的,应设置 4 个以上采血位,面积应在 90m² 以上。开展单采成分血的献血场所,在以上基础上按每台血细胞分离机 5m² 相应增加面积。

(2) 献血场所应配备符合相应岗位执业资格的医务人员,人员数量符合以下要求:①日均献全血人数在 20 人以下的,应配备医务人员不少于 2 人;②日均献全血人数在 20~60 人的,应配备医务人员 3~6 人;③日均献全血人数在 60 人以上的,应配备医务人员 6 人以上。开展单采成分血的献血场所,在以上基础上按每 2 台血细胞分离机至少增配 1 名医务人员。

2. 指标情况

比对组设置"各类献血点采集全血所占百分比"标杆指标,2014—2024 年比对组 23 家血液中心成员单位各类献血点采集全血占比差异较大(图 4-4)。从指标数据看,多数血液中心采集全血是以固定献血点(血站住所以内的献血场所和血站住所以外的固定献血屋)和半固定献血点(献血房车、献血方舱等)为主,流动献血点(移动献血车)为辅。23 家血液中心有 13 家固定献血点和半固定献血点采集全血血量超过 50%,有 10 家血液中心流动献血点采集全血血量超过 50%。

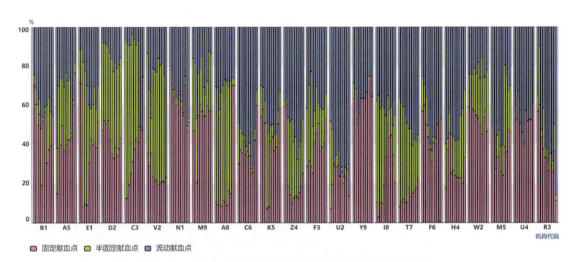

图 4-4　2014—2024 年各类献血点采集全血所占百分比

3. 指标应用思考

固定、半固定及移动这三种类型的献血场所都是不可或缺的,它们各有优势。固定献血场所位置不变,通常空间较大,环境更加稳定和舒适,更易招募和保留有固定生活模式的献血者,但对于距离较远的献血者,往返路程造成的时间成本较大,是献血不便利的重要因素。半固定献血场所相对灵活、可塑性强,可根据场地特点调整适应后落地,在闹市区也较固定献血场所更易通过审批。但相比固定献血场所,半固定献血场所通常空间受限,献血场所内的环境易受外界影响,水电及网络等设施使用也可能受到一定限制。移动献血场所是三种类型中最灵活,但空间、环境、设施设备使用也最为受限,通常指移动献血车。移动献血车可以深入高校、企业、社区及乡镇,为献血团体及不便去固定献血场所献血的献血者提供便利;同时,它也是无偿献血的移动宣传载体,对宣传和招募有着极其重要的作用。综上,固定献血场所在稳定性、环境舒适度上有优势,适合在高人流量地点长期驻扎,招募和保留附近范围内的定期献血者;移动献血场所灵活,服务范围广,尤其适合临时或特定区域及偏远地区,虽舒适度不高但适应性强;半固定献血场所优缺点则介于以上两者之间。血站应分析自身采供血范围内区域的人流特点,结合近年来三种类型献血场所采集全血的数据特点,进行献血网点布局,设置不同类型的献血场所,以提升血液采集效率。

（三）移动献血车采集单采血小板

1. 管理要求　开展移动献血车采集单采血小板工作前,宜进行需求和可行性分析,根据实际情况确定是否开展该项工作。移动献血车应具备舒适的空间环境,除常规采血车配置的设施器材外,还应配置如血细胞分离机、血小板保存箱、血细胞分析仪、一次性单采采集管路等单采采集必备的器材。移动献血车配备人员应具备较强单采采集技术能力和水平,尤其是应急处置能力。做好供电电源管理,确保电力充足。宜进行采集前预约,可通过网络、电话等方式实现预约,按需精准采集。

2. 指标情况　比对组设置"移动献血车单采血小板献血者人次数"标杆指标,2019—2024 年,比对组 23 家血液中心成员单位使用移动献血车采集单采血小板的献血人次数为 0~2 500 人(图 4-5)。从指标数据看,全国开展移动献血车采集单采血小板工作的血液中心仅 3 家,且只有 1 家采集达到一定的规模,其 2019—2024 年的采集人次数,低值近 500 人次、高值近 2 500 人次,其余 2 家年采集人次数均未超过 250 人次,甚至有 1 家 2019 年开展该项工作后,2020 年起就停止了。由此可见,移动献血车采集单采血小板工作尚未在全国形成规模。

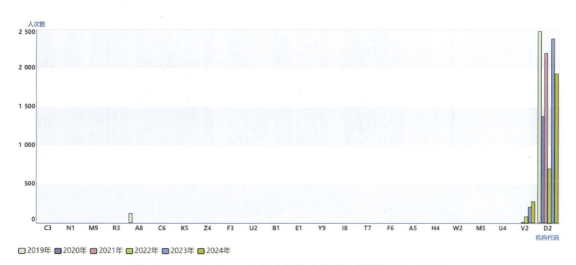

图 4-5　2019—2024 年移动献血车单采血小板献血者人次数

3. 指标应用思考　相比固定献血场所,使用移动献血车采集单采血小板具有一些优势。例如减少献血者往返路程时间,方便其就近捐献;宣传更加便利,可进入高校、企业、社区、乡镇等地对特定人群开展针对性的宣传,提升宣传效应;更易招募到固定时期捐献的固定单采成分献血者。因此,尚未开展该项工作的血站可积极探索,向已开展该项工作的血站取经,结合自身情况,制定适宜的策略。

三、采血器材管理

采血器材是指为血液采集所配备的设备和物料,目前设备的管理效能主要体现为满足血站业务工作的需要,确保日常的正常运行,以及发生故障有应急措施。物料的管理效能主要体现在质量符合国家相关标准、不得对献血者健康和血液质量产生不良影响,数量充足且先进先出。血站通过采血器材管理可以实现以上管理效能,例如部分血站选择带分流袋血袋采集全血,能有效降低血液细菌污染风险(详见第九章第三节的内容),对于留取血液检测标本也更加便利。采血护士将标本管插入分流袋中带针头的留样管内即可使留样袋内血液自动注入标本管,既提高了标本留取的效率,又减少了采血护士被针刺的职业暴露风险。对此,比对组选择了"使用带分流袋血袋采集全血的百分比"这个标杆指标。

1. 管理要求 宜采用带分流袋血袋。

2. 指标情况 设置"使用带分流袋血袋采集全血的百分比"标杆指标,2014—2024 年比对组 23 家血液中心成员单位多数已使用带分流袋血袋采集全血(图 4-6)。从指标数据看,统计的 23 家血液中心有 15 家连续 5 年以上使用带分流袋血袋采集全血,但 2024 年仍有 8 家未使用带分流袋血袋采集全血,其中 3 家 2014—2024 年从未使用带分流袋血袋采集全血。

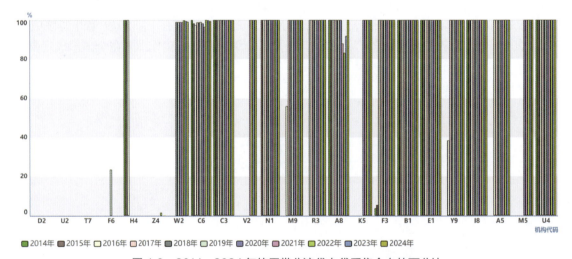

图 4-6 2014—2024 年使用带分流袋血袋采集全血的百分比

3. 指标应用思考 很多血液中心高度重视未使用带分流袋血袋可能引发的血液质量和职业暴露风险,从而采用带分流袋血袋采集全血。当然,血站也可以通过强化静脉穿刺前的消毒减少未使用带分流袋血袋可能引发的血液质量风险,从而也能保证血液质量安全。目前,很多血站对采血器材的关注已不限于关注是否影响献血者和血液质量安全方面了,采血器材能否给献血者带来良好体验感、给采血工作人员带来工作效率提升和差错风险降低等方面也越来越受重视。例如采血针,有的弹簧弹射机构和特殊几何形状针尖(如三菱状)以减少穿刺阻力,使接触时间仅 0.3s,能显著降低痛感;有的配备保护套或自动回缩机制,防止针刺伤和交叉感染,提升了安全性。例如智能辅助采血设备,有的实现了在终端上支持人脸识别、身份证读取及体温测量,结合区块链技术实现数据加密存储,既降低人工录入错误风险,又带给献血者新鲜的体验；有的配备针头自动热封和废弃功能，减少护士针刺伤风险；甚至应用机器人采血技术的设备，已实现静脉自动定位，通过成像设备（红外相机、超声探头）识别血管深度，结合机械臂精准穿刺，解决人工采血效率低、血管定位难的问题。对此，横向比对研究将来也可以设置一些能反映以上情况的标杆指标，为提升采血工作人员采血效率和献血者满意度提供参考。

四、献血者延期管理

献血者延期是指对不符合献血要求的献血者采取暂缓或永久性延迟献血的措施。在被判定延期的献血者中，某些献血者不需要采取特殊措施只需延期原因消失后就可以再次献血（如间隔期未到和体重不合格等）；而某些献血者需要经过一定的医学程序后才能判断能否再次献血。

比对组设置了"全部献血者延迟献血率""全血献血者延迟献血率"及"单采血小板献血者延迟献血率"三个标杆指标，期望各血站通过数据比较自身和同行之间的差距，为血站制定献血者延期管理策略提供参考。

1. 管理要求　应按照《献血者健康检查要求》（GB 18467—2011）履行告知义务获取献血者的知情同意，对献血者进行献血间隔核查、健康征询、一般检查以及献血前血液检测，作出暂缓或永久性延迟献血的专业判断，准确反馈献血者，必要时作出健康指导。组织团体献血前应做好健康宣教，有针对性告知注意事项，以减少延迟献血情况。

2. 指标情况　比对组设置"全部献血者延迟献血率""全血献血者延迟献血率"及"单采血小板献血者延迟献血率"标杆指标，2014—2024 年，比对组有上报统计数据的 22 家血液中心成员单位献血者延迟献血率为 2%~38%（图 4-7~ 图 4-9）。从指标数据看，延迟献血率波动范围较大，多数血液中心数据在 10%~20% 之间，只有 1 家每年数据均低于 10%，5 家个别年份数据达到 20% 及以上，1 家在 2014 年数据超出了 30%。

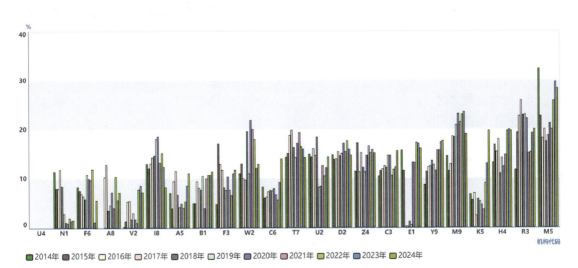

图 4-7　2014—2024 年全部献血者延迟献血率

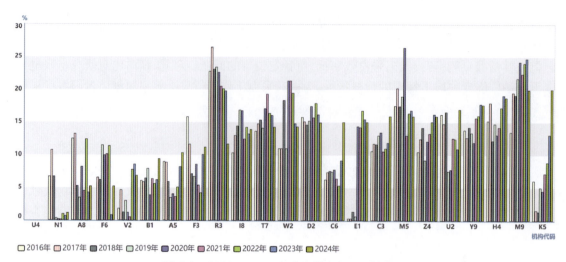

图 4-8　2016—2024 年全血献血者延迟献血率

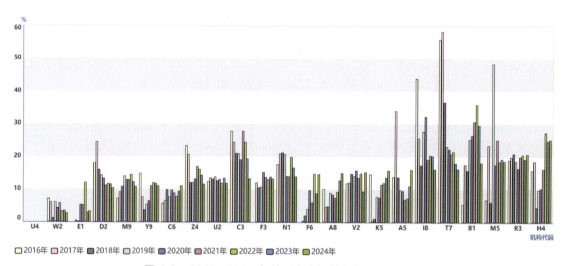

图 4-9　2016—2024 年单采血小板献血者延迟献血率

3. 指标应用思考

(1) 延迟献血的原因

1) 献血间隔期不足:指全血献血间隔不满 6 个月、单采血小板献血间隔不满 2 周、单采血小板献血后拟献全血间隔不满 4 周、全血献血后拟献单采血小板间隔不满 3 个月。

2) 献血者健康征询:献血者有《献血者健康检查要求》(GB 18467—2011) 中暂不能献血的情况。

3) 献血者一般检查:体重、血压、脉搏、体温或一般健康状况不合格,且经工作人员专业判断不合格状况有可能转为合格状况。

4) 献血前血液检测:非经血传播传染病病原体检测项目,如血红蛋白、红细胞比容、采前血小板计数检测结果不合格,或血站设置的其他检测项目结果不合格,如谷丙转氨酶、乳糜血检测等。

5)献血者健康征询：献血者有《献血者健康检查要求》（GB 18467—2011）中不能献血的情况。

6)献血者一般检查：血压、脉搏或一般健康状况不合格,且经工作人员专业判断不合格状况不太可能转为合格状况。

7)献血前血液检测：血站设置的一些经血传播传染病病原体检测项目结果不合格,如乙型肝炎病毒表面抗原、梅毒螺旋体抗体、人类免疫缺陷病毒抗体等胶体金法检测结果不合格。

8)采血过程异常情况：如因穿刺失败、设备物料异常、出现献血不良反应导致采集失败、献血者延迟献血。

(2)延迟献血的处理措施

1)献血间隔期不足：告知献血者满间隔期后再来捐献,并可提供间隔期满提醒的服务。

2)献血者健康征询暂不能献血：告知献血者待暂不能献血的情况解除后可以献血,工作人员须具备专业知识和能力,为献血者提供专业的告知和解释。

3)献血者一般检查：体重、体温不合格,告知献血者待合格后可以献血。血压、脉搏或一般健康状况不合格,经工作人员专业判断并未有器质性病变,可予以献血者健康指导,告知献血者待不合格情况消失后献血。

4)献血前血液检测非经血传播传染病病原体项目不合格,如血红蛋白、红细胞比容、采前血小板计数、谷丙转氨酶或乳糜血检测结果不合格,予以献血者健康指导,告知献血者待项目指标合格后献血。

5)献血者健康征询不能献血：解释并告知献血者永久延迟献血。

6)献血者一般检查：血压、脉搏或一般健康状况不合格,且经工作人员专业判断已有器质性病变,解释并告知献血者永久延迟献血。

7)献血前血液检测经血传播传染病病原体项目不合格,解释并告知献血者经筛查该项目结果呈反应性,但血站并非医疗机构,不能对此作出诊断,建议献血者前往正规医疗机构检测,如果诊断疾病须永久延迟献血。

8)采血过程异常情况：因血站一方原因导致采集失败,应首先向献血者诚挚致歉,解释原因,做好针眼护理和服务后方可让献血者离开。因献血者一方原因如献血者心理紧张而发生献血不良反应导致采集失败,应安抚献血者消除其不安情绪,并进行相应处理,待献血者状态良好后方可允许献血者离开。在献血者离开前可以征求其延迟献血意愿,引导和鼓励其延迟献血。

(3)降低献血者延迟献血率的措施

1)加强献血前健康宣教：通过针对性宣传,告知公众献血前需避免饮酒、高脂饮食、熬夜等行为,减少因谷丙转氨酶升高、乳糜血导致的延迟献血。通过健康宣教引导公众实行健康生活方式,维护公众的健康,减少因不健康导致的延迟献血。

2)强化献血前的献血者沟通与评估：通过充分的沟通交流,告知其献血流程及注意事项,引导献血者配合采血;询问献血者饮食、近日休息等有无异常,提前排查因低血糖、疲惫等引发献血不良反应的可能性;观察献血者面部表情和肢体语言,如发现紧张、害怕甚至恐惧的情绪,应进行安抚工作,待献血者消除思想顾虑,充分放松后再开始采血准备。

3)提升工作人员专业技能和服务能力：强化培训,提升工作人员对设备故障、物料不合格的排查能力,训练采血人员"一针见血"的静脉穿刺技术,培养采血人员与献血者的沟通交流能力。通过以上措施减少因采血过程异常导致的延迟献血。

（4）延迟献血的献血者再招募：延迟献血的献血者再次被招募献血成功的可能性非常高，因为他们前期已有献血意愿，只是因各种原因延迟献血。因此，应重视对他们的献血再招募工作，其核心是制定有效的招募策略，重建献血者参与意愿。

1）精准分类维护：可建立延迟献血信息数据库，按延迟献血原因分类管理，合理设置延迟时间间隔，在延迟解除前智能提醒工作人员，由工作人员精准实施再招募。

2）建立献血关爱机制：通过建立微信群定期联系、发送节日问候、特殊时期温馨提醒、感人献血故事推送等形式加强情感交流，使献血者感受关爱，强化献血者献血信念，为再招募提供情感基础。

3）建立医学咨询沟通机制：通过提供献血相关的医学咨询平台、针对性地推送科普知识等形式，为献血者提供咨询和沟通的机会，帮助献血者尽快恢复健康状态，为再次献血奠定健康基础。

五、献血不良反应管理

《献血者健康检查要求》（GB 18467—2011）中提到，绝大多数情况下，献血是安全的，但个别人偶尔可能出现如头晕、出冷汗、穿刺部位青紫、血肿、疼痛等不适，极个别可能出现较为严重的献血不良反应，如晕厥。医务人员应当采取有效措施预防献血不良反应，对发生的献血不良反应及时正确处置。献血者应遵循献血前和献血后注意事项，以降低献血不良反应的发生风险。

血站要实现献血不良反应的有效管理，应该对献血不良反应的发生情况做到"心中有数"。因此，比对组设置了"献血不良反应发生例数"和"严重献血不良反应百分比"作为标杆指标：前者直观体现血站献血不良反应发生的频次；后者可在一定程度上反映严重献血不良反应的发生概率。

（一）献血不良反应发生情况

1. 管理要求

（1）知情同意：应在献血前告知献血者有关献血过程、可能发生的献血不良反应及其预防措施的信息，使献血者能在充分知情的基础上作出献血决定。

（2）献血量控制：全血献血量和单采献血过程体外血容量最多不宜超过献血者血容量的15%，如果估计在单采过程中体外血容量将超过献血者自身血容量的15%，宜予静脉补充生理盐水。

（3）水盐摄入：宜嘱献血者在献血前一天和当天增加水和盐的摄入，嘱易发生献血相关血管迷走神经反应（donation related vasovagal reaction，DRVR）的全血献血者在采血前约20min内开始饮用含盐液体400~500ml，并在10min内饮完。未给予静脉补充生理盐水的单采献血者在单采过程中饮用400~500ml含盐液体。嘱易发生DRVR的全血献血者完成献血后离开献血现场时带走1瓶（400~500ml）含盐液体或其他饮料，在离开献血现场后2h内饮完。

（4）肌肉收缩和舒张活动（applied muscle tension，AMT）：在献血前向献血者强调AMT对于减少DRVR发生的重要性，指导献血者掌握AMT练习方法。卧位或坐位做AMT时，将双腿交叉并用力收缩双腿、臀部和腹部肌肉，保持5~10s，放松5~10s，收缩和放松活动交替进行，重复20~30次，做收缩活动时保持正常呼吸，避免憋气。嘱献血者在献血前、献血过程中和献血后做预防性AMT练习。

（5）注意力分散：应指导献血者分散注意力，可采取献血现场播放音乐或电视、工作人员与献血者沟通和交流等方法。

（6）判断与评估：应对献血不良反应作出准确的分类判断，并对严重程度作出评估，为其处置提供参考依据。

（7）处置：根据献血不良反应的分类和严重程度，作出相应处置。

2. 指标情况　比对组设置"发生献血不良反应例数"标杆指标，2014—2024年比对组23家血液中心成员单位发生献血不良反应例数为3~7 676例（图4-10）。从指标数据看，统计的23家血液中心均以轻度献血不良反应为主，非重度献血不良反应占比均达到95%以上。各单位上报的献血不良反应数据差异较大，高的达到了每年6 000例以上，少的不到10例。分析其原因，一方面可能是数据采集不全，存在未采集到献血不良反应发生的情况；另一方面可能是献血人次存在差异，献血人次多者发生的例数多，反之就少。

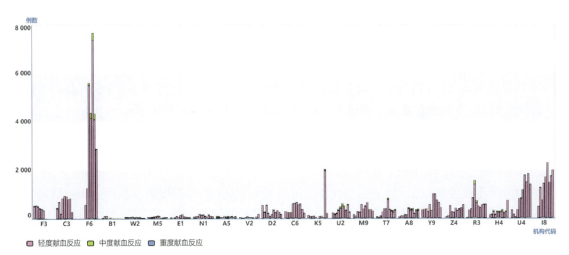

图 4-10　2014—2024 年发生献血不良反应例数

3. 指标应用思考

（1）指标改进：因各血站献血人次存在差异，设置"发生献血不良反应例数"虽能直观反映各血站献血不良反应发生的频次，但无法体现献血不良反应在献血人群中的发生占比，因此，宜考虑增加"献血不良反应人群占比"指标，更具指导意义。

（2）数据采集：各血站对于献血不良反应数据的采集效率可能存在差异。血站应尽可能地做好数据采集工作，准确的数据才能准确反映献血不良反应的发生情况，才能指引血站正确决策。

（3）预防措施：除以上管理要求提到的献血量控制、水盐摄入、AMT、注意力分散等措施，还有以下措施可以应用。

1）强化献血前的献血者沟通与评估：询问献血者饮食及近日休息情况是否正常，提前排查因低血糖、疲惫等引发献血不良反应的可能性；如观察献血者面部表情和肢体语言，发现紧张、害怕甚至恐惧的情绪，及时安抚，待其解除思想顾虑、充分放松后再准备采血，以减少因不良情绪引发献血不良反应的可能。

2）保持环境舒适：配备空调控制采血场所的温度和湿度，实行分区管理以维持安静、不拥挤的环境，并可配置多媒体设施播放音乐、视频等，使献血者处于轻松愉悦状态。

3）进行体位调整：采用半卧位（倾斜30°~45°）或平卧位采血，双腿抬高或垫高，促进静脉血液回流心脏。

4）提升静脉穿刺技术：训练采血人员"一针见血"的静脉穿刺成功率，减少疼痛和血肿引发献血不良反应的可能。

5）强化全程监测：采血全程密切观察献血者面色、呼吸及话语反馈，早期识别头晕、出汗等献血不良反应症状，提前作出有效应对。

6）提供献血后关爱：①使献血者得到充分休息，嘱其献血后宜静坐或平躺10~15min，起身时动作缓慢，避免短时间内的体位改变引发直立性低血压；②使献血者补充能量与水分，提供含糖饮料或盐水、零食等食物，促进其恢复血容量和血糖水平；③注意观察，若献血者出现头晕、冷汗等早期的献血不良反应症状，立即采取献血者平卧位，抬高其下肢等处理措施；④再次强调献血后注意事项，如24h内避免剧烈运动、多补充水分等。

（4）按严重程度的分类：在2017年卫生行业标准《献血不良反应分类指南》（WS/T 551—2017）发布前，业内普遍根据严重程度将献血不良反应分为轻度、中度和重度，至今该分类仍有一定的指导价值，比对组在标杆指标中按照此分类作了更加细化具体的说明，也便于工作人员进行分级处理。

1）轻度不良反应：出现以下症状和体征且持续时间<2周。①血肿或针刺引起的神经损伤；②速发或迟发的血管迷走神经反射（仅有自觉不适症状而无其他体征）。

2）中度不良反应：出现以下症状或体征且持续时间2周~1年。①血管损伤：血肿或动脉误穿刺；②血肿或针刺引起的神经损伤；③速发或迟发的血管迷走神经反射（短暂意识丧失伴或不伴有呕吐、尿失禁、抽搐）。

3）重度不良反应：出现以下症状或体征且持续时间>1年或需要医学治疗。①血管损伤：血肿、动脉误穿刺或血栓性静脉炎；②血肿或进针引起的神经损伤；③肌腱损伤，局部过敏性反应，局部感染；④速发或迟发型血管迷走神经反射（需要医学手段进行治疗）；⑤血管相关性损伤（肱动脉假性动脉瘤、动静脉瘘、筋膜间隔综合征、腋静脉血栓）；⑥意外事件（血管迷走神经性晕厥造成，或其他原因造成）；⑦心脑血管反应［心绞痛、心肌梗死、急性神经系统疾病：短暂性脑缺血发作（TIA）/卒中］；⑧单采成分血引起（广泛的过敏性反应、过敏性反应、溶血性疾病、空气栓塞）；⑨死亡；⑩其他。

（二）严重献血不良反应发生情况

1. 管理要求 明确预防为主的原则。除按本文"（一）1.管理要求"管理外，还有以下管理要求。应在献血者健康征询中强化对心脑血管病史的征询，如得到心前区不适或相似症状的反馈，勿存侥幸心理，一切以献血者健康为重，建议其前往正规医疗机构排查如无异常后再考虑献血。在献血者一般检查中，对于血压、脉搏异常者，宜追问异常持续时间、既往血压、心脏病史等相关情况，对确有异常者应给予专业指导，建议其前往正规医疗机构诊治、延迟献血。应做好献血现场安全防护，排查易引起意外的环境因素，在献血车车门下车处、台阶等易摔倒处设置指示牌或人工提醒，避免献血后的意外伤害。单采成分血采集前，应密切关注抗凝剂溶液的连接，宜设置颜色警示标识，并加强核查，避免将抗凝剂误接入交换溶液连接处引发严重献血不良反应。单采采集中，应密切关注血浆颜色，如出现溶血导致的红色，应立即停止采集和回输，并对溶血作出处理，保护献血者安全。

2. 指标情况 设置"严重献血不良反应发生百分比"标杆指标，2020—2024年比对组23家血液中心成员单位发生严重献血不良反应发生百分比为0~0.03%（图4-11），只有3家有严重不良反应发生，比例都不高，最高只有0.03%。

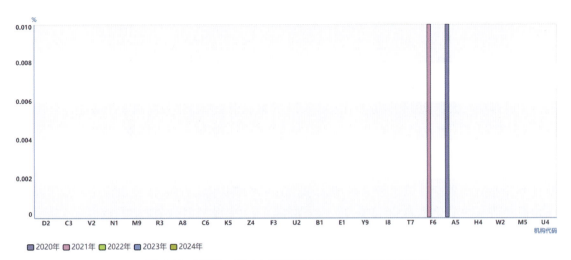

图 4-11 2020—2024 年严重献血不良反应发生百分比

3. 指标应用思考 严重献血不良反应出现的概率虽然不大,但是一旦出现,可能会对献血者的健康安全有着极大的影响。在献血者不能献血的情况中,循环系统疾病患者,因其循环系统有病理情况,其献血直接短时间内减少血液循环的血量,引发严重献血不良反应的概率远较其他疾病患者大,该类事件也曾公开报道过。因此,各血站应特别重视对心脑血管病史的征询。此外,献血过程中意外导致献血者受伤的情况也不少见,血站有责任有义务保证献血者在献血现场的安全,必须采取安全措施保护献血者。单采成分血采集前,如果将抗凝剂误接入交换溶液连接处,会导致抗凝剂短时间内代替交换溶液大量进入献血者体内,过量的枸橼酸根与人体血液中的游离钙结合,形成难解离的枸橼酸钙络合物,可引发献血者低钙血症和低镁血症,出现严重的枸橼酸盐反应,如手足抽搐、心肌抑制甚至心搏骤停。此种情况极其危险,各血站应采取措施做好警示核对工作。

第二节 全血采集管理

本节将对全血采集管理的重点标杆指标进行说明和分析,说明标杆指标设置的用意,分析标杆指标数据,为进一步强化全血采集管理、确保献血者安全和血液安全提供参考依据。

一、全血采集基本情况

《全国血站服务体系建设发展规划(2021—2025 年)》中提到,我国血液安全供应能力仍需提高,无偿献血采集供应数量仍有待提升,规划提出了关键规划指标"无偿献血血液采集量"和"人均红细胞用量",这两个指标都与全血采集直接相关。比对组设置全血献血人数、献血量的相关标杆指标,直观反映血站全血采集量情况,为各血站实现全血采集目标提供数据参考和鞭策动力。

(一) 全血采集人数和血量

1. 管理目标 提升无偿献血人次数和采集量,满足供血区域内的临床用血需求,努力实现国家规划目标。2021 年发布的《全国血站服务体系建设发展规划(2021—2025 年)》,其规划目标之一明确提出了"2025 年全国无偿献血血液采集量较 2020 年增长 21.4% 的预期目标"。

2. 指标情况 比对组设置"前来参加献血的人数（全血）""完成捐献的全血献血者人次数""全血献血者基数变化趋势"及"完成捐献的全血量"4 个标杆指标。"前来参加献血的人数（全血）"指标定义为有意愿献全血并已前来登记，尚未进行献血前检测（以下简称"初筛"）的全血献血总人次数，2014—2024 年比对组 23 家血液中心成员单位前来参加献血的人数（全血）范围为 2.1 万 ~36.3 万不等（图 4-12）。"完成捐献的全血献血者人次数"指标定义为报告周期内的全血献血者人次数，2019—2024 年比对组 23 家血液中心成员单位完成捐献的全血献血者人数范围为 2 万 ~28 万不等（图 4-13）。"全血献血者基数变化趋势"指标定义为相比前一个报告周期全血献血者人数增长率，2014—2024 年比对组 23 家血液中心成员单位全血献血者基数变化率为 -35.3%~96.5%（图 4-14）。"完成捐献的全血量"指标定义为报告周期内的全血献血总量，2014—2024 年比对组 23 家血液中心成员单位完成捐献的全血量为 1.7 万 ~25.0 万 U（图 4-15）。

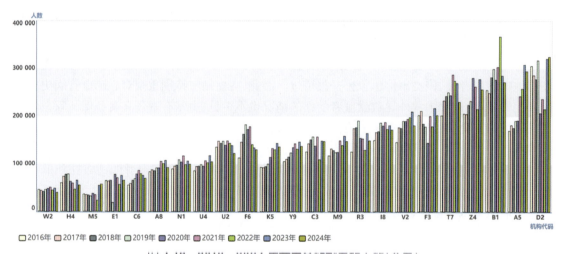

图 4-12 2016—2024 年前来参加献血的人数（全血）

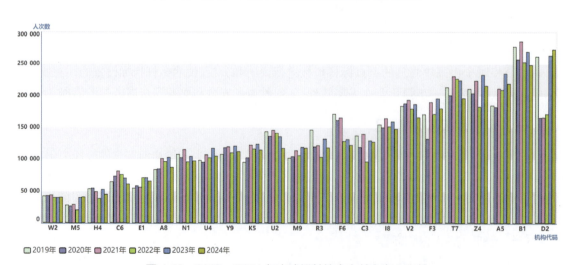

图 4-13 2019—2024 年完成捐献的全血献血者人次数

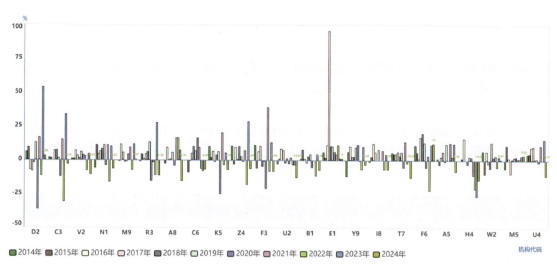

图 4-14　2014—2024 年全血献血者基数变化趋势

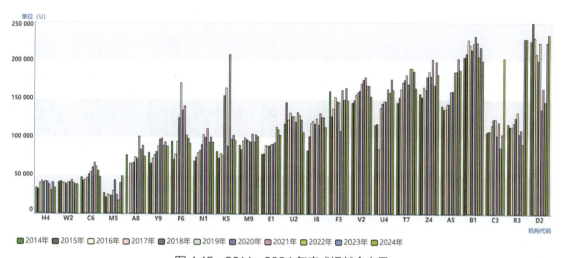

图 4-15　2014—2024 年完成捐献全血量

从指标数据看,4 个指标的走势基本一致。统计的 23 家血液中心,除 2 家未上报 2024 年数据外,其余 21 家中,有 10 家 2024 年数据值低于 2020 年,有 11 家高于 2020 年。未上报 2024 年数据的 2 家中心,其 2023 年数据值显示:1 家低于、1 家高于 2020 年数据值。

3. 指标应用思考　血液中心作为设置在直辖市、省会市、自治区首府市的血站,基本代表了全国采血能力的领先水平,其献血人次数和血液采集量的增长情况能在一定程度上反映全国趋势。但数据表明,并非所有血液中心 2024 年或 2023 年的数据值都高于 2020 年。对此我们应有清醒认识:要实现《全国血站服务体系建设发展规划(2021—2025 年)》设定的血液采集目标,依然任重道远。

(二) 全血各规格采集情况

1. 管理要求　在保证献血者安全的前提下,血站可宣传鼓励公众根据自身情况尽可能选择大规格采血量,以最大限度利用血液资源。应尊重献血者对于采血量的自愿选择权利,严禁强迫献血者选择大规格采血量或在献血者不知情的情况下替献血者选择大规格采血量。

2. 指标情况 比对组设置"小容量全血采集量"和"标准容量全血采集量"两个标杆指标。2014—2024 年比对组 23 家血液中心成员单位小容量全血采集量为 0.2 万 ~10.4 万不等(图 4-16),标准容量全血采集量为 0.8 万 ~22.3 万不等(图 4-17)。目前我国全血采血量无论男女单次采血量有 200ml、300ml 和 400ml 三种规格,比对组将 200ml、300ml 规格量定义为小容量全血采血量,将 400ml 规格量定义为标准容量全血采血量。从数据来看,2014—2021 年比对组 23 家血液中心成员单位小容量全血采血量及标准容量全血采血量均呈现出稳步增长的趋势,少数血液中心个别年份出现波动情况,但在后期趋于稳定或继续增长。大多数血液中心小容量全血采血量占完成捐献的总采血量的 20%~40%,标准容量全血采血量占总采血量的 60%~80%。2022—2024 年,多数血液中心采血量呈下降趋势。

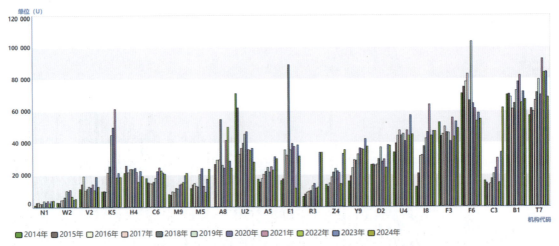

图 4-16 2014—2024 年血液中心小容量全血采集量

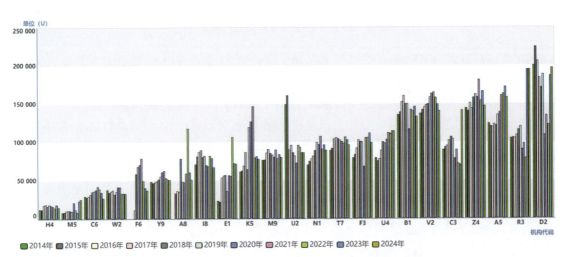

图 4-17 2014—2024 年血液中心标准容量全血采集量

3. 指标应用思考

（1）国际采血量规格情况：不同国家、不同地区全血采集量有所差异，国际上通常遵循世界卫生组织（World Health Organization，WHO）、国际红十字会与红新月会联合会（International Federation of Red Cross and Red Crescent Societies，IFRC）国际组织及美国血库协会（American Association of Blood Banks，AABB）等的指导原则。我国参考国际标准同时结合我国献血人群生理特征，《中华人民共和国献血法》规定，采供血机构对献血者每次采集的血液量一般为200ml，最多不能超过400ml；美国、加拿大、英国无论男女单次全血采集量规格为450ml；澳大利亚无论男女单次全血采集量规格为430ml；欧盟规定男性单次全血采集量规格为500ml、女性为450ml；日本无论男女单次全血采集量有200ml、400ml两种规格。

（2）小容量和标准容量的比较：小容量全血采集量和标准容量全血采集量两项指标是采供血机构优化运营的重要指标。标准容量全血比小容量全血更具优势，主要体现在：①采集一袋标准容量全血比两袋小容量全血减少了血袋、检测和分离等运营成本；②标准容量全血单次采集量大，有助于维持稳定的库存，减少库存波动，缓解血液供需矛盾；③标准容量全血便于分离制备多种血液成分，满足不同患者的治疗需求，满足临床精准输血的需求；④标准容量全血采集量虽然单次采集量较大，但对健康成人来说影响不大，且减少了献血频率，提升了献血体验；⑤标准容量献血量可以触及体内调节系统，促进肝、脾等器官的血液释放和骨髓造血功能，加快新鲜血液再生，有利于新陈代谢；⑥单次标准容量全血采集量较高，采供血机构可以减少招募次数，减少献血者人数，不仅可以降低招募压力，也可以降低采血工作量，使采血工作更加高效。采供血机构需根据临床需求和献血者个人情况灵活选择，最大限度地优化血液资源、提高血液安全性和减少运营成本等。因此，血站应鼓励更多健康成人选择标准容量全血的采集。

二、采集效能

（一）采集成功率

1. 管理要求　应采取各种措施提高采集成功率。①工作人员应通过询问饮食情况、献血前检测加强肉眼观察，避免采集乳糜血；②采血人员应具备良好沟通技巧和能力，做好献血者心理护理，减少因心理紧张引发的献血不良反应；③采血人员应做好设备维护和使用前检查，避免设备故障导致采集失败；④采血人员穿刺前应严格执行血袋外观检查，避免物料不合格致采集失败；⑤采血人员应熟练掌握穿刺技术，避免穿刺失败、血流不畅、疼痛引发献血不良反应。

2. 指标情况　比对组设置"启动采集的全血量"这个标杆指标，2019—2024年比对组23家血液中心成员单位启动采集的全血量为2.0万~21.6万（图4-18）。用它和上述的"完成捐献的全血量"指标可以计算采集成功率，其计算公式为：采集成功率＝（完成捐献的全血量/启动采集的全血总数）×100%。从指标数据看，统计的23家血液中心2019—2024年启动采集的全血量数据和2014—2024年完成捐献的全血量数据均表明，采血量均呈现逐年增长趋势，但增速逐渐放缓。有个别机构采血量总体呈波动趋势，但基本保持稳定；完成捐献全血量占总采集量的比例在初期较为稳定，中期略有波动，后期趋于稳定，但略有下降。

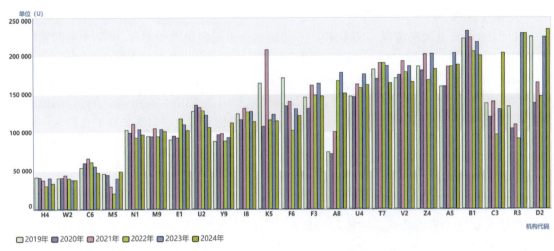

图 4-18　2019—2024 年启动采集的全血量

3. 指标应用思考

(1)"启动采集的全血数量"是指符合《献血者健康检查要求》(GB 18467—2011)的献血者进入血液采集环节,一旦开始静脉穿刺即纳入计算量。以进针为起始点,无论后续是否完成捐献都计算在内。"完成捐献的全血量"是指符合《献血者健康检查要求》(GB 18467—2011)的献血者进入血液采集环节,从静脉穿刺开始,到成功完成捐献的整个过程,只要肉眼观察质量符合进一步加工制备其他成分血的全血都纳入计算。肉眼观察质量不合格的不纳入计算,如凝块、脂血、黄疸、颜色异常、破损等血液外观异常的,容量不正确的,血液被污染的。以上两个指标计量单位为 U(该指标因最初是使用 APBN 执业比对指标,以 400ml 为 1U,此后一直沿用,与我国现通用的"以 200ml 为 1U"有所不同,特此说明)。两者的差值,即各种原因造成的采集不成功的拟采集血量,各种原因包括有献血者自身原因,如晕针、头晕、恶心、血管问题、紧张、疼痛主动放弃等;有物料设备原因,如采血设备故障、停电、血袋漏液等;有采集容量不正确的;还有操作者操作不当致血液污染等。

(2)"启动采集的全血数量"反映了采供血机构在一定时期内的采血活动规模和工作量,由该指标和"完成捐献的全血量"指标计算出的采集成功率,则直接体现了采血过程中的质量控制水平,是评估采血操作规范性和有效性的关键指标。通过分析采血成功率,可以了解采血流程的整体效率,识别潜在问题。如采集成功率不高,则需要分析原因,根据原因采取改进采血技术、加强献血者筛选或优化采血流程等措施。

(3)采集成功率持续降低可能存在以下原因:①采血人员穿刺技术不佳,易致穿刺失败、血流不畅、疼痛致献血不良反应中断采血等;②工作人员服务技巧或态度欠佳,如沟通不畅、对献血者心理疏导和护理不够,致献血者产生献血不良反应中断采血;③采血人员数量不足或安排不合理,工作负荷过大,致采集失败;④采血环境嘈杂、温度不适、卫生条件差等,可能影响献血者情绪和采血人员操作,致采集失败。

总之,采集成功率受多种因素影响,血站应多分析、持续改进,努力提升采集成功率。

(二)献血频率

1. 管理要求　在确保献血健康安全的前提下,加强宣传和招募,尽可能地提高献血者的献血频率。

2. 指标情况　比对组设置"全血献血频率"和"400ml 全血献血频率"两个标杆指标，"全血献血频率"指标情况详见图 3-12a。"400ml 全血献血频率"是指报告周期内献血者献400ml 全血的频次，其计算公式为:(400ml) 全血献血频率 = 捐献(400ml) 全血总人次数 ÷ 捐献(400ml) 全血的总人头数，400ml 全血献血频率为 1.0~1.5 次(图 4-19)。从指标数据看，23家血液中心 400ml 全血献血频率普遍略低于全血献血频率，仅 1 家有 1 年超过 1.5 次的情况。

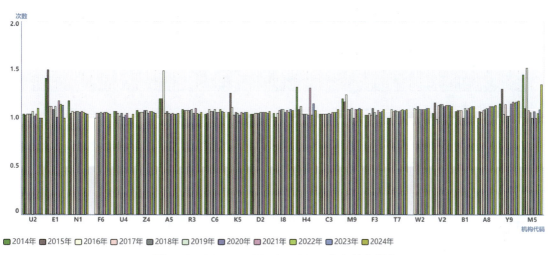

图 4-19　2014—2024 年 400ml 全血献血频率

3. 指标应用思考　这两个指标在很大程度上反映了献血者的忠诚度和回头率。血站可对比分析不同年份的变化，数据降低时可采取相应措施，如献血间隔到达前提醒和再招募、提升服务水平、提供连续献血激励等，维护献血者的忠诚度，吸引献血者再献血。

(三) 采血效率

1. 管理要求　血站的无偿献血宣传中应有不宜献血情况的知识内容，引领公众摒弃不健康的生活方式，减少不宜献血情况的出现。血站应严格把控健康征询、一般检查、献血前检测的合格标准，确保献血者安全和血液质量安全。

2. 指标情况　设置"全血采血效率""全血献血者延迟献血前三位的原因"2 个标杆指标，其具体数据分别见图 4-20、图 4-21。其中全血采血效率的计算公式为: 全血采血效率 =(完成全血捐献人次数 / 参加全血献血人次数)×100%。从指标数据看，统计的 23 家血液中心中，大部分中心的全血采血效率在 80%~95% 之间，10 家中心有近 100% 的情况，4 家中心存在低于 80% 的情况。绝大多数中心的延迟献血原因中，首位是 ALT 不合格，第二位和第三位分别是血红蛋白不合格和血压不合格。

3. 指标应用思考　"全血采血效率"指标数据并非越高越好。指标数据过高者可能会存在数据收集不完整或概念理解上的错误，还可能是降低了采集前能否献血的判定标准。如果是后者，不仅有浪费资源的风险，还有影响献血者安全和血液质量安全的风险。指标数据过低者，则需加强无偿献血宣传和健康教育，引领公众摒弃不健康的生活方式，减少献血者因不宜献血情况而献血失败，提高采血效率。根据延缓献血的原因分析，各血站可针对性地进行无偿献血宣传和健康教育，尤其是团体组织献血前进行宣教，会有较大的成效。

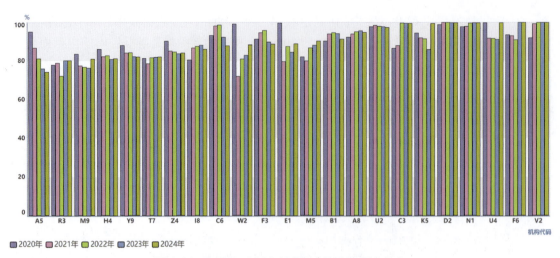

图 4-20 2020—2024 年血液中心全血采血效率

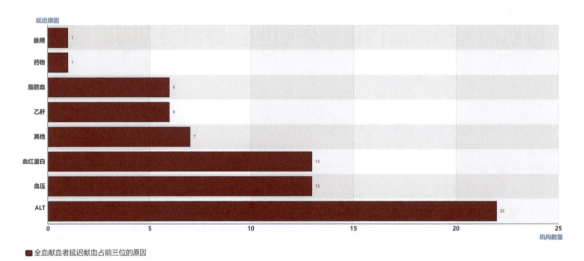

图 4-21 2024 年全血献血者延迟献血的前三位原因

（四）采血工作效率

1. 管理要求 血站应按照《献血场所配置标准》（WS/T 401—2023）第 8.1 条的要求，根据日献血人数，配备各献血场所的工作人员，在确保服务质量的同时兼顾工作效率。遇节假日或特殊时期应预估可能献血人数，根据预估情况调整工作人员数量，在确保服务质量的同时兼顾工作效率。

2. 指标情况 比对组设置"每一全时工作人员全血采血量"标杆指标，其具体数据见图 4-22。该指标反映了单位时间内的工作人员的全血采集量，即工作人员工作效率，其计算公式为：每一全时工作人员全血采集量 = 采集全血量 / 全血采集工作全时工作人数。数据显示，统计的 21 家血液中心在 2016—2024 年间，大多数呈现逐年小幅增长趋势或稳定趋势，少数血液中心在部分年份存在波动。指标值主要在 1 000~2 000U 范围（U 为 200ml 全血单位）。若按年均 250 个工作日计算，相当于每人每日采集 4~8U 全血。

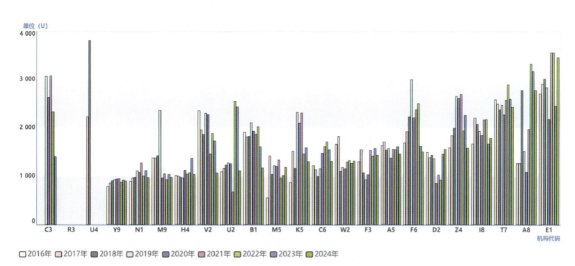

图 4-22 2016—2024 年每一全时工作人员全血采集量

3. 指标应用思考 每一全时工作人员全血采集量反映的是全血采集的有效工作效率,与采集人员数量、当地经济水平以及机构激励机制等密切相关。采集人员数量和采集量适宜情况下,采集量越大,每一全时工作人员全血采集量就多,工作效率也高,反之则少。献血人数多的地区采集量大,全时工作人员全血采集量就大,献血人数少的地区采集量少,每一全时工作人员全血采集量就少。机构提高绩效奖励政策,可能调动工作人员的积极性从而增加采集量。但是"每一全时工作人员全血采集量"指标并非越高越好——若数据过高,则提示工作人员负荷过大,可能影响服务质量、工作人员状态,甚至危及献血者安全和血液质量安全。总之,血站可通过该指标了解自身及全国同行的工作效率,并采取措施,在确保服务质量的前提下,持续提升工作效率。

第三节 单采成分血采集管理

《全血及成分血质量要求》(GB 18469—2012)中指出,单采成分血(apheresis components)是指使用血细胞分离机将符合要求的献血者血液中一种或几种血液成分采集出而制成的一类成分血。目前我国单采成分血主要是单采血小板,是使用血细胞分离机在全封闭的条件下自动将符合要求的献血者血液中的血小板分离并悬浮于一定量血浆内的单采成分血。单采血小板 1 个成人治疗量不少于 2.5×10^{11} 个血小板。本节通过省级血液中心的执业比对数据分析,回顾 2014—2024 年单采血小板采集发展历程,对我国采供血机构的单采成分血采集能力展开讨论,同时为单采血小板未来发展提供参考依据。

一、计划采集量与目标采集量

1. 启动采集的单采血小板量和单采血小板采集量图表 2021—2024 年,23 家血液中心的单采血小板采集量为 0.5 万 ~12.5 万成人治疗量(图 4-23),整体呈波动或上升趋势,且各中心差异显著。其中,91.30%(21/23)的中心呈上升趋势(M5 尤为突出);8.70%(2/23)的中心(C6、F6)呈下降趋势。采集量最高与最低的中心间差距高达 10 倍以上。

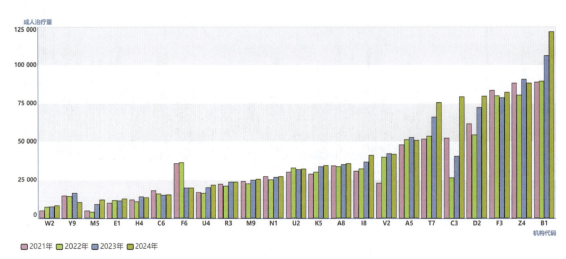

图 4-23 2021—2024 年启动采集的单采血小板量

2014—2024 年 23 家血液中心的单采血小板采集量整体呈现快速上升趋势(图 4-24),其中 13.04%(3/23)的中心(K5、I8、T7)单采血小板采集量实现连续十年增长。与此同时,不同血液中心采集量之间的差距逐年增大。以 2024 年为例,4.35%(1/23)的中心采集量超过 10 万成人治疗量,21.74%(5/23)处于 7.5 万~10 万成人治疗量之间,4.35%(1/23)处于 5 万~7.5 万成人治疗量之间,34.78%(8/23)处于 2.5 万~5 万成人治疗量之间,30.43%(7/23)小于 2.5 万成人治疗量。同年,23 家血液中心最高与最低采集量相差约 15 倍。

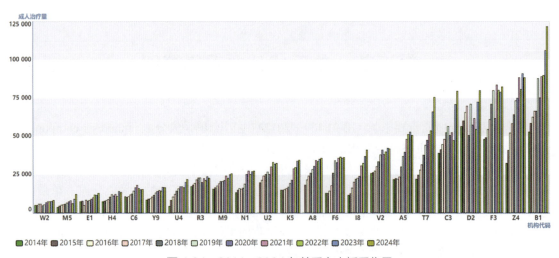

图 4-24 2014—2024 年单采血小板采集量

2. 变化趋势分析 单采血小板采集量是体现采供血机构执业内容、采血方式和采血能力的重要指标。2014—2024 年,单采血小板采集量总体快速增长。一方面得益于政府出台无偿献血激励奖励措施,鼓励了更多社会公众参与无偿献血;另一方面,我国采供血机构开展了大量无偿献血宣传招募工作,同时在献血者保留服务上持续探索,使单采血小板献血人群不断扩大,采集量持续上升。

2014—2024年,23家血液中心单采血小板采集量差异显著。这表明采集能力存在较大地区差异,主要源于地区间医疗资源不平衡导致的需求量差异。这种差异与各地区人口数量、人群结构、地理位置、经济发展、血液需求等因素相关,也可能受当地文化、社会因素及信息冲击等影响。采供血机构可因地制宜,结合地区经济状况及采供血执业效率与成本考量,综合制定单采血小板发展策略。

对比图4-23和图4-24可以发现,全部的血液中心启动采集的单采血小板量和单采血小板采集量趋势一致,单采血小板采集成功率高。提示单采血小板采集技术提升,穿刺成功率高。一方面反映了献血者准备充分,献血前状况良好;另一方面可能由于单采血小板重复献血者比例较高,献血者对无偿献血认知度高,较少发生献血不良反应。

二、采集量的选择

1. 平均每一单采程序采集血小板量图表　平均每一单采程序采集血小板的剂量数,称为平均每一单采程序采集血小板量,每剂量相当于一个成人治疗量(AED)。2019—2024年23家血液中心每一单采程序采集血小板量整体呈现波动或小幅上升趋势(图4-25),各血液中心之间相差不大。95.65%(22/23)的血液中心(除F3以外)每一单采程序采集血小板量在1.5~2成人治疗量之间,说明单采血小板采集效率高。

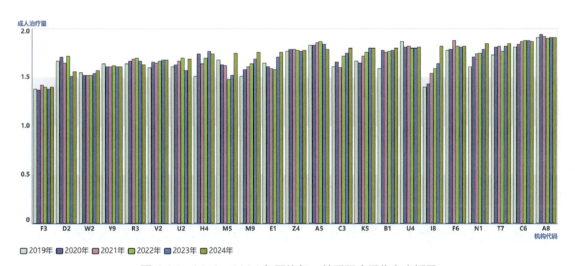

图4-25　2019—2024年平均每一单采程序采集血小板量

2. 变化趋势分析　2019—2024年,23家血液中心平均每一单采程序采集血小板量集中在1.5~1.8成人治疗量之间,大部分呈现缓慢增加趋势。个别(D2、U4)略有下降,分析原因可能和采集设备、献血量、献血人群等有关。使用国产单采血小板设备,采前血小板计数要求较高,可能引起捐献双份比例降低。F3的数值处于1.30~1.39成人治疗量之间,提示该血液中心的单采血小板采集具有较大潜能,如果该血液中心的平均每一单采程序采集血小板量达到全国中位数,在不增加招募献血者人次、不增加检验工作量的情况下,可实现血小板采集量增加22%。

《献血者健康检查要求》(GB 18467—2011)中规定,单采血小板献血者须满足:采前血小板计数(PLT): $\geqslant 150 \times 10^9/L$ 且 $< 450 \times 10^9/L$,且预测采后血小板数(PLT): $\geqslant 100 \times 10^9/L$。未对一次捐献 2 个成人治疗量的献血者条件进行规定。因此,在符合血小板计数的要求下,采供血机构可以制定本地单采血小板双份捐献的标准。双份捐献的标准不一致,导致了各采供血机构血小板单双份比例存在差异,每单一单采程序采集血小板量也有所不同。献血者筛选是影响单采双份血小板采集效率的重要因素,合适的献血者筛选策略,有利于在保障献血者安全的前提下,提高每一单采程序采集血小板量。

在做好献血者动员、提高每一单采程序采集血小板量的同时,采供血机构应关注高频次单采血小板献血者的安全,特别是其铁营养状况和淋巴细胞水平;可增加针对献血者铁营养的健康管理并指导补铁,同时注意监测淋巴细胞水平,必要时增加单采血小板献血前淋巴细胞检测要求,从而保护献血者安全。日本报告显示,高频次单采血小板献血者出现血清铁蛋白下降情况,建议适度降低其献血频次或补充口服铁剂。此外,近期国内研究指出,对这类献血者应关注淋巴细胞损失过度的潜在风险。同时,美国有研究建议,采供血机构在采用特定设备采集单采血小板时,若在采集结束时进行血浆冲洗,有助于部分缓解献血者的淋巴细胞减少症。

三、采集效率

1. 单采血小板采集合格量图表　2014—2024 年 23 家血液中心单采血小板采集合格量总体呈上升趋势(图 4-26);与图 4-24 对比得出,单采血小板合格率较高。说明单采血小板采集质量管理体系较为完善,对献血者的选择更加精准,从而提升了采集合格率。

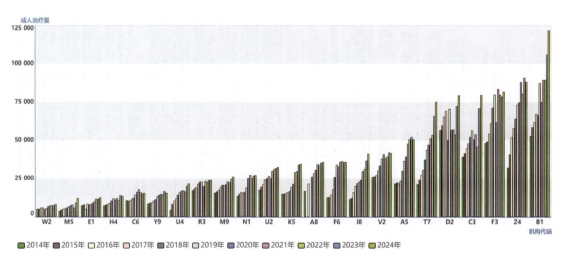

图 4-26　2014—2024 年单采血小板采集合格量

2. 变化趋势分析　不同采供血机构选择不同的单采血小板献血者检测策略。部分采供血机构针对初次献血者采取初筛检测合格后再另行预约时间捐献的策略,提升了单采血小板采集后的合格率。也有部分采供血机构对于初次献血者选择直接接受单采血小板捐献,这样的方式可能导致单采血小板合格率低于前一种策略。

单采血小板献血者中,重复献血者占比较大,执业比对数据提示大部分血液中心重复献血者占比超过 60%。重复献血者的复检结果合格率高于初次献血者,也有利于提升单采血小板献血合格率。

通过单采血小板采集流程和技术的改进,血小板制品的安全性有了较大提升。单采血小板采集过程中实现去除白细胞,最终血小板制品中的白细胞残留量 $\leqslant 5 \times 10^6$ 个/袋,提升了血小板的安全性。旁路转移袋是限制细菌进入血袋的上游预防措施,经济有效,已在 23 家血液中心单采血小板采集中全面应用,有效降低了血小板产品细菌污染的风险。此外,对单采血小板制品进行细菌检测,也可以减少因细菌感染引起的输血不良反应,保障输血安全。

四、单采血小板过期情况

1. 单采血小板过期量图表 2014—2024 年间有 20 家血液中心曾出现单采血小板过期情况(图 4-27),占调查总数(23 家)的 86.96%。从发生频率看,有 30.43%(7/23)的血液中心在至少 1 个年度出现过期报废总量超过 50 成人治疗量的情况,其中 4.35%(1/23)的血液中心(F3)每年报废总量均超过 50 成人治疗量。

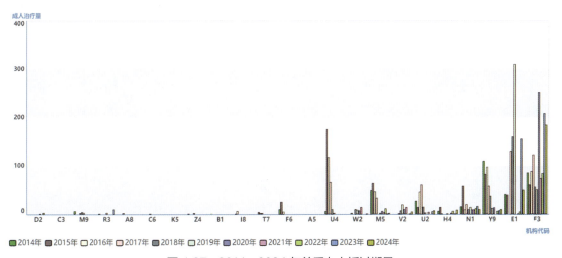

图 4-27　2014—2024 年单采血小板过期量

从年度单采血小板过期的绝对数量上,82.61%(19/23)的血液中心最高过期量<100 成人治疗量,8.70%(2/23)为 100~200 成人治疗量,4.35%(1/23)为 200~300 成人治疗量,4.35%(1/23)>300 成人治疗量。

根据单采血小板过期量(图 4-27)并结合采集量(图 4-24),平均过期量在 50~100 成人治疗量的三家血液中心(U4、Y9、E1),其单采血小板年采集量平均不足 2.5 万成人治疗量;平均过期量>100 成人治疗量的血液中心(F3),年采集量平均达 6 万~7 万成人治疗量。

2. 变化趋势分析 因为单采血小板本身仅有 5d 保存期,储存周期很短,在临床需求限制下,会出现偶然的过期报废情况,这体现了单采血小板作为一种特殊血液产品的局限性。

单采血小板过期量反映了各采供血机构在单采血小板采集计划合理性和库存管理能力。控制过期报废量亦是血液采供管理能力的体现。总量上过期血小板数量较少且逐年下降,表明采供血机构对单采血小板的采供管理能力逐步提升,库存管理水平持续优化,按临床需求量制定采集计划的合理性提高,血小板调配机制更加完善、高效。然而,单采血小板过期量在各血液中心之间差异较大。这提示采供血机构在管理中,应结合所处的地区、医疗水平及血液需求量,灵活采用单采血小板预约制,并结合库存趋势分析等多种方式,制定合理的采集计划,减少因库存过多或临床偏型需求造成的浪费。同时,应加强血小板保存期研究攻关,必要时建立省内调配机制,或探索建立跨区域统筹采集与调配网络。

2015年,美国血液中心单采血小板过期率为7.9%,日本为1%,均高于我国同期水平,这提示我国单采血小板供需矛盾突出。日本、韩国、中国台湾地区等研究提示,主要献血人群老化,年青新献血者减少,同时老年人的输血需求持续增长。对年青全血献血者,通过积极招募将其转化为单采血小板献血者,既可提升其参加单采血小板捐献的比例,又能优化单采献血者队伍的年龄结构。据统计,2024年我国千人口献血率为11.2‰,相比高收入国家平均水平(31.5‰)仍有提升空间。因此,加大无偿献血宣传招募、制定特色血小板采集策略、不断开发初次献血者,并通过人文关怀与精细化服务促进献血者保留、建立稳定的固定单采献血者队伍,对单采血小板献血的持续发展具有重要意义。

(李 莹 陈 虹 张荣江 魏迎东)

第五章

成分血制备管理

成分输血是现代输血的主流,具有有效治疗成分纯度高、疗效好、不良反应少、易于保存和运输等优点,是衡量一个国家或地区医疗水平的重要指标之一。血液成分制备是提高输血疗效、节约血液资源的关键环节,其制备生产能力和质量控制水平直接影响临床用血的安全性、有效性、合理性。随着医疗水平的不断提高,临床用血需求日益精细化,我国采供血机构的血液成分制备日益规范化、标准化,但由于血液成分制备技术、设备和生产相关规程及质量标准等不同,国内外各地区成分血制备能力、提供的成分血种类和质量存在差异。采供血机构使用人力、物力、财力等各类资源,给临床提供符合质量要求的成分血,这使其具有一般产品的某些属性,如资源有序分配、建立和确定工作程序、完善标准操作规程等影响制备效率的因素。本章根据部分执业比对结果,对成分血制备技术、制备生产效率和质量控制抽检结果等方面进行总结和分析,进一步呈现我国目前成分血制备生产及质量控制现状,为促进资源优化、提升成分血制备和供血服务能力、保障临床用血安全提供依据。

第一节　成分血制备概述

20 世纪 40 年代,血液成分制备技术相关设备、耗材的出现,为成分输血的发展奠定了基础。大容量低温离心机、热合机、血细胞分离机等专业设备,以及一次性塑料血袋、去白细胞过滤器等多种专业耗材的应用,推动了成分血制备领域的快速发展。这使得临床能迅速获得各类成分血,满足不同患者病情的实际需要。全血的成分与体内循环血液基本一致,但采集后随着保存期延长,其中的血小板及不稳定凝血因子会逐渐失去生物学活性。因此,全血主要作为成分血制备的原料血液(或称起始血液)。成分血是指采用特定方法,在一定条件下将全血中一种或多种成分分离出来,用于临床针对性治疗的血液成分。

一、成分血的分类

临床输注用全血和成分血作为血液产品中的一大类,按不同的分类依据可以分成以下几大类。

1. 按照原料血的来源分类,可分为全血制备成分血和单采成分血等。

2. 按全血中主要成分分类,可分为红细胞成分血、血小板成分血、血浆成分血、粒细胞成分血等至少四大类。

3. 按成分血制备技术分类,可分为去白细胞成分血、辐照成分血、病原体灭活成分血等。

4. 按成分血制备流程分类,可分为:初次制备成分血,如血浆、白膜法/富血小板血浆法制备浓缩血小板、悬浮红细胞等；再加工制备成分血，即根据临床需求对初次制备品再加工，如洗涤红细胞、辐照单采血小板和冷沉淀凝血因子等。

目前国内采供血机构供应临床的成分血主要包括：红细胞成分血中的浓缩红细胞、去白细胞浓缩红细胞、悬浮红细胞、去白细胞悬浮红细胞、洗涤红细胞、冰冻红细胞、冰冻解冻去甘油红细胞、辐照红细胞等；血小板成分血中的浓缩血小板、去白细胞浓缩血小板、辐照浓缩血小板、混合浓缩血小板、混合去白细胞血小板、少血浆血小板、洗涤血小板、单采血小板、去白细胞单采血小板、辐照单采血小板等；血浆成分血主要包括冷沉淀凝血因子、新鲜冰冻血浆、单采新鲜冰冻血浆、病原体灭活新鲜冰冻血浆、冰冻血浆、病原体灭活冰冻血浆等；粒细胞成分血主要包括单采粒细胞、辐照单采粒细胞等。不同种类的成分血有其各自的功能和适应证，如红细胞适用于改善慢性贫血或急性失血导致的缺氧症状等；血小板适用于血小板减少或功能异常引起的凝血功能障碍；血浆适用于多种原因导致的凝血因子缺乏等。

二、成分血制备技术

由于献血者健康征询与延期献血的选择能力有限、血液筛查技术与范围存在局限、新发及未知传染病病原体的威胁以及预防成本高昂等客观因素，各类输血传染病预防策略仍有提升空间。而成分血制备技术的应用能提高输血疗效与质量，减少输血不良反应。

（一）离心分离技术

离心分离是将全血中不同血液成分依照比重差异进行分离的技术，它是全血来源血液成分制备的基本技术。不同血液成分的沉降主要取决于其大小、密度差异，因而不同血液成分的特性决定了其离心力、离心时间、离心温度、加速度和减速度等离心条件。全血分离血液成分时，可设置多个离心程序，每台离心机需设置标准化的最佳条件，以达到良好分离的效果。离心分离后将血液成分转移到不同血袋中，进一步加工需要借助分离夹板或自动化分离设备。

（二）白细胞去除技术

去除白细胞的方法有离心法、洗涤法、过滤法等多种方法。过滤法是目前最有效、最常用的去除白细胞的方法，它利用白细胞滤器的机械阻滞和生物吸附作用去除白细胞。目前市场上通用的全血白细胞滤器主要为第三代产品，其核心结构采用聚酯纤维无纺布作为滤膜基质，并在纤维材料中复合了特定高分子聚合物。该过滤系统通过物理拦截与生物黏附双重作用机制，能够有效清除全血中99.9%的白细胞。去白细胞成分血可减少非溶血性发热反应（FNHTR）、白细胞抗原（HLA）同种免疫反应及巨细胞病毒（CMV）和人类嗜T淋巴细胞病毒（HTLV）感染等。一般认为白细胞 $\leqslant 2.5 \times 10^8/U$ 可预防FNHTR，白细胞 $\leqslant 2.5 \times 10^6/U$ 可预防CMV感染或HLA同种免疫。

（三）血液辐照技术

血液辐照技术是指采用一定剂量的电离辐射（γ射线、X射线）对全血或成分血进行照射，灭活其中具有免疫活性的淋巴细胞，同时保持其他细胞和血液成分功能活性的技术。为保障辐照过程的有效性，辐照剂量应严格控制在25~50Gy，避免剂量不足导致活性淋巴细胞残留过多或过量损伤红细胞/血小板功能。为保障辐照成分血的质量安全，血液辐照装置需依据标准操作程序定期实施性能验证，包括剂量校正和放射分布校正，确保辐照均匀性。血液辐照技术主要用于红细胞、血小板等成分血的再加工，制备的辐照成分血可预防免疫功能低下的患者发生输血相关移植物抗宿主病（TA-GVHD）。

(四) 病原体灭活技术

不断进步的病原体筛查技术显著降低了经血传播疾病的风险,但已知未检和新发、突发传染病仍有经血传播的可能。血液病原体灭活是指通过物理或化学方法破坏血液中病原体蛋白或核酸结构,使病原体丧失感染、致病和增殖能力。国际上已成功用于血浆灭活的方法有 SD 法、亚甲蓝光化学法、补骨脂素(S-59)光化学法、核黄素光化学法,用于血小板灭活的有补骨脂素(S-59)光化学法和核黄素光化学法。我国成分血病原体灭活技术也已建立成熟的方法,主要以亚甲蓝光化学法灭活血浆为主。制备的病原体灭活血浆能降低经血传播疾病的风险,但病原体灭活也可能破坏或消耗血浆蛋白或细胞成分,考虑到成本和潜在毒性,需要在使用时平衡其有效性和安全性。

(五) 冷沉淀凝血因子制备技术

冷沉淀凝血因子是从血浆中提取的一种富含凝血因子的成分,主要用于治疗凝血功能障碍(如纤维蛋白原缺乏、血友病等),可通过虹吸法和离心法两种方法进行制备。

1. 虹吸法 当新鲜冰冻血浆(FFP)在 1~6℃的环境中融化时,血浆中的纤维蛋白原、凝血因子Ⅷ等成分溶解度降低形成沉淀。利用虹吸原理,融化的血浆部分被转移至空袋,制成去冷沉淀血浆,而含有沉淀物的少量血浆(40~50ml)保留在袋中,混合制成冷沉淀凝血因子。该方法操作简单,但对温度和时间的控制要求严格,虹吸过程中需小心操作,避免沉淀物被吸出。

2. 离心法 冷沉淀中的成分密度大于血浆,可通过离心将沉淀物从血浆中分离。将血浆在 1~6℃融化后,通过离心将密度较大的冷沉淀沉积在袋底部,经分离上清液后可得到冷沉淀凝血因子。

(六) 成分血保存技术

1. 低温液体保存技术 在低温条件(2~6℃)下,将全血及红细胞成分血保存于适宜的保养液和容器中,以尽可能延长离体血液有效保存期的技术。其关键在于防止血液凝固、维持红细胞代谢所需的能量物质、增加红细胞的放氧能力、维持适宜的 pH、降低贮存温度等。目前,常用的血液保养液配方及保存时间见表5-1。

表 5-1 血液保养液配方及保存时间

	ACD-A	ACD-B	CPD	CP2D	CPDA-1	CPDA-2
枸橼酸钠 /(g·L^{-1})	22.0	13.2	26.3	26.3	26.3	26.3
枸橼酸 /(g·L^{-1})	8.0	4.8	3.27	3.27	3.27	3.27
无水葡萄糖 /(g·L^{-1})	24.5	14.7	25.5	51.1	31.9	44.6
磷酸二氢钠 /(g·L^{-1})	—	—	2.22	2.22	2.22	2.22
腺嘌呤 /(g·L^{-1})	—	—	—	—	0.275	0.550
(保养液:血)/ml	1.5:10	2.5:10	1.4:10	1.4:10	1.4:10	1.4:10
保存时间 /d	21	21	21	21	35	42

2. 冷冻保存技术 血液的不同成分有其不同的适宜的冷冻保存条件,这里主要讲红细胞成分血的冷冻保存技术。将红细胞成分血与适宜的冷冻保护剂结合,在超低温条件下保存的技术。常用的细胞内保护剂有甘油(丙三醇)和二甲基亚砜(DMSO)等,细胞外保护剂有乳糖

和聚乙二醇(PEG)等,我国目前常用的红细胞冷冻保护剂是甘油。冷冻保存技术是血液保存方法的重大突破,冷冻后的红细胞在 -65℃ 以下可保存 10 年,为稀有血型血液的长期储备和供应创造了条件。

(七) 血液成分单采技术

血液成分单采技术是指利用血细胞分离机在密闭条件下,将献血者血液中的特定成分(如血小板、粒细胞、血浆等)进行选择性分离,同时将剩余血液成分回输给献血者体内的过程。该技术在国内主要用于制备单采血小板,每个采集程序可以采集 1、1.5、2 AED 单采血小板,是目前供应临床的主要血小板成分血。

第二节　成分血制备生产效率

效率(efficiency)可引申出多种含义,一般指在给定的投入(如原材料、人力和资金等)和技术条件下,对资源分配与使用以满足设定目标和需求的有效性进行评价的方式或指标,体现所达结果与所用资源之间的关系。生产效率是实际产出与标准产出的比率,可反映实现最大产出、达到预定目标或运营最佳服务的程度,常被一些国际组织用作评价采供血机构执业能力和费效管理水平的指标之一。随着科技的不断发展,成分血制备技术已从传统的手工法逐步向自动化、标准化迈进。成分血制备技术的应用、制备生产能力及生产效率直接影响临床用血的安全性、有效性和合理性。因此,采供血机构应优化资源分配,根据临床需求动态调整红细胞、血浆、血小板及冷沉淀凝血因子等成分血的制备量,在满足临床不同病患治疗需求的同时降低血液报废率,节约血液资源。当前,我国不同地区采供血机构的规模、血液采集流程、成分血制备能力、所提供的成分血种类及质量存在差异。基于此,本节对工作组收集的 23 家采供血机构成分血制备相关指标数据,从成分血制备技术的应用、制备生产能力及生产效率等方面进行综合分析,揭示国内目前成分血制备生产现状,为采供血机构优化成分血供应体系提供参考。

一、成分血制备技术的应用

目前国内广泛应用的白细胞去除技术、血液辐照技术、病原体灭活技术在提升血液安全性和临床疗效中的核心作用已得到广泛认可,但受限于技术成本、设备普及度和临床认知差异,在国内的应用仍呈现显著的区域不均衡性。

(一) 红细胞成分血贮藏前去白细胞技术的应用

2014—2024 年,23 家采供血机构均可制备去白细胞悬浮红细胞(其中 1 家为 2024 年新开展),一半以上的采供血机构红细胞成分血贮藏前去白细胞百分比超过 80% 且接近 100%,部分采供血机构连续多年保持 100%;少部分采供血机构开展比例较低(如 Z4、F6、B1、C3等),可能与临床需求量少有关(图 5-1)。许多国家要求必须去除白细胞,例如英国于 1998 年通过立法要求所有临床用血都必须去除白细胞,部分国家(包括中国、美国)尚未将去除白细胞作为基本要求,但许多采供血机构会将储存前去除白细胞作为标准操作。2021 年,美国86.4% 输注的全血和红细胞在储存前进行了白细胞去除,临床输注的全血和红细胞最终进行白细胞去除的比例达 95.4%。

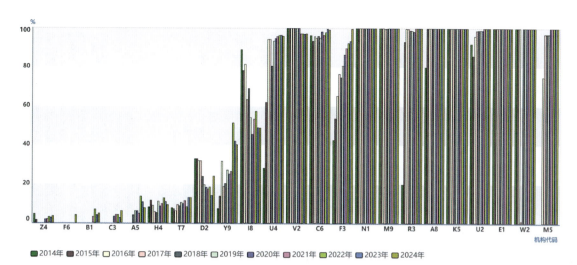

图 5-1　2014—2024 年红细胞成分血贮藏前去白细胞百分比

（二）红细胞及血小板成分血辐照技术的应用

常引起 TA-GVHD 的是全血、粒细胞、红细胞和血小板，目前我国全血和粒细胞成分血应用很少，血液辐照技术主要用于处理红细胞及血小板成分血。2016—2024 年，23 家采供血机构中有 19 家开展辐照技术，占比 82.6%，其中红细胞成分血发放前辐照的百分比整体偏低，仅 1 家超过 50%。血小板成分血发放前辐照的百分比（最高 100%）显著高于红细胞（最高约 50%），总体来看，辐照技术的应用呈现波动增长趋势，红细胞成分血的辐照比例虽然也有增长，但总体比例和增长幅度均低于血小板（图 5-2、图 5-3），分析原因可能与辐照血小板推广度高、需求度高有关。在基因多态性较低的国家，TA-GVHD 发生的风险较高，日本 1998 年开始全面推广辐照技术。其 2024 年数据显示，红细胞及血小板成分血的辐照技术应用率已分别达到 95.6% 和 99.5%，提示我国血液辐照技术应用水平与发达国家相比仍存在显著差距。

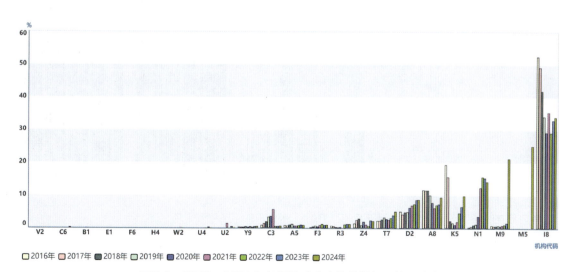

图 5-2　2016—2024 年红细胞成分血发放前辐照的百分比

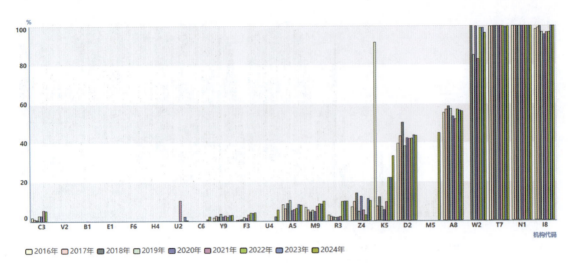

图 5-3 2016—2024 年血小板成分血发放前辐照的百分比

(三) 血浆成分血病原体灭活技术的应用

目前我国主要采用亚甲蓝光化学法对血浆成分进行病原体灭活。2014—2024 年,23 家采供血机构中大部分机构开展了病原体灭活,其中数家机构实现了 100% 血浆病原体灭活。病原体灭活血浆的百分比总体呈现增长趋势,表明我国血浆病原体灭活技术推广有所成效。部分机构呈现先升后降趋势,且 2019—2022 年血浆病原体灭活的百分比达到顶峰,主要与新冠疫情期间各地加大了血浆病原体灭活的力度有关。随着疫情结束,2023—2024 年血浆病原体灭活的百分比略有回落(图 5-4)。如前所述,考虑到病原体灭活的成本和潜在毒性,目前大部分采供血机构按临床需求制备病原体灭活血浆,但随着病原体灭活技术的进步,在消除这些制约因素后,或可在全国范围内全面推广病原体灭活血浆。

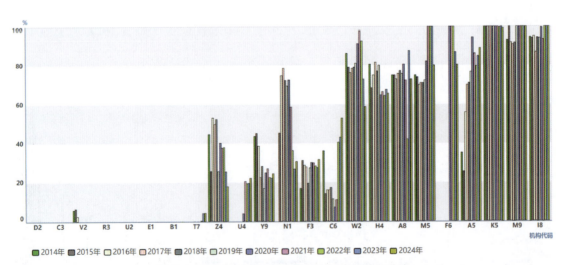

图 5-4 2014—2024 年病原体灭活血浆的百分比

二、成分血制备生产能力

成分血制备量直接反映了采供血机构的成分血制备生产能力,是衡量采供血机构综合能力的关键指标。红细胞、血小板、血浆等成分血的科学制备是现代输血医学的核心环节,提升成分血制备生产能力不仅能够优化血液资源利用率、降低输血风险,更是保障临床用血安全、满足急危重症救治需求的基础。

(一) 全血/红细胞成分血制备生产能力

1. **全血制备生产能力** 全血中含有红细胞、血浆蛋白、稳定的凝血因子,成分与体内循环血液成分基本一致,单次输注即可提供合适比例的红细胞、血浆和血小板,尤其适用于创伤等大量失血的急救、体外循环以及换血治疗。

2014—2024 年,23 家采供血机构均可向临床提供全血,但数量很少。2024 年,除 1 家机构发放合格全血约 1 000U,其他机构的合格全血量均在 500U 以下(图 5-5)。目前各采供血机构均按需制备,临床应用数量不多。但低滴度 O 型全血(LTOWB)的输注在院前急救,尤其是转运时间较长的创伤抢救等特殊场景中具有独特的优势,LTOWB 还可用于战区、偏远地区以及海上作业等极端环境。一些国家或地区(如美国)为救护车配备 LTOWB,作为院前复苏的紧急替代血供。我国全血的使用量整体较低,但 LTOWB 的院前使用有可能成为未来血液应急保障体系的一部分,和其他成分血一起应对不同突发状况下的需要。

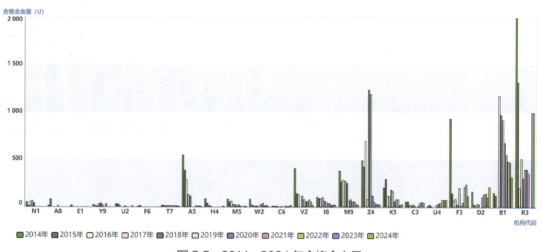

图 5-5 2014—2024 年合格全血量

2. **红细胞成分血制备生产能力** 2016—2024 年,23 家采供血机构用 400ml 全血制备的红细胞成分血数量整体呈上升趋势(图 5-6),但各采供血机构表现差异显著,与各地区全血采集量的趋势变化一致。部分采供血机构在 2020 年制备量骤降,2021 年后快速恢复,推测受到疫情冲击献血量减少所致。总体来看,红细胞类成分血制备量均呈上升趋势(图 5-6、图 5-7),但 400ml 全血制备的红细胞成分血的贡献显著更高(占总量的 60%~70%),驱动整体增长。相比之下,200ml、300ml 全血制备的红细胞成分血数量更易受外界因素影响,尤其在疫情后变化幅度更显著(±20%)。

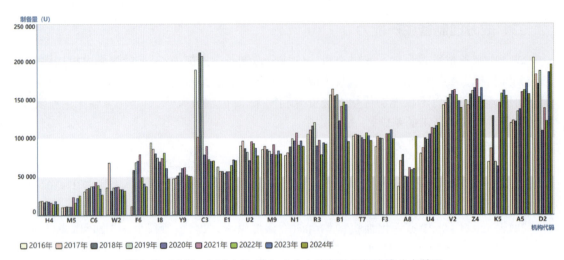

图 5-6　2016—2024 年 400ml 全血制备的红细胞成分血数量

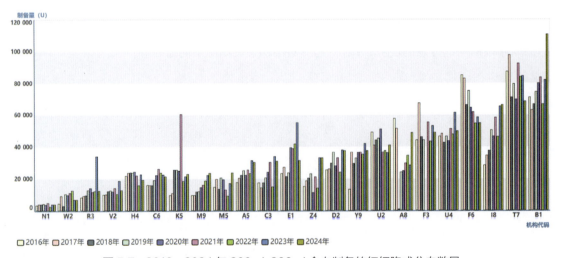

图 5-7　2016—2024 年 200ml、300ml 全血制备的红细胞成分血数量

（二）血小板成分血制备生产能力

1. 浓缩血小板制备生产能力　浓缩血小板从全血中提取,虽然成本低廉、易于采集和处理,但相比单采血小板可能混有更多红细胞,更易引起免疫性输血反应,常作为单采血小板不足以满足临床需要时的有效补充。全血制备的浓缩血小板的生产能力一定程度上反映了各地临床血小板输注需求和单采血小板供应能力之间的差异。

2014—2024 年,23 家采供血机构中有 16 家开展了浓缩血小板制备,仅 2 家年制备量相对较高,各采供血机构浓缩血小板制备情况差异较大,且整体呈下降趋势(图 5-8)。全血制备的浓缩血小板量的下降,体现了我国单采技术的应用和推广颇有成效。

2. 白膜法制备的混合浓缩血小板制备生产能力　混合浓缩血小板的制备包括白膜混合制备和单袋浓缩血小板混合制备。每单位浓缩血小板的血小板计数因献血者个体差异和制备方法不同而存在差异,不同地区的混合浓缩血小板可由不同个数的全血来源的浓缩血小板

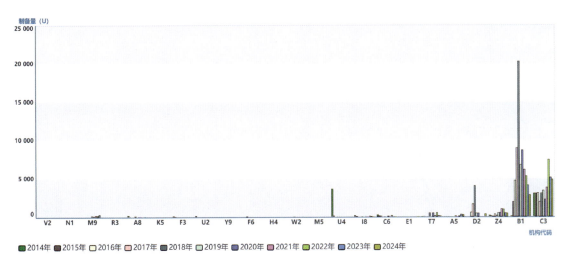

图 5-8　2014—2024 年全血制备的浓缩血小板量

汇集而成。2024 年的数据显示有 3 家采供血机构每个成人治疗量混合浓缩血小板来自 6 人份全血,2 家来自 5 人份全血(图 5-9)。1 个成人治疗量的混合浓缩血小板所汇集的浓缩血小板单位数反映了当地人群的血小板计数水平和采供血机构浓缩血小板制备能力。

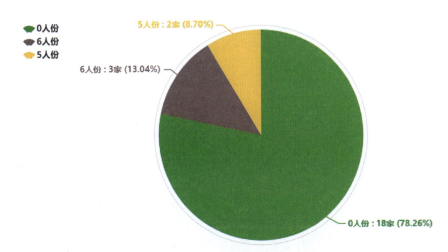

图 5-9　2024 年每个成人治疗量的混合浓缩血小板来自多少人份全血

2021—2024 年,23 家采供血机构中仅 7 家提供了白膜法制备的混合浓缩血小板量,且制备情况差异显著(图 5-10),分析原因,可能受制于以下观念和操作因素:相对于单采血小板,混合浓缩血小板因多人份混合输注,患者暴露于更多供体,增加了输血不良反应风险;加之临床输血前检测烦琐且输注过程复杂,导致临床使用意愿低,进而使各地采供血机构的制备意愿下降。

(三) 血浆成分血制备生产能力

1. 新鲜冰冻血浆制备生产能力　2016—2024 年,各采供血机构的新鲜冰冻血浆制备量呈阶段性波动,整体趋势不显著(图 5-11)。需要注意的是,部分采供血机构的新鲜冰冻血浆

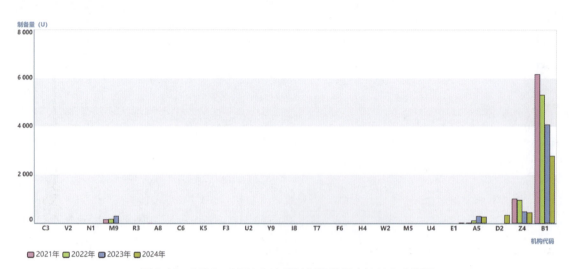

图 5-10　2021—2024 年白膜法制备的混合浓缩血小板量

制备量可能为新鲜冰冻血浆终产品数量,不包含后期用于生产冷沉淀凝血因子的新鲜冰冻血浆数量,该数据可能不能真实反映实际新鲜冰冻血浆制备量。新鲜冰冻血浆制备量一方面受全血采集量影响;另一方面,由于有制备时间的限制,也受各采供血机构运输能力、制备能力的影响。新鲜冰冻血浆制备量较少的采供血机构,应分析其具体原因,通过加强献血宣传和招募、优化血液采集、运输和制备流程等提高新鲜冰冻血浆的留存比例。

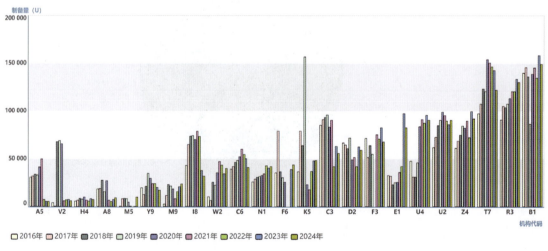

图 5-11　2016—2024 年新鲜冰冻血浆制备量

2. 冷沉淀凝血因子及去冷沉淀血浆制备生产能力　2016—2024 年,23 家采供血机构中开展冷沉淀凝血因子制备的有 22 家,1 家未开展(图 5-12)。大部分采供血机构的冷沉淀凝血因子制备量呈上升趋势,少数持平或稍有下降。各采供血机构的制备量存在显著差异,主要受全血采集量、新鲜冰冻血浆制备量和临床用血需求的影响。

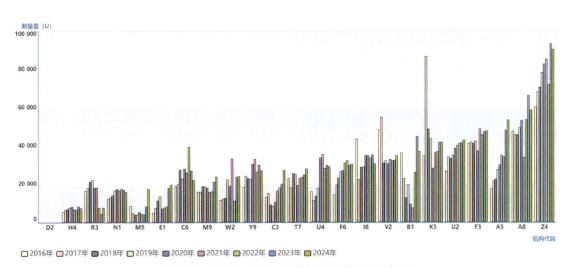

图 5-12　2016—2024 年冷沉淀凝血因子制备量

2016—2024 年,去冷沉淀血浆与冷沉淀凝血因子制备量趋势大体一致(图 5-12、图 5-13)。部分采供血机构去冷沉淀血浆制备量远高于冷沉淀凝血因子制备量,可能原因为计量方式导致的数据错误,需分析原因后加强管理,避免血液浪费。部分采供血机构有制备冷沉淀凝血因子,但去冷沉淀血浆制备量为 0,可能的原因是将去冷沉淀血浆报废或没有将去冷沉淀血浆与冰冻血浆进行区分,无法做出数量统计。去冷沉淀血浆与新鲜冰冻血浆相比,缺少Ⅷ因子、Ⅷ因子、血管性血友病因子(vWF)、纤维蛋白原及纤维结合蛋白等,但白蛋白和其他凝血因子与新鲜冰冻血浆含量相当,可用于血栓性血小板减少性紫癜患者的输注或血浆置换,还可用于维生素 K 缺乏患者或用于纠正华法林抗凝治疗引起的出血。冰冻血浆与新鲜冰冻血浆相比,主要缺少不稳定凝血因子(凝血因子 V 和Ⅷ),适用于补充稳定的凝血因子。因此,去冷沉淀血浆与冰冻血浆的成分和适应证存在差异,宜区分标识;去冷沉淀血浆仍有其独特的利用价值,不宜浪费。

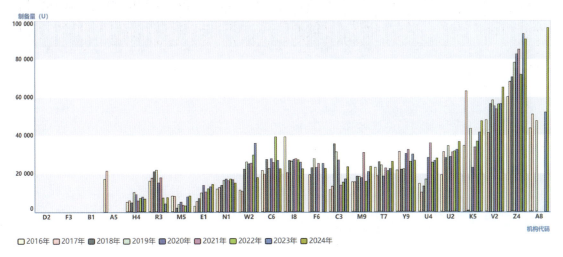

图 5-13　2016—2024 年去冷沉淀血浆制备量

三、成分血制备生产效率

执业比对将工作场所设置、员工工作情况、血液采集制备和供应等 9 个方面指标用来评价采供血机构运营管理,其中生产效率相关指标更是直接反映了机构运营和资源优化使用效率。成分血制备生产效率一般指固定投入量下,制作过程的实际产出与最大产出两者间的比率,反映了采供血机构血液采集后的制备能力、血液产品质量、血液库存有效率、报废率等情况,影响其生产效率的因素非常多,包括设备、方法、材料、人员和环境等。

(一) 红细胞成分血和全血制备生产效率

红细胞成分血和全血制备生产效率为全血制备合格的红细胞成分血和全血与采集的全血之间的比率,反映采供血机构对全血资源的利用效率。

1. 全血红细胞成分血制备生产效率 2014—2018 年,我国全血红细胞成分血制备生产效率在波动中稳步提升。除个别采供血机构个别年份外,其余采供血机构的红细胞成分血和全血生产效率均能达到 95% 以上,部分接近或达到 100%(图 5-14)。各采供血机构长期维持高水平制备生产效率,且整体趋势较前提高,提示我国红细胞成分血和全血的制备能力稳步提升、血液质量及血液报废控制得当。连续追踪 5 年,现已删除该指标,后续如情况有变可再行追踪。

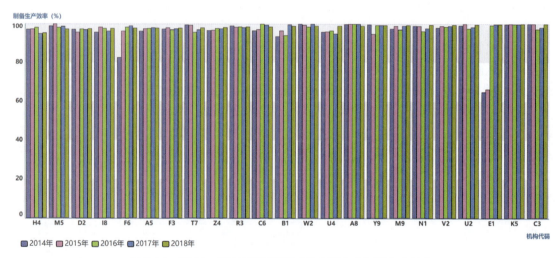

图 5-14 2014—2018 年红细胞成分血和全血制备生产效率

2. 红细胞成分血制备生产效率 2014—2018 年,各采供血机构红细胞成分血制备生产效率均维持在高位(图 5-15)。个别采供血机构个别年份较低的情况,考虑与全血使用、血液质量、制备过程中报废等原因有关。各采供血机构长期维持高水平红细胞成分血生产效率,考虑一方面全血使用较少,大多数全血用于制备红细胞成分血;另一方面,由于加强健康征询、献血前检测和制备等环节管理,报废率逐年降低,合格红细胞成分血比例也得到提升。连续追踪 5 年未见明显变化趋势,目前已删除该指标,后续如情况有变再行追踪。

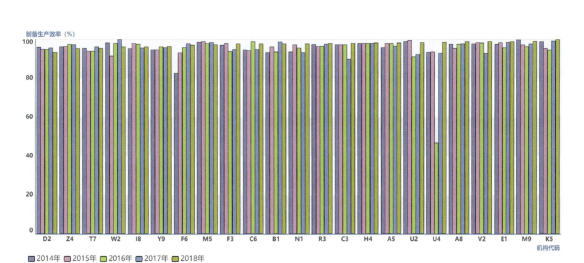

图 5-15　2014—2018 年红细胞成分血制备生产效率

（二）血小板成分血制备生产效率

血小板成分血的制备生产效率一般可以理解为采供血机构实际向临床供应的血小板成分血量与采集制备量之间的比率。单采血小板生产效率主要与采集、供应相关,不在本章讨论范围,详见本书第七章第二节。本部分主要讨论浓缩血小板制备生产效率,反映采供血机构制备、供应浓缩血小板以满足临床需求的能力。

2014—2024 年,我国浓缩血小板(400ml 全血制备)制备生产效率差异较大(图 5-16),23 家采供血机构中约有一半未开展浓缩血小板制备;2014 年有 10 家机构开展浓缩血小板制备,平均制备效率为 50.2%,至 2024 年,开展浓缩血小板制备的 9 家机构平均制备生产效率提升至 66.6%。浓缩血小板作为单采血小板供应不足时的有力补充,其制备生产效率低,表明我国单采血小板采集、供应较充足,对浓缩血小板的需求不高。根据临床需求动态调整浓缩血小板制备量,是有效节约血液资源、减少过期报废的有效途径。

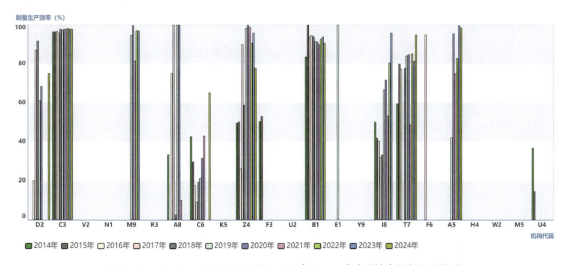

图 5-16　2014—2024 年浓缩血小板(400ml 全血制备)制备生产效率

（三）血浆成分血制备生产效率

血浆成分血制备生产效率是用来衡量生产团队从全血中制备血浆成分效率的指标,计算公式为"(血浆成分血制备量/完成捐献的全血量)×100%"。该指标通过计算全血制备的血浆成分血(新鲜冰冻血浆、冷沉淀凝血因子等)占完成捐献的全血量的比例,其决定因素主要有生产流程的技术水平、合格率、库存管理能力等。

1. **新鲜冰冻血浆制备生产效率**　2016—2024年,23家采供血机构均开展新鲜冰冻血浆制备,各地采供血机构差异较大,高效率机构(年均效率89.3%)与低效率机构(年均效率15.3%)差异达5.8倍(图5-17);部分采供血机构生产效率稳定各年份间变化幅度较小,部分采供血机构波动剧烈,反映不同地区和采供血机构对血液成分存在不同的需求和处理策略。2024年,仅10家采供血机构的新鲜冰冻血浆制备生产效率达到50%以上,表明该领域仍有较大的提升空间。新鲜冰冻血浆能很好地保存不稳定的凝血因子,其生产效率高提示血液得到充分应用,但其受运输、制备时间、设备和人员等多因素影响,且新鲜冰冻血浆制备量的统计口径存在差异,该数据可能不能真实反映各采供血机构实际新鲜冰冻血浆生产情况,还需结合冷沉淀凝血因子的制备情况进行综合分析。

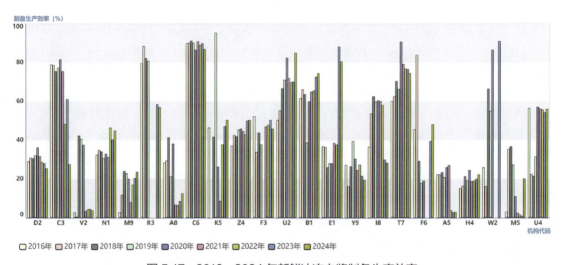

图 5-17　2016—2024年新鲜冰冻血浆制备生产效率

2. **冷沉淀凝血因子及去冷沉淀血浆制备生产效率**　2014—2024年,23家采供血机构中1家未开展冷沉淀凝血因子的制备,其余22家采供血机构冷沉淀凝血因子制备生产效率差异较大(图5-18),最低的不足1%,最高的达81.7%,10年年均效率为15.4%。多数采供血机构制备生产效率有所提升,部分呈现持续或阶梯式增长,体现了制备能力的提升;少部分采供血机构生产效率较低。分析原因可能包括:①新鲜冰冻血浆发放量较高,导致冷沉淀凝血因子生产比例降低;②采供血机构采血量较大,但成分血制备人员相对不足;③临床对冷沉淀凝血因子的需求有限等。

2014—2024年,去冷沉淀血浆与冷沉淀凝血因子制备生产效率趋势大体一致(图5-18、图5-19)。其中,2家采供血机构虽有制备去冷沉淀凝血因子,但去冷沉淀血浆制备量为0,分析原因可能是将去冷沉淀血浆报废或没有将其与冰冻血浆进行区分。

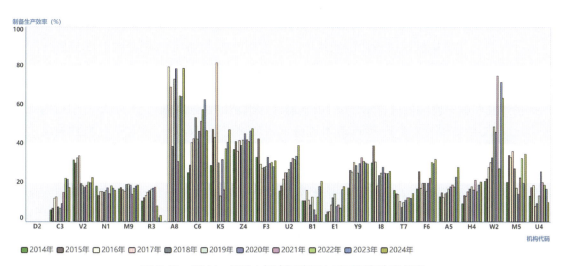

图 5-18　2014—2024 年冷沉淀凝血因子制备生产效率

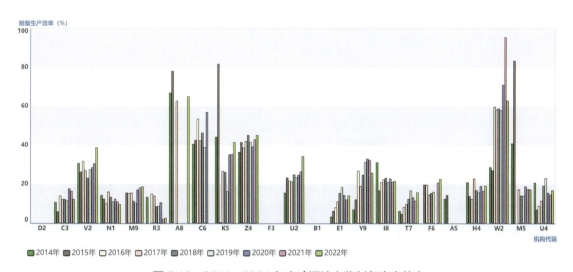

图 5-19　2014—2024 年去冷沉淀血浆制备生产效率

第三节　成分血质量控制

《血站技术操作规程(2019 版)》《全血及成分血质量要求》(GB 18469—2012)《全血及成分血质量监测指南》(WS/T 550—2017)等规范性文件规定了临床输注用全血及成分血的质量要求、监测方法、检查结果分析与利用原则,为临床用血安全、有效提供了基础保障。在现代医学的输血治疗中,成分输血已经成为主流且至关重要的手段,采供血机构越来越重视成分血质量抽检结果在血液有效性评价方面的应用。目前国内采供血机构对血液质量抽检结果的应用大多局限在机构内的纵向比对，极大限制了血液质量抽检结果的应用质效。由于 APBN 执业比对指标未涵盖血液质量抽检结果相关内容，基于我国独特的成分血终产品质量控制抽检工作实际，为进一步监测和评价成分血制备质量，我国执业比对工作组在执业比对过程中，依据行业法律法规，创建了成分血质量控制相关新指标并进行数据采集，具体包括悬浮红细胞的血红蛋白含量、去白细胞悬浮红细胞的白细胞残留量、单采血小板的血小板含量、浓缩血小板的血小板含量、新鲜冰冻血浆的Ⅷ因子含量等。鉴于成分血种类及质量抽检项目众多，且多种成分血质量评价会涉及同一个关键指标，工作组目前选择一种成分血代表质控关键指标进行比对。本节将综合考虑血液产品特性、制备发放量和质控项目标准要求等，结合指标的数据采集结果进行分析，供同行了解国内成分血质量控制现状与变化趋势、发现差距与不足、明确提升目标、制定改进方案，持续提升采供血机构成分血制备质量，在保障临床用血安全性的基础上提升有效性。需特别说明的是，为了避免不同采供血机构质量抽检频次和数量差异带来的影响，本节指标采集的数据均为统计周期内各采供血机构该指标的检测平均值。且标杆管理应该是建立在符合国家和行业强制性要求的基础上，不断提升血液质量，因此本节指标数据的采纳和分析不包括检测值不符合行业标准的数据。此外，由于本节所涉及指标是我国执业比对工作组新创建的指标，其作用、适用性及分析准确性还需得到进一步的检验。

一、悬浮红细胞的血红蛋白含量

悬浮红细胞质量抽检包括外观、容量、血红蛋白含量、储存期末溶血率等 6 个质量控制项目，其中血红蛋白含量的标准要求数值属于开放变量，更适于开展比较。血红蛋白水平是重要的红细胞临床输注指征，也是献血者健康检查的标准。悬浮红细胞的血红蛋白含量既直接影响临床输注效果，又能间接反映献血者筛选和血液制备工作的质量。因此，本节选取"悬浮红细胞的血红蛋白含量"作为评价指标。悬浮红细胞的血红蛋白含量指统计周期内抽检悬浮红细胞血红蛋白含量的平均值（分 200ml、300ml、400ml 规格）。计算公式为"统计周期内抽检悬浮红细胞血红蛋白含量之和 / 统计周期内抽检悬浮红细胞的袋数（200ml、300ml、400ml 规格分开计算）"。

执业比对结果显示，2018—2024 年，三种规格的悬浮红细胞血红蛋白含量基本稳定，且均符合国家行业标准要求（图 5-20~ 图 5-22）。在 20 家采供血机构 108 组 200ml 悬浮红细胞样本中，排除 3 组离群值（K5：50.08g/ 袋、M5：44.00g/ 袋和 43.00g/ 袋）后，血红蛋白含量最大值为 35.50g/ 袋，最小值为 23.80g/ 袋，中位数为 28.41g/ 袋；16 家机构的 73 组 300ml 悬浮红细胞样本中，血红蛋白含量最大值为 51.23g/ 袋，最小值为 30.21g/ 袋，中位数为 43.00g/ 袋；21 家机构的 113 组 400ml 悬浮红细胞样本中，血红蛋白含量最大值为 69.00g/ 袋，最小值为 43.50g/ 袋，中位数为 56.88g/ 袋。

血红蛋白含量异常偏高导致的 3 组离群值，分析原因可能为献血者个体或地区差异。悬浮红细胞的血红蛋白含量质量控制抽检结果受献血者人群差异、献血者健康检查、制备方法等因素影响，为进一步确定影响因素，宜在人群血红蛋白含量基本相当的地区间进行横向比对的同时，开展机构内部历年血红蛋白含量值的纵向比对。

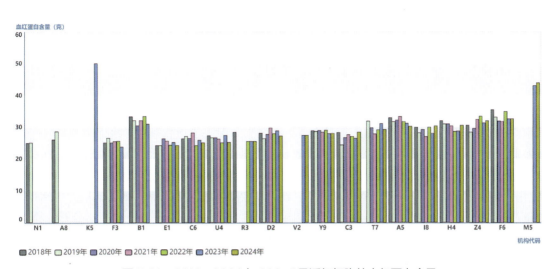

图 5-20 2018—2024 年 200ml 悬浮红细胞的血红蛋白含量

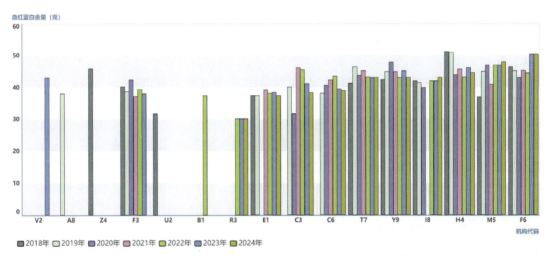

图 5-21 2018—2024 年 300ml 悬浮红细胞的血红蛋白含量

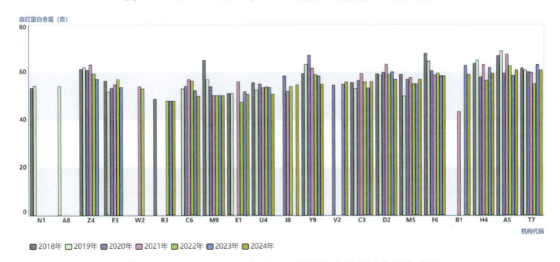

图 5-22 2018—2024 年 400ml 悬浮红细胞的血红蛋白含量

二、去白细胞悬浮红细胞的白细胞残留量

随着输血医学的发展,去白细胞悬浮红细胞已广泛应用于临床,通过滤器可滤除血液中99.9%的白细胞,从而减少高活性的氧自由基等对红细胞或患者免疫功能的损害,并显著降低输血不良反应的发生。在白细胞残留量、血红蛋白含量等7个去白细胞悬浮红细胞质量控制项目中,白细胞残留量会影响临床输注效果,且最能体现采供血机构去白细胞悬浮红细胞的制备能力。因此,本节选取"去白细胞悬浮红细胞的白细胞残留量"作为评价指标。去白细胞悬浮红细胞的白细胞残留量指统计周期内抽检去白细胞悬浮红细胞(分200ml、300ml、400ml规格)中白细胞残留量的平均值。计算公式为"统计周期内抽检去白细胞悬浮红细胞中白细胞残留量之和/统计周期内抽检去白细胞悬浮红细胞的袋数(200ml、300ml、400ml规格分开计算)"。

执业比对结果显示,2018—2024年,三种规格的去白细胞悬浮红细胞的白细胞残留量存在波动且差异较大,但均符合国家行业标准要求(图5-23~图5-25),说明制备技术成熟。其中,16家采供血机构74组200ml去白细胞悬浮红细胞的白细胞残留量值中,最大值为2.08×10^6个/袋,最小值为0.01×10^6个/袋,中位数为0.29×10^6个/袋;10家机构58组300ml去白细胞悬浮红细胞的白细胞残留量值中,排除1组离群值(M5:3.8×10^6个/袋)后,最大值为1.86×10^6个/袋,最小值为0.01×10^6个/袋,中位数为0.37×10^6个/袋;21家机构131组400ml去白细胞悬浮红细胞的白细胞残留量值中,排除1组离群值(M5:5.00×10^6个/袋)后,最大值为3.75×10^6个/袋,最小值为0.01×10^6个/袋,中位数为0.51×10^6个/袋。

影响去白细胞悬浮红细胞的白细胞残留量的因素很多,如检测方法、白细胞滤器类别、型号、血液过滤前温度、过滤操作技术水平等。随着白细胞滤器的不断开发和应用,其设计的白细胞滤除率已达到99.9%以上,白细胞滤器差异对白细胞残留量检测值的影响逐渐下降;检测方法的差异对白细胞残留量检测值的影响上升,因此,对白细胞浓度的检测宜采用残余白细胞计数仪法或大容量Nageotte血细胞计数盘法,避免采用血细胞计数仪直接检测。排除的2组离群值(均来自M5)提示该采供血机构的去白细胞悬浮红细胞的白细胞残留量有较高可能存在不符合国家标准的情况,宜增加抽检数量,并根据抽检结果查找原因。

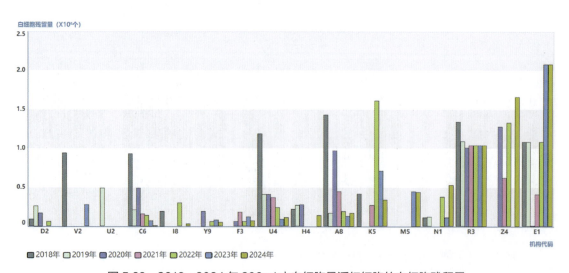

图5-23 2018—2024年200ml去白细胞悬浮红细胞的白细胞残留量

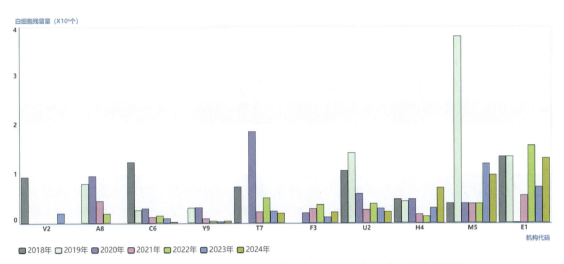

图 5-24　2018—2024 年 300ml 去白细胞悬浮红细胞的白细胞残留量

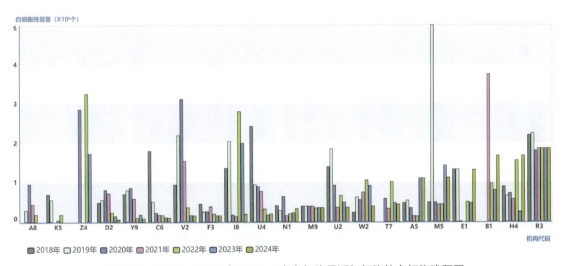

图 5-25　2018—2024 年 400ml 去白细胞悬浮红细胞的白细胞残留量

三、血小板成分血的血小板含量

随着临床医疗技术的发展,血小板使用量快速上升,目前临床上血小板输注以单采血小板为主,但在单采血小板不能完全满足临床需求时,浓缩血小板仍是有效补充。血小板含量是重要的临床输注指征,直接决定临床输注效果;同时,血小板含量作为血小板成分血质量控制项目中的开放变量,受献血前检测、采集参数设置及手工制备能力等因素影响,一定程度上反映采供血机构的血小板采集制备能力。因此,本节选取"血小板含量"作为血小板成分血质量的评价指标。

（一）单采血小板的血小板含量

单采血小板的血小板含量指统计周期内抽检单采血小板的血小板计数平均值。计算公式为"统计周期内抽检单采血小板的血小板含量之和 / 统计周期内抽检单采血小板的袋数"。

执业比对结果显示,2018—2024 年,23 家采供血机构提供了单采血小板的血小板含量值共 159 组,历年含量基本稳定且均符合国家行业标准要求(图 5-26)。其中血小板含量最高值为 3.65×10^{11} 个 / 袋,最低值为 2.50×10^{11} 个 / 袋,中位数为 2.82×10^{11} 个 / 袋。159 组血小板含量中有 3 组(来自 M9、H4、M5)接近 2.5×10^{11} 个 / 袋,提示这部分机构单采血小板的血小板含量有较高可能存在不符合国家行业标准的情况;另有 20 组高于 3.0×10^{11} 个 / 袋,提示有发生献血者采后血小板计数过低的风险。采集单采血小板时,实际产量与设定值之间往往存在一定波动,这种波动在分层采集时更为明显。单采血小板的实际产量受诸多因素影响,血小板校准系数(YSF 系数)是主要因素之一,根据血细胞分离机自带的含有 YSF 系数的计算公式,当输入献血者身高、体质量等数值,设备就能自动计算出采集目标数量血小板应当处理的体外循环血量和采集时间等参数。因此,结合执业比对结果,血小板含量偏高或偏低的采供血机构应增加抽检数量,并结合不同的血细胞分离机特点,适度调整采集参数。

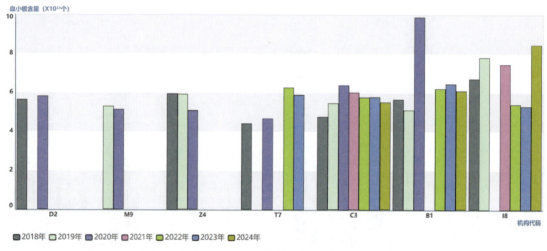

图 5-26 2018—2024 年单采血小板的血小板含量

(二) 浓缩血小板的血小板含量

浓缩血小板的血小板含量指统计周期内抽检浓缩血小板的血小板计数平均值。计算公式为"统计周期内抽检浓缩血小板的血小板含量之和 / 统计周期内抽检浓缩血小板的袋数"。

执业比对结果显示,2018—2024 年,仅 7 家采供血机构提供了浓缩血小板(400ml 全血制备)的血小板含量共 30 组,历年含量基本稳定且均符合国家行业标准要求(图 5-27)。其中血小板含量最高值为 9.88×10^{10} 个 / 袋,最低值为 4.41×10^{10} 个 / 袋,中位数为 5.80×10^{10} 个 / 袋。相较于单采血小板,浓缩血小板的血小板含量受献血者个体差异影响的波动幅度更大。除献血者个体差异外,分离前的储存温度和时间、离心转速、离心时间、血袋材质、操作人员技术水平等均会对浓缩血小板的血小板含量造成影响。因此,宜借鉴同行中血小板含量最高且历年含量基本稳定的采供血机构的制备实践,持续提高浓缩血小板质量。

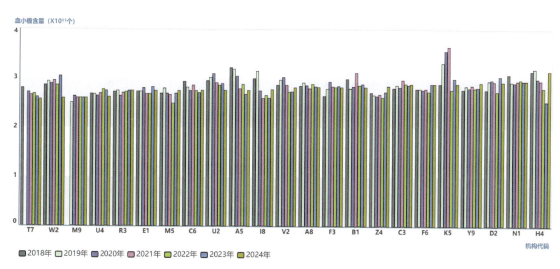

图 5-27 2018—2024 年浓缩血小板(400ml 全血制备)的血小板含量

四、新鲜冰冻血浆的Ⅷ因子含量

新鲜冰冻血浆质量抽检包括外观、血浆蛋白含量、Ⅷ因子含量等 5 个项目,其中血浆蛋白含量和Ⅷ因子含量的标准要求数值属于开放变量,更利于开展比对。Ⅷ因子含量是重要的临床输注指征,直接决定临床输注效果。从质量抽检实践结果来看,血浆蛋白含量鲜有出现不合格情形,而Ⅷ因子含量波动相对较大。因此,本节选取"新鲜冰冻血浆的Ⅷ因子含量"作为评价指标。新鲜冰冻血浆的Ⅷ因子含量指统计周期内抽检新鲜冰冻血浆的Ⅷ因子含量平均值。计算公式为"统计周期内抽检新鲜冰冻血浆的Ⅷ因子含量之和/统计周期内抽检新鲜冰冻血浆的袋数"。

执业比对结果显示,2018—2024 年,22 家采供血机构提供了新鲜冰冻血浆Ⅷ因子含量共 136 组,历年含量基本稳定且均符合国家行业标准要求(图 5-28)。排除 3 组离群值(C6:2.44IU/ml、M9:2.20IU/ml 和 2.10IU/ml)后,最大值为 1.39U/ml,最小值为 0.70IU/ml,中位数为 0.98IU/ml。新鲜冰冻血浆的Ⅷ因子含量与献血者本身Ⅷ因子水平、采集后血液储存温度、

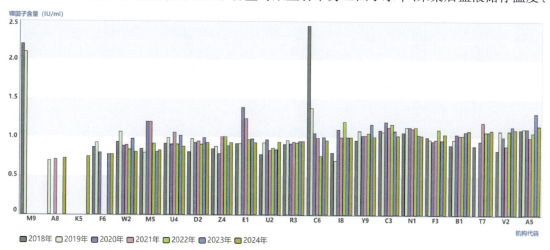

图 5-28 2018—2024 年新鲜冰冻血浆的Ⅷ因子含量

储存时间、制备流程、速冻速率等密切相关,严格控制冷链以及从全血采集到新鲜冰冻血浆冻结的时间是提高新鲜冰冻血浆Ⅷ因子含量的有效措施。部分采供血机构(如 A8、I8)部分年份的Ⅷ因子含量值接近 0.70IU/ml,提示其新鲜冰冻血浆有较高可能存在Ⅷ因子含量不符合国家标准的情况,宜增加抽检数量,并根据抽检结果查找原因;出现离群值的采供血机构(C6、M9)宜结合制备方法、检测方法以及同期冷沉淀凝血因子的Ⅷ因子含量等因素综合分析,明确检测结果异常偏高的原因。

《全血及成分血质量要求》(GB 18469—2012)对全血及成分血质量控制标准的描述,主要通过设定上、下控制限;同时兼顾献血者来源的个体多元性,采用含量的上下幅度(±)或范围(血比容)等方式规定相关指标,但这些标准明显缺少可以量化识别的判断依据。此外,质量控制抽样量普遍偏少,导致抽检的合格率和可信度存在不确定性,加之月度质量抽检易形成碎片化数据,不利于系统性分析和持续改进血液制备过程。因此,工作组创建的成分血质量控制相关新指标,有助于深入挖掘和有效应用质量抽检结果,促进采供血机构内部或机构间进行同比及趋势分析,从而推动血液制备过程的改进。

(傅雪梅　骆玥　崔欣　张旸)

第六章

献血者血液检测管理

为预防输血传染病（transfusion transmitted infectious diseases，TTIDs）的发生，在采供血活动的各个环节，都采取了积极的预防措施，主要包括以下几方面措施：①采供血机构依法建立质量管理体系，避免因差错导致 TTIDs 发生；②通过献血者健康检查和血液初筛评估，以排除高风险献血者；③对献血者的血液进行病原体相关标记物检测（简称血液检测），以排除有传染风险的血液；④实施献血者在任何时候均可退出的程序，如建立保密性弃血机制，就是为献血者提供的、能主动参与的、为降低输血传播疾病风险工作途径；⑤研发和应用新血液成分加工制备方法，如成分血病原体灭活技术，减少病原体存活的机会；⑥科学合理临床用血，尽可能减少不必要的异体血输血。其中血液检测主要包括献血前献血者血液初筛（简称血液初筛）、血液采集后献血者血液实验室检测（又称血液筛查）和血液检测结果的确认和使用。血液检测过程的规范化、标准化，科学选择血液筛查策略和筛查程序，定期评估输血传染病的残余风险等，是血液检测管理的重要任务和执业目标。

第一节　献血前献血者血液初筛管理

献血前献血者血液初筛（简称血液初筛）作为我国献血者健康检查的主要内容之一，借鉴医疗机构开展现场快速检测的经验，通过采用便携式分析仪器及配套试剂或快速检测试剂条，在献血现场选择适宜献血的献血者。一方面，通过对登记的献血者进行血液初筛确保其符合献血要求以保留合格的献血者；另一方面，血液初筛检测可排除大多数输血传染病病原体携带者，最大限度地减少具有传染性的血液进入血液加工处理环节，可降低内部感染风险，有效减少血液不必要的报废，加强血液安全。

一、血液初筛开展情况

我国行业标准《献血者健康检查要求》（GB 18467—2011）要求采供血机构必须对献血者献血前进行血液初筛。从血液初筛的目的出发，明确规定血液初筛结果以采供血机构现场检测结果为准，且该结果只用于判断献血者是否适宜献血，不作为献血者健康状态或疾病的诊断依据。血液初筛开展情况在不同国家和地区各有差别。

（一）国外血液初筛

国外献血前主要对献血者进行包括健康状况、生活方式和疾病风险因素等内容的征询。健康项目的检查因各地的政策法规不同而异，一般不做献血前输血传染病相关标记物的检测。如美国测量献血者的脉搏、体温和血压。采集指尖血做血红蛋白（Hb）、血细胞比容

(hematocrit,Hct)和血清铁含量筛查。2016 年 5 月 FDA 发布的《用于输注或血液制品制备的全血及成分血要求》将男性献血者最低 Hb 标准上调至 130g/L。英国和加拿大采集献血者指尖血,检测 Hb 以及血清铁含量,ABO 和 Rh(包括弱 D 检测)血型,同时测量体温和血压。但加拿大献血浆者在捐献之前,需要进行传染病相关标记物的筛查,包括 HIV、HBV 和 HCV 等。

（二）我国的血液初筛

无论是献全血还是单采血小板,捐献者都需要满足一定的健康条件,包括体重、血压、Hb 等。我国《献血者健康检查要求》规定的健康筛查内容包括对献血者进行健康状况、生活方式和疾病风险因素的征询,测量献血者的体重、血压和体温等一般体检项目。对全血捐献者血液初筛项目包括 ABO 血型正定型检测(简称血型)、Hb 测定(男 ≥120g/L;女 ≥115g/L)。对于单采血小板捐献者还要求:① Hct ≥ 0.36;②采血前血小板(PLT)计数,且 PLT ≥150 × 10^9/L 且 <450 × 10^9/L。此外,献血者不能患有传染性疾病,因此可以选择丙氨酸氨基转移酶(ALT)、乙型肝炎病毒表面抗原(HBsAg)、丙型肝炎病毒抗体(HCV 抗体)、人类免疫缺陷病毒抗体(HIV 抗体)以及梅毒螺旋体(简称梅毒)抗体(抗 -TP)等标记物进行快速初筛。实际工作中,采供血机构在综合考虑输血传染病在当地人群中的流行率、献血者等待时间以及卫生经济学等相关因素后,开展献血者血液初筛的项目。莫黎等分析了重庆市 19 家采供血机构血液初筛的现状:19 家均开展 ABO 血型、Hb、ALT、HBsAg 初筛,其中 15 家开展抗 -TP 初筛,11 家开展乳糜血初筛。潘彤等报道显示,京津冀 15 家采供血机构中有 13 家进行 ABO 血型、Hb、ALT 和 HBsAg 快速初筛,其中 1 家机构在前述项目基础上还开展抗 -TP 快速初筛。另 2 家则只进行 ABO 血型、Hb 和 ALT 初筛。

二、我国血液初筛现状

自 2021 年,比对组省级采供血机构分别就全血和单采血小板登记献血者的血液初筛项目开展比对,23 家机构参与比对并进行讨论分析,为各自优化血液初筛项目、方法和费效评价提供参考。

（一）全血登记献血者血液初筛项目

全血登记献血者血液初筛比对项目包括血型、Hb、ALT、HBsAg、HCV 抗体、HIV 抗体和抗 -TP。2021—2024 年期间该项比对结果没有变化,其中 20 家(100%)进行血型、Hb 和 ALT 筛查,19 家(95%)筛查 HBsAg,9 家筛查抗 -TP(45%),2 家(10%)筛查 HIV 抗体,另有 3 家筛查其他项目,所有的机构都未进行 HCV 抗体筛查,以 2024 年的比对结果为例,见图 6-1。

（二）单采血小板登记献血者血液初筛项目

单采血小板登记献血者血液初筛比对项目包括血型、Hb、ALT、HBsAg、HCV 抗体、HIV 抗体、抗 -TP、Hct 和 PLT 计数,比全血登记献血者的增加了 Hct 和 PLT 计数两项。

2021—2024 年,比对组 20 家机构中 19 家(95%)开展单采血小板登记献血者献血前血型、Hb 和 HBsAg 筛查,18 家(90%)筛查 ALT,17 家(85%)筛查 PLT,15 家(75%)筛查 Hct,11 家(55%)筛查抗 -TP,5 家(25%)和 4 家(20%)机构筛查 HIV 和 HCV 抗体,另有 7 家开展其他血液初筛项目。以 2024 年的比对结果为例,见图 6-2。

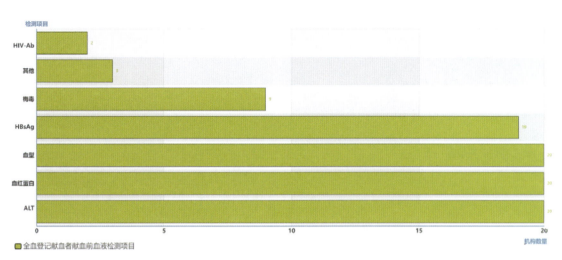

图 6-1　2024 年全血登记献血者血液初筛项目

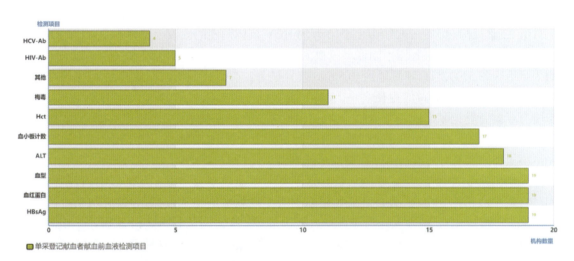

图 6-2　2024 年单采血小板登记献血者血液初筛比对项目

血液初筛项目除 Hb 和单采血小板献血者 Hct 和 PLT 计数为强制性检测项目,其他均为推荐项目。因此,各采供血机构开展的血液初筛项目并不相同,采用的方法也并不一致。全血和单采血小板的采集方式不同,捐献周期也有差别。对捐献血小板的献血者的健康要求更严格,Hct 和 PLT 计数需满足要求,以保证捐献者的安全和所捐献血小板的质量对患者的治疗效果。

推荐性初筛项目中 HBsAg 初筛不合格的登记献血者必须永久性延迟献血,赵冬雁等报道比对组 20 家采供血机构延迟献血的研究中,每年 HBsAg 初筛不合格都是导致延迟献血的主要原因之一。各机构登记献血者血液初筛使用的多是胶体金 HBsAg 快速检测试纸条,2021—2024 年间 N1、R3 两家的 HBsAg 初筛不合格率极低,而 C6、Y9 等机构几乎每年的 HBsAg 初筛不合格量均达到 1 000 例 /10 万以上(图 6-3)。分析这两家机构所在省会城市普通人群中 HBV 的流行情况,发现流行率较高,说明献血前初筛 HBsAg 的必要性。

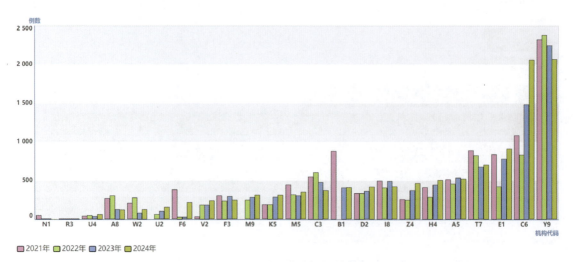

图 6-3　2021—2024 年 23 家机构每 10 万例登记献血者献血前 HBsAg 初筛不合格例数

23 家机构在全血登记献血者血液初筛项目中均未涉及 HCV 抗体的初筛,杨忠思等报道比对组 22 家机构 2017—2021 年间每 10 万例 HCV 抗体阴性的血液检测标本中 HCV RNA 检出例数为 0~17.28,反映我国不同区域献血人群的 HCV 新感染率存在较大差异。如华南区域的福州地区(3.3‰),与京津冀地区(0.50‰)差异显著。有研究证明献血前检测 ALT 可作为排除 HCV 感染潜在献血者的途径之一,近期郭燕等也报道实施 NAT 未检测出 HCV RNA 可能与所有献血者登记献血前进行 ALT 血液初筛有关。在此前提下,综合考虑效能、费效比等因素,23 家机构尚未在全血登记献血者血液初筛过程中开展 HCV 抗体初筛,只有 3 家机构在单采血小板登记献血者血液初筛过程增加了该项目。

采供血执业过程中,登记献血者的血液初筛对采血效率会产生一定的影响,若献血前征询、体检、血液初筛不合格,势必造成登记献血者不能献血的比例偏高,导致成功采血效率降低。许岚等报道比对组 20 家地市级采供血机构采血效率之间差异明显,4 家血站 5 年的平均采血效率均低于 90%,有 10% 的献血者因各种原因不能完成献血,这种情况不仅影响采血效率,还会影响血液采集量。赵冬雁等对比对组 20 家机构 2014—2019 年 120 个延迟献血率数据分析显示,ALT 不合格是导致献血者血液初筛不合格的首要因素。ALT 虽然可以作为肝炎病毒感染的替代指标,但非病理因素引起的 ALT 不合格,往往受献血者的饮食、生活习惯等因素,如高脂蛋白饮食、饮酒、药物、剧烈运动等影响,故特异性不高。Hb 异常也是登记献血者血液初筛异常的常见因素。因献血过程中红细胞的部分流失会造成献血者献血后 Hb 下降的趋势,国内对献血者 Hb 要求略高于临床的正常值水平,因此,导致部分人群不能满足献血要求。由于国外献血量和献血间隔均高于我国,因此 Hb 检测和血清铁的监测是其对献血者健康监测的重点。随着对重复献血者健康管理的关注,献血前的健康检测项目个性化方案,也将是智慧血液中一部分。

血液初筛的结果作为献血者永久或者延期献血的依据,对于献血者现场招募提出了更高要求。对于登记献血者一过性 ALT 升高(非病理性)或者 Hb 略低(临床正常值)淘汰或者延迟的献血者,某种程度上还可能影响献血者的满意度和忠诚度,影响其再次前来献血,容易造成这部分献血者的流失,因此,在制定招募计划时,一是需要考虑招募更多的献血者弥补这部分流失或延迟的献血者。二是需要做好潜在献血者献血前的精准宣传。对暂缓延期献血者进行有效解释和跟踪再次招募使其再次前来献血。

第二节　献血者血液实验室检测

捐献后的血液由于要进行传染病和血型等项目检测,包括血清学检测和核酸检测。鉴于检测方法要求和生物安全的要求,必须在符合生物安全要求的实验室进行,也称血液筛查。NAT 是继血清学检测后在 1999 年美国率先在血液筛查中应用,起初主要是缩短 HBV、HCV、HIV 等感染窗口期(window period,WP)和防止低载量病毒的漏检,随着检测平台的使用的常规化,用于无血清学检测方法的新发病原体感染的筛查,如西尼罗病毒、戊肝病毒等,进一步预防输血 TTIDs 的发生。

一、血清学检测

血清学检测又称血清学试验,因涉及体外的抗原抗体免疫反应,也称免疫学试验。其主要特点有:交叉反应影响其特异性(由于多数病原体存在不同分型,以及试剂的纯化工艺、血液中存在的干扰因素等多方面原因,可能导致交叉反应);灵敏度高(少量抗原抗体分子即可以精准结合);存在反应的可逆性(抗体与抗原结合是分子表面的非共价键结合,存在结合和分离的动态平衡);反应具有二阶段性(第一阶段为抗原和抗体的特异性结合,时间短、无可见现象;第二阶段为可见反应阶段);以及抗原抗体最适比例与"带现象"(抗原抗体的结合按一定分子比例进行,比例适合出现可见反应,反之则抑制可见反应出现)。因此,影响血清学试验的因素包括抗原抗体纯度、比例、反应 pH、温度等多因素。

(一)血清学检测方法

《血站技术操作规程(2015 版)》(简称《规程》)推荐采供血机构血液检测实验室可采用酶联免疫吸附试验和化学发光试验来进行血清学检测。

1. **酶联免疫吸附试验**(enzyme-linked immunosorbent assay,ELISA)　这是一种将酶化学反应的敏感性和抗原抗体反应的特异性结合起来的检测方法。将已知的抗原或抗体吸附在固相载体(聚苯乙烯微量反应板)表面,适当比例酶标记抗体或者抗抗体与该抗原或抗体发生特异性结合。加入底物后,底物可在酶作用下使其所含的供氢体由无色的还原型变成有色的氧化型,出现可见颜色反应。颜色反应的深浅与标本中相应抗体或抗原的量呈正相关,具有较高的灵敏度和特异性。

2. **化学发光免疫分析法**(chemiluminescence immunoassay,CLIA)　以辣根过氧化物酶、吖啶酯、金刚烷等衍生物和纳米颗粒增强 CLIA 发光强度,通过测定特定时刻化学发光的总发光量来确定对应化合物含量的一种免疫分析方法。有高特异性、高灵敏度、试剂稳定以及检测范围广、自动化程度高等优点。

2014—2024 年比对组 23 家机构报告采用的血清学检测试验全部为 ELISA 试验,均未使用 CLIA 试验方式,也无两种方式联合使用。

综合考虑 ELISA 和 CLIA 方法的灵敏度、特异性及稳定性等要素,虽然 CLIA 的灵敏度比

ELISA 可高出 2 个或 3 个数量级,并且更易于实现自动化,但由于目前市场上仅有一家公司获得了国药准字号批文,因此所有采供血机构检测实验室均暂未引进 CLIA 用于献血者血液的血清学检测。正如谈维等分析比对 2017—2021 年全国 49 家机构(23 家省级采供血机构,26 家地市级采供血机构)的相关数据所示,所有机构血清学检测均使用的是 ELISA 方法。灵敏度更高的 CLIA 法替代 ELISA 法已是国际普遍做法,值得我国血液筛查策略制定时借鉴。

(二)血清学检测结果的判定规则

《规程》规定血清学检测采用 2 个不同生产厂家的 ELISA 试剂进行试验,2 种试剂 ELISA 试验均反应性的标本直接判定为检测不合格;2 种试剂 ELISA 试验中如有任一侧试剂呈反应性的,则以同一试剂对原血样做双孔复试,任何 1 孔呈反应性,判定为检测不合格;双孔均无反应性判定为检测合格。

二、核酸检测

核酸检测(nucleic acid test,NAT)具有高灵敏度、高特异性等分子生物学检测技术特点。血液筛查主要检测血液中特定病原体的 DNA 或者 RNA。目前,广泛应用的方法主要有实时荧光定量 PCR 技术和转录介导扩增技术(transcription mediated amplification,TMA),并形成不同的 NAT 检测系统。

(一)核酸检测系统

目前我国血液筛查的核酸检测系统分为进口和国产两大类。较为有代表性的进口核酸检测系统如罗氏公司的 cobas 系列核酸检测系统;基利福(GRIFOLS)公司的 Procleix TIGRIS 和 Panther 全自动核酸检测系统;国产核酸检测系统有代表性的如科华、浩源,华益美等核酸检测系统。

比对组自 2019 年开始进行核酸检测系统的比对,谈维等报道国内 49 家机构,包括 23 家省级采供血机构和 26 家地市级采供血机构。核酸检测实验室采用的检测系统共有 8 个,进口核酸系统主要为罗氏和基立福,国产核酸系统排名前三位的是科华、华宜美和浩源。2017—2021 年间,进口核酸系统总体比例由 21% 上升为 39%。2017—2018 年进口系统与国产系统比例相当,2019—2021 年进口系统增幅较大,占比大于 50%。23 家机构中国产核酸检测系统浩源品牌占比最多,其次是科华。

(二)核酸检测模式

核酸检测模式指 NAT 实验室检测样本使用的操作方式,目前有两种。

1. 单人份核酸检测(individual donation nucleic acid testing,ID-NAT)模式,简称单检。指对单个献血者血液样本进行核酸检测的模式。其中,对单个样本同时进行 HBV、HIV、HCV 三种病原体的核酸检测,但无法区分反应(阳)性是哪种病原体的检测称为联合检测,简称联检。确定反应(阳)性的样本中病原体种类,需使用鉴别试验。该模式以 Procleix TIGRIS 和 Panther 为代表。单检可以保证检测的高灵敏度和高特异性,降低输血传染病的残余风险,但成本较高。

2. 混和样本核酸检测(mini-pool nucleic acid testing,MP-NAT)模式,简称混检。指将献血者血液样本进行不多于 8 人份的混合(一般为 6 个标本混合或 8 个标本混合),之后进行核酸提取和扩增检测。反应性的混合样本需要进行拆分检测以确定反应(阳)性样本(可为一个或多个)。混检一般在血清学检测后,对血清学检测非反应(阴)性的样本进行。

混检是综合考虑保障血液的安全性和检测效率及成本而采用的策略。采用混检时,单位时间内处理的标本数量多,检测效率高。但是需要注意的是,所有的混检系统试剂所标示的分析灵敏度和最低检出限,都是该系统单检时的测定值。当8个或6个标本混合为一份标准检测样本时,单个标本的反应体积较单检大幅减少,从而导致检测灵敏度降低。

比对组23家机构中7家使用混检,1家使用单检,15家单检和混检同时使用(图6-4)。谈维等报道,2017—2021年49家机构中全部采用混检由23家降低至17家,混检、单检两者混合使用由1家增加至8家。总体混检逐年降低,单检、混检混合使用比例逐年升高。单检和混检各有优势,适合不同类型和缓急状态的标本,两种模式并行,选择上相对灵活,更有利于开展检测工作。

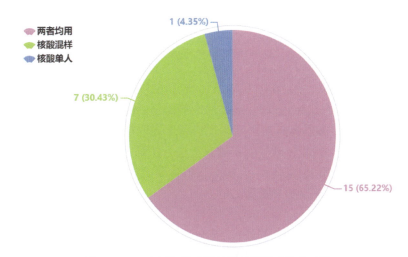

图6-4　23家机构采用的核酸检测模式的构成比

核酸检测模式的选择依据应该以有效保证反应(阳)性样本的检出为目的。在选择检测系统与检测模式时应从献血人群病原体流行状况、检测系统性能、检测通量、检测成本、业务工作流程等多方面进行综合分析。比对组多家实验室购置单检检测系统逐年增多,混检系统所占比例逐年下降,将会进一步降低输血传染病的残余风险。

对23家机构混检的混样份数进行分析,11家使用6个标本混样,3家使用8个混样,8家使用6个和8个两种混样模式,其他1家不确定(图6-5)。进口罗氏试剂采用的是6个混样,而国产试剂一般采用8个混样,随着国产试剂研发能力的加强和混样份数降低,分析灵敏度与进口试剂的差距正在逐步缩小。如罗氏HCVRNA分析灵敏度为6.8IU/ml,科华最新数据已经非常接近甚至超过该数值。可以乐观估计在不久的将来,成本低但阳性检出率理想的国产试剂将会越来越多应用于各机构核酸检测。

谈维等报道,省级采供血机构核酸混样份数在2017年以6个为主,采用8个的机构比例较低并有下降趋势。分析原因,是有机构增购了罗氏核酸检测系统,另有机构将科华核酸检测系统由8个改为6个。省级采供血机构一般位于直辖市和省会城市,资源配置好。2020年其进口核酸系统占比为56.5%。不过,进口核酸检测试剂虽然灵敏度较高,但是价格相对也高。目前已有国产核酸检测试剂在降低混样份数和提高灵敏度等方面做出了改进,一定程度上提高了阳性检出率。

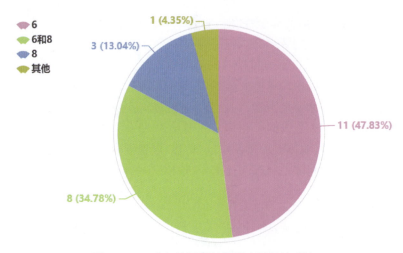

图 6-5 23 家机构混检的混样人份数构成比

进口系统自动化程度高,可完全实现样品加载、核酸提取、扩增、检测的全自动化,操作简便;而国产核酸系统需要人工配制试剂,这必然影响操作的准确性,甚至可能因配制错误而影响检测结果。部分国产核酸系统虽然已经实现自动化提取核酸,但在扩增反应液和提取核酸模板加注完毕后,仍需人工封板再转移到扩增仪上进行扩增,自动化程度尚有差距。近期有国产自动化核酸检测系统上市,但整体而言,提高核酸检测试剂的分析灵敏度和核酸检测系统的自动化水平,仍然是国产核酸检测系统努力的方向。

(三)核酸结果判定规则

由于不同实验室采用的 NAT 检测原理、系统和模式的差异,目前在 NAT 结果判定及确认方面尚缺乏统一的标准。国内则依据《规程》规定,所有采供血机构核酸检测实验室都按相同标准进行结果判定。《规程》主要关注的是血液筛查策略的制定,对涉及的核酸标记物检测反应性结果的确证,尚缺乏相应试剂、程序和法规的支持。基本原则是:对于特定标本,无论同时检测多少个病原体核酸标志物,最终判定该标本是否合格,必须所有检测项目均合格。

三、实验室血液筛查策略

血液筛查策略是指选择适当的筛查方法或者方法组合对输血传染病病原体或其标记物按既定的程序和规则进行试验和检出的过程。血液筛查策略制定主要涉及筛查病原体的确定、血液筛查标记物的选择、血液筛查方法的选择验证以及方法之间的组合、血液筛查程序和结果判定规则以及结果确认程序等影响血液筛查结果的各因素来确定。血液筛查策略的实施从组织形式上来说可以采用集中化和非集中化两种,主要根据当地卫生资源决定。

(一)我国实验室血液筛查策略

《规程》增加了对 NAT 要求,各机构既可以自主选择合适的血液筛查试剂,也可以根据自身特点和客观条件,选择"2 遍 ELISA+1 遍 NAT"或是"1 遍 ELISA+1 遍 NAT"的策略。这些给了采供血机构更多的选择空间,在符合法规要求和保障血液安全的前提下,综合考虑当地人群输血传染病的流行特点、试剂的灵敏度和特异性、筛查方法的可操作性以及采供血机构的经济条件等因素下,采用适宜自身情况的检测策略。

比对组自 2021 年起开展血液筛查策略的比对,发现 23 家机构均采用了"2 遍 ELISA+

1遍 NAT"的检测模式。其原因很大程度上是各机构从血液安全的角度考虑：针对同一病原体，不同厂家的酶联免疫吸附试验试剂所包被的抗原抗体针对的病毒基因片段不同，因此不同试剂在实际检测中具备一定的互补性，可以最大限度地减少 ELISA 检测的漏检。未来，综合考虑成本和避免潜在风险等因素下，可对各机构 2 遍 ELISA 检测与 1 遍核酸检测所使用的试剂及系统进行综合评估，或采用化学发光免疫分析法代替酶联免疫法，进一步完善《规程》的可操作性。

（二）实验室血液筛查的实施程序

血液筛查程序指采供血机构在采集献血者标本后，血清学检测和核酸检测是同步进行，还是血清学检测合格后再进行核酸检测，目前不同采供血机构存在不同的实施程序。

2024 年血液筛查程序比对结果显示 8 家机构采用先血清学检测，再核酸检测的程序，5 家采用血清学检测和核酸检测同步进行，2 家机构使用其他程序（图 6-6），7 家不详。结合前述 23 家机构核酸检测模式的比对报告，采用单检测的机构一般血清学检测和核酸检测同步进行；而采用混检的机构往往是先进行血清学检测，血清学检测阴性的标本再进行核酸检测。献血人群传染病流行率、采血量和检测模式应是决定检测程序的关键因素。

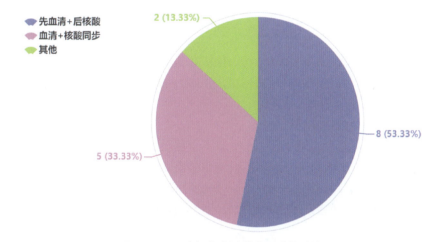

图 6-6　23 家机构血液筛查程序构成比

（三）主要输血传染病标记物血清学筛查结果的确证

传染性疾病血清学检测常用的 ELISA 试验是定性试验，由于阳性判断值（Cut-off）设定、内源或者外源性干扰，测定结果可能出现假阳性，即使样本测定值 ≥ Cut-off 值，但样本中可能并不存在相应病原体的特异性抗体或抗原。通过确证试验，才能进一步证实样本中的确存在或者不存在病原体的特异性抗体或抗原，避免给献血者造成不必要的心理影响，破坏献血者群体的献血积极性和参与度，甚至造成献血者的流失。

血清学筛查结果确证主要包括补充确证实验和献血者流行病学跟踪调查。常见的确证实验有以下几种。

1. HBsAg 确证中和试验。即在阳性样本中加入抗 HBs 特异抗体试剂，与未加入特异抗体的相同样本的检测结果作比较，如果检测值明显降低，则表明样本含有 HBsAg 为真正阳性样本，没有明显降低的则为假阳性。

2. HIV 抗体确证蛋白印迹试验（western blot，WB）。通过包被在膜上的抗原直接识别 HIV 抗体。该方法特异性高但敏感性较低。一方面该方法因窗口期（病原体进入人体到被试剂检测出来的一段时间）、感染晚期或抗体交叉反应等容易造成判断不确定，再有该法标准化程度不够，确证结果有阳性、阴性和不确定三种结果，对不确定的结果需要进一步跟踪献血者和结合 NAT 结果判定。

3. HCV 抗体确证重组免疫印迹试验（recombinant immunoblot assay，RIBA）或 WB。RIBA 的工作原理是直接利用基因重组技术和包被技术将 HCV 的不同重组抗原片段分条加在固相膜上，它们能与特定的抗体发生反应，且该反应具有极高的特异性。这种特异性使 RIBA 成为一种理想的诊断工具。WB 是将 HCV 的重组蛋白抗原通过电泳分离后再转移到硝酸纤维素膜上，后续操作过程类似 RIBA。该方法与 HIV 类似，确证结果有阳性、阴性和不确定三种结果，对不确定的结果需要进一步跟踪献血者。

总之，不管中和试验、WB 试验还是 RIBA 试验，确证阳性结果仅能说明存在病毒感染或感染后自愈，不能用于区分是否现症感染。随着灵敏度更高的分子检测方法的出现，核酸检测可用于对输血传染病原体的定性和定量检测。核酸检测能够快速、灵敏地检测出微量病毒核酸，可以有效缩短检测窗口期，用于献血者筛查可进一步降低输血传染病的残余风险。

四、我国血液筛查结果

我国目前常规血液筛查的为 HBV、HIV、HCV 和梅毒螺旋体 4 种病原体相关标记物。随着献血者中人类 T 细胞白血病病毒（human T-cell leukemia virus，HTLV）感染的确定存在，其流行地区采供血机构增加了 HTLV 的筛查。

（一）HBV 感染相关标记物筛查结果

1. 初次献血者和重复献血者 HBsAg 检测不合格情况　分析 2014—2024 年 HBsAg 血清学检测情况，N1 和 B1 机构初次献血者不合格率较高，平均数值在 1 000/10 万以上；N1、U2 和 T7 重复献血者不合格率处于较高水平。一方面可能与检测试剂的敏感性较高有关，另一方面受当地献血人群的乙肝感染率影响。建议后续切实加强血液初筛，降低实验室复检不合格率（图 6-7a、图 6-7b）。

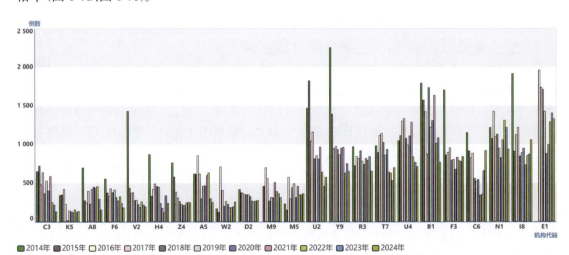

图 6-7a　2014—2024 年 23 家机构每 10 万例首次献血者 HBsAg 检测不合格情况

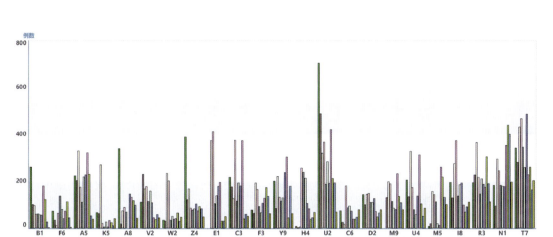

图 6-7b 2014—2024 年 23 家机构每 10 万例重复献血者 HBsAg 检测不合格情况

张莉等分析比对组 2016—2022 年 17 家省级采供血机构 HBsAg 检测情况,初次献血者和重复献血者 HBsAg 总体不合格率为 596.00/10 万和 166.73/10 万,不同年度差异有统计学意义($\chi^2=1\,523.71$,$\chi^2=497.82$,$P=0.000$)。N1、F3、U2、T7 等机构的初次献血者和 T7、U2 和 N1、C3 机构的重复献血者 HBsAg 不合格率较高,K5 的总体数值均最低。

总体而言,成功献血的初次和重复献血者 HBsAg 不合格率随时间呈现下降趋势,一定程度上与我国人群 HBsAg 携带率逐年下降有关,但各研究年度及总体 HBsAg 不合格率初次献血者均高于重复献血者,差异有统计学意义($P<0.05$)。

2. HBsAg 阴性血液核酸检测阳性情况 2014—2024 年,23 家机构中有 18 家 HBV DNA 阳性检出例数均值小于 100/10 万(图 6-8)。张莉等报道 2016—2022 年 HBsAg 阴性献血者中 HBV DNA 单独不合格率为 66.91/10 万(13.02/10 万 ~175.71/10 万),总体呈逐年下降趋势。N1 机构虽然血清学阳性数值持续偏高,但 HBV DNA 单独不合格率为 24.92/10 万(16.91/10 万 ~36.92/10 万),2023 年突增至 50/10 万左右(图 6-8),初次和重复献血者各贡献了大约 1/2 的阳性数量;2024 年 I8 机构初次和重复献血者 HBV DNA 阳性数值大幅增加,C6 机构数值增高主要由初次献血者提供(图 6-9a、图 6-9b)。

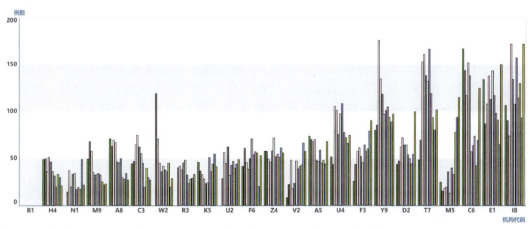

图 6-8 2014—2024 年 23 家机构每 10 万例 HBsAg 检测阴性标本的 HBV DNA 阳性数量

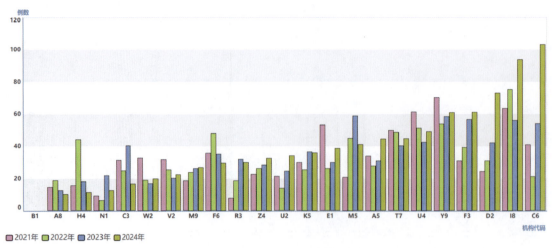

图 6-9a　2021—2024 年 23 家机构每 10 万例 HBsAg 阴性标本中初次献血者 HBV DNA 阳性数量

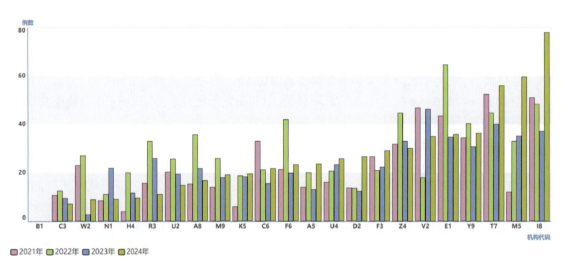

图 6-9b　2021—2024 年 23 家机构每 10 万例 HBsAg 阴性标本中重复献血者 HBV DNA 阳性数量

（二）HIV 感染相关标记物的筛查结果

1. 初次献血者和重复献血者 HIV 检测不合格及确证阳性（感染率）情况　采供血机构作为阻断 HIV 输血传染的关键环节，全面及时掌握本地区无偿献血人群中 HIV 的感染情况，针对性制定保障血液安全的对策措施是血液质量管理的重要内容。比对组王艺芳等报道 2014—2020 年 16 家省级采供血机构初次和重复献血者的 HIV Ag/Ab 不合格率平均为 220.56/10 万和 109.96/10 万，HIV 确证阳性率（感染率）平均值为 30.54/10 万和 17.00/10 万。总体而言，初次献血者 HIV Ag/Ab 的不合格率和 HIV 感染率高于重复献血者。

初次献血者以 Y9（2 703.97/10 万）最高，C6 最低（516.45/10 万）；2021 年后 Y9 的综合数值仍在高位（图 6-10a），但是其 HIV 确证阳性率（感染率）并非最高，I8（403.99/10 万）最高且呈逐年下降趋势；2021 年后 C6 数值仍持续保持低位，见图 6-10a、图 6-10b。

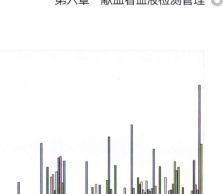

图 6-10a　2014—2024 年 23 家机构每 10 万例初次献血者 HIV 抗体血清学阳性情况

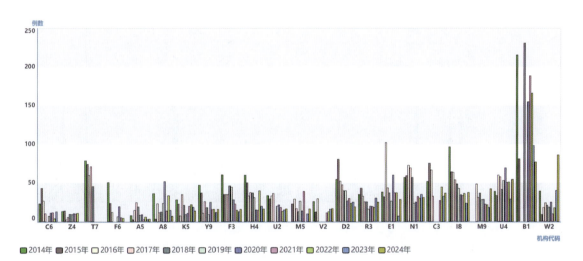

图 6-10b　2014—2024 年 23 家机构每 10 万例初次献血者 HIV 抗体血清学阳性且确证阳性情况

　　重复献血者中,V2 机构的 HIV Ag/Ab 的不合格率(1 530.87/10 万)最高,A8 最低(117.11/10 万)。HIV 感染率则以 I8(267.84/10 万)最高,V2 机构(30.69/10 万)最低(图 6-11a、图 6-11b)。Y9 和 V2 机构的检测结果可能存在一定的假反应性,建议分析血液筛查试剂的高灵敏要求是否合适,并综合考虑强化血液检测的准确度和平衡血液安全对献血者管理的影响。

　　2. HIV 阴性血液核酸检测阳性情况　　王艺芳等分析比对组 2014—2020 年 16 家省级采供血机构情况,D2 机构 HIV RNA 检测不合格率(13.28/10 万)最高,D2 和 I8 两家机构连续 6 年均检出 HIV RNA,R3 最低(0.70/10 万)仅在 2017 年检出 HIV RNA。2021—2024 年 23 家机构比对数据基本支持上述报道,4 年间 R3 机构仅在 2024 年报道一例初次献血者 RNA 阳性结果,而华北地区 D2 和西南地区 I8 两家机构几乎每年都有核酸阳性结果产生(图 6-12,图 6-13a、图 6-13b)。HIV 的传播和流行与地理因素存在密切关系。

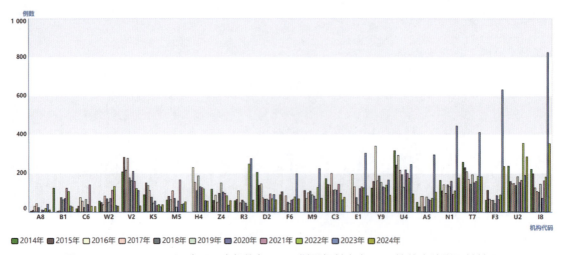

图 6-11a　2014—2024 年 23 家机构每 10 万例重复献血者 HIV 抗体血清学阳性情况

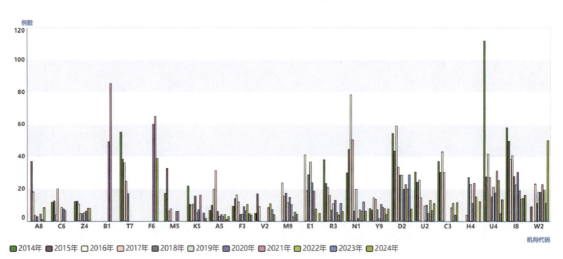

图 6-11b　2014—2024 年 23 家机构每 10 万例重复献血者 HIV 抗体血清学阳性且确证阳性情况

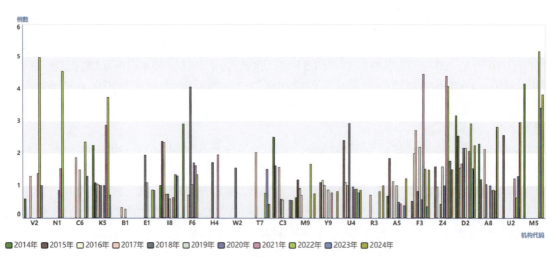

图 6-12　2014—2024 年 23 家机构每 10 万例 HIV 抗体血清学阴性标本 HIV RNA 检出情况

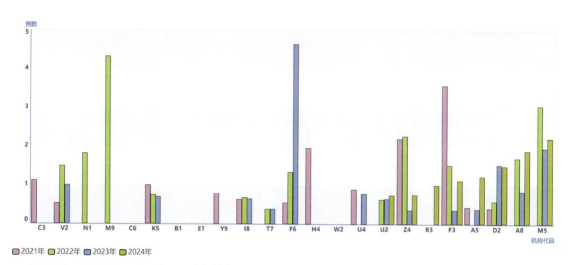

图 6-13a　2021—2024 年 23 家机构每 10 万例 HIV 抗体阴性标本初次献血者 HIV RNA 检出情况

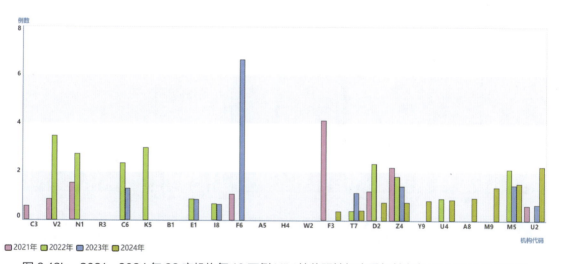

图 6-13b　2021—2024 年 23 家机构每 10 万例 HIV 抗体阴性标本重复献血者 HIV RNA 检出情况

（三）HCV 感染相关标记物的筛查结果

1. 初次献血者和重复献血者 HCV 检测不合格情况　　HCV 抗体作为间接反映 HCV 现症感染和既往感染的稳定标记物最早被用于血液筛查中。李雨薇等报道 2018—2022 年我国 18 家省级采供血机构服务区域献血者 HCV 抗体总不合格率从 246.1/10 万逐年降低至 151.7/10 万（χ^2=717.71，$P<0.01$），初次献血者 HCV 抗体不合格率（305/10 万）较重复献血者（74.2/10 万）高（χ^2=9 694.63，$P<0.01$）。比对组杨忠思等报道 2017—2021 年 22 家地市级采供血机构初次献血者 HCV 抗体不合格例数为 275.54/10 万，重复献血者为 65.68/10 万，两者差异有统计学意义（F=131.00，$P<0.05$）。总体检出例数最少为 K2 机构 6.94/10 万、最多为 U5 机构 1 340.97/10 万，且区域间有统计学差异（χ^2=3 260.283，$P<0.05$）。

大陆献血者 HCV 抗体不合格率呈逐年降低趋势与同时期其他国家报告结果的变化趋势相符（图 6-14a，图 6-14b）；侧面反映对献血人群血液安全的宣教和管理成效明显。

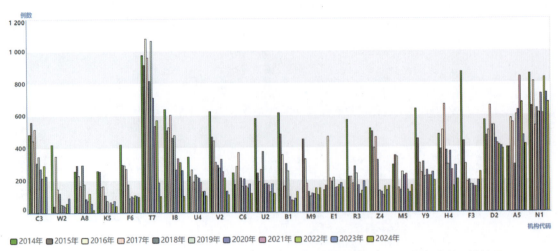

图 6-14a　2014—2024 年 23 家机构每 10 万例初次献血者 HCV 抗体血清学阳性情况

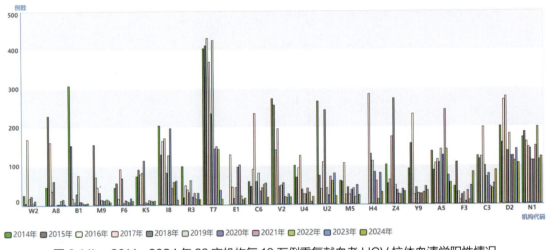

图 6-14b　2014—2024 年 23 家机构每 10 万例重复献血者 HCV 抗体血清学阳性情况

2. HCV 阴性标本核酸检测阳性的情况　李雨薇等报道比对组 18 家省级采供血机构 HCV 抗体阴性献血者 HCV-RNA 单独不合格率范围为 0/10 万 ~75.4/10 万,中位数为 10/10 万;2021—2024 年间 F6、K5 机构 HCV RNA 单独不合格率较高,2023 年 F6 机构初次和重复献血者均有多例 HCV RNA 单独阳性报道,K5 机构在 2021 年和 2024 年各上报 1 例重复献血者 HCV RNA 单独阳性(图 6-16a、图 6-16b)。A8 和 W2 连续 11 年没有 HCV RNA 单独阳性检出(图 6-15、图 6-16a,图 6-16b)。

自 2015 年我国全面推广实施血液核酸检测。直接检测血液中 HCV RNA,使 HCV 检测窗口期显著缩短至 10 天左右,大幅降低输血传染 HCV 的风险。

(四) 2017—2024 年梅毒筛查结果

采供血机构对献血者梅毒抗体筛查方法包括快速血浆反应素环状卡片试验(rapid plasma reagin,RPR)、甲苯胺红不加热血清试验(tolulized red unheated serum test,TRUST)、双抗原夹心法酶联免疫吸附试验(ELISA)和梅毒螺旋体明胶凝集试验(treponema pallidum particle agglutination test,TPPA)等。目前使用最多的是酶联免疫吸附试验(ELISA)。

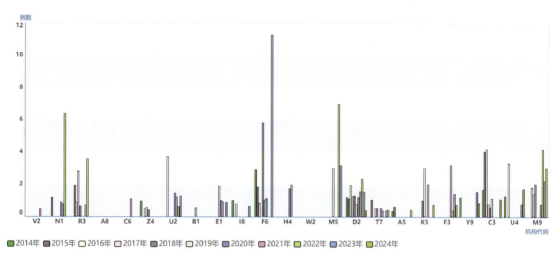

图 6-15　2014—2024 年 23 家机构每 10 万例 HCV 抗体血清学阴性标本 HCV RNA 检出情况

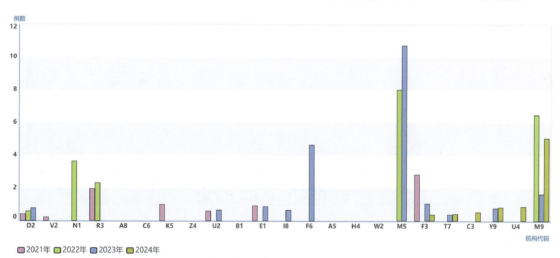

图 6-16a　2021—2024 年 23 家机构每 10 万例 HCV 抗体阴性标本初次献血者 HCV RNA 检出情况

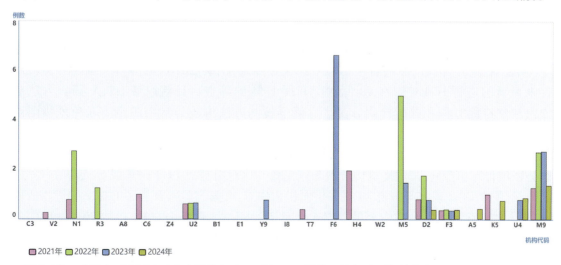

图 6-16b　2021—2024 年 23 家机构每 10 万例 HCV 抗体阴性标本重复献血者 HCV RNA 检出情况

比对组自 2017 年开展成员机构梅毒筛查数据比对。多家机构历年梅毒检出量均低于 500/10 万,但 U4、T7、E1 机构 2017—2020 年间梅毒数值很高,2021—2024 年回归比对组平均水平(图 6-17)。分析原因可能是机构自 2021 年开始在登记献血者血液初筛过程中增加了梅毒快速筛查。李方报道 2018—2021 年银川市无偿献血者梅毒抗体阳性者 561 例,阳性率逐年下降($P<0.05$)。男性感染率为 0.28%(323/116 252),女性为 0.35%(238/67 065),感染者主要特征包括女性、45~54 岁年龄段、初中及以下学历或未知学历、自由职业或未知职业。韩金威等分析 2016—2021 年南阳市 373 173 名无偿献血人群梅毒流行特征,比较不同献血人群的梅毒感染情况。梅毒 ELISA 法初筛反应性 769 例(0.21%,769/373 173),TPPA 法确证阳性 504 例(0.14%,504/373 173)。6 年间无偿献血人群梅毒初筛反应率和确证阳性率总体呈逐渐下降趋势,梅毒主要感染人群特征为:女性、35~44 岁、初中及以下学历,公司职员 / 农民、初次献血、全血献血、外地户籍。

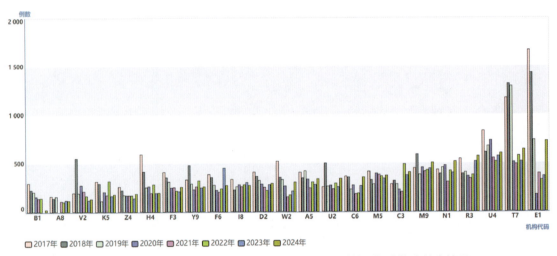

图 6-17　2017—2024 年 23 家机构每 10 万例血液检测标本梅毒检出情况

(五) 2019—2024 HTLV 筛查结果

世界卫生组织(world health organization,WHO)建议人类 HTLV 流行的国家应做相应检测。有报告称我国献血者中 HTLV 感染逐年增加,自 2016 年起广东、福建和浙江所有献血者均进行 HTLV 筛查,其他省市开展 10% 的筛查。目前血液 HTLV 筛查方法分为血清学检测方法和核酸检测方法。血清学检测方法中较为常用的是酶联免疫吸附法(ELISA)。

因为 HTLV 是卫生健康行政部门规定的地方性、时限性输血传染病原体检测项目,并非必做项目,只有部分采供血机构开展筛查工作。比对组自 2019 年采集成员机构 HTLV 检测数量(图 6-18)。谈维等报道 49 家采供血机构中有 32 家实验室开展了 HTLV 标记物的检测(表 6-1)。省级采供血机构上报数据 6 年间,D2、N1、A5 数据为 0,B1 机构 2019—2021 年 HTLV 数值达 40 万之多,自 2022 年这一数值急剧下降,原因不详。

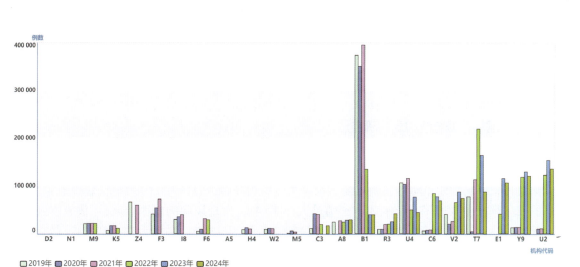

图 6-18 2019—2024 年 23 家机构 HTLV 检测数量

表 6-1 49 家采供血机构实验室检测标记物选择情况

年份	HBsAg (n)	HCV 抗体(n)	HIV 抗原/抗体(n)	抗-TP (n)	HBV DNA(n)	HCV RNA(n)	HIV RNA (n)	HTLV (n)
2019	49	49	49	49	49	49	49	32
2020	49	49	49	49	49	49	49	32
2021	49	49	49	49	49	49	49	32

李玉笑等报道 2016—2021 年广州市区 HTLV 感染率(WB 确诊阳性率)为 0.001 1%(23/2 116 951),邓燕清等报道 HTLV 感染者多为初次献血者,且男性多于女性。孙铕锋等报道温州地区 2016—2023 年间 HTLV 感染献血者 46 例(确证阳性 41 例、不确定 5 例),HTLV 阳性感染率随年龄增加呈逐渐上升趋势,且初次献血者明显高于重复献血者(χ^2=5.19,$P<0.05$)。

第三节 主要输血传染病的血液检测残余风险

残余风险是指献血者捐献的血液经过严格的选择、初筛和检测,即使血液检测结果为阴性,仍有可能在输血后发生受血者感染某种经血传播传染病的可能,被称为输血残余风险。产生的原因包括:①除法定检测输血传染病原体 HBV、HCV、HIV 和梅毒螺旋体等的标记物外,献血者如携带其他经血传播的病原体则无法检出。②虽然输血传染病原体标记物的检测技术已经得到了极大的提升,但试剂分析灵敏度存在最低检测值(检测下限),不可能完全检测出献血者标本中极低浓度的病原体,还有处于病原体检测"窗口期"导致的漏检。③由于某些病原体存在静默性(隐匿性)感染或基因变异,靶向标记物不容易被检测到。

一、血液检测残余风险评估方法

目前输血传染性残余风险评估通过回顾性调查、队列研究和建立数学模型对输血传播疾病的残余风险进行估算,计算残余风险的量值即残余风险度(residual risk,RR)。

(一) 回顾性调查法和队列研究法

回顾性调查法通过调查已经输血感染的患者,从而评估残余风险度,适用于流行率较高的病原体;队列研究法是在输血后的一定时间周期内,通过采样检测调查受血者是否感染。随着输血传染疾病预防策略的实施以及试剂灵敏度的提高,输血风险的不断降低,输血感染传染病的发生率已经大幅降低。上述方法通过大样本调查,发现风险的概率很低,评估成本巨大。因此,目前已经较少使用。目前对风险预测和评价,主要通过建立各类数学模型进行评估。

(二) 数学模型法

数学模型法是建立在合理假设的基础上,收集发病率、窗口期等资料建立数学模型,进而对残余风险度进行估算,该方法操作简单、速度快、近年来残余风险度评估大都采用此种方法,研究表明,数学模型法得出的数据与回顾性病例调查法和队列研究法得出的结果相似。常用的模型包括发病率 - 窗口期和流行率 - 窗口期等模型。

1. 发病率 - 窗口期模型　该模型是 20 世纪 90 年代,随着献血者流行病学和献血者评估研究发展起来的,基本公式为残余风险度(RR)= 发病率(I)× 窗口期(WP),该模型基于假设 - 残余风险全部来源于窗口期;发病率是指新发感染的病例。采供血机构通过传染病的流行病学特征和人群基本特征等计算发病率。实际使用中,该模型有下述几种引申计算模型,如 NAT 单阳性率 - 窗口期比率数学模型和 HBsAg 检出率法。

2. NAT 单阳性率 - 窗口期比率数学模型　NAT 的灵敏度高,特异性好,能更早检测出处于窗口期的标本。将 NAT 检测阳性但是血清学检测阴性的标本数作为新发病例数,NAT 检测阳性但血清学检测阴性的时间作为窗口期,每份有风险的血制品在窗口期被检出的概率即残余风险度。模型计算公式:$RR=\left[WP_{NAT}/(WP_{HBsAg}-WP_{NAT})\right]\times(N_{WP\ NAT\ yields}/N_{donations})$。

3. HBsAg 检出率法　由于 HBV 急性感染后血清学特征比较复杂,研究者针对 HBV 设计了专门的发病率计算方法,即 HBsAg 检出率法。HBV 早期感染后,HBsAg 先出现,但不会稳定存在,而抗 -HBc 随后出现且持续存在。因此,可将确证 HBsAg 阳性而抗 -HBc 阴性的献血者视作新感染者,计算公式为:RR=HBsAg 检出率 /(HBsAg 检出率的窗口期)。HBsAg 检出率 = HBV 新近感染数 / 总检测数。此法只需要确证 HBsAg 阳性,不用区分初次和重复献血者发病率的问题。

此外,HBV 的感染还来自隐匿性感染(OBI),人群中 OBI 的感染率从 0.006%~20% 不等,有研究者采用总的残余风险等于窗口期风险加上隐匿性感染的风险,即

RR=P(WP)+P(OBI),P(WP)表示来自窗口期的风险;P(OBI)表示隐匿性感染的风险。

P(OBI)=P(核酸漏检率)×P(输血传染率),其中 P(核酸漏检率)=1.2 ×(NAT 假阴性数 / 所有核酸检测数),P(输血传染率)=(感染样本数 / 检测样本总数)- 抗 -HBc 阳性估算值;也有专家采用感染 HBV 后体内的抗原抗体的变化和乙肝流行病学的分布规律计算矫正因子,Korelitz 预计 5% 的成人经过偶然的感染变成慢性患者,25% 的会变成 HBsAg 阳性,但经过不断检测仍然测不到(隐匿性感染),70% 的患者会经历一过性的抗原血症。校正因子计算公式为(5%×1)+(25%×0)+(7%×T),T 表示窗口期(通常等于献血间隔期)。计算得校正因子为

2.38,意味着实际发病率是检测出发病率的 2.38 倍。随着试剂的敏感性的增加,校正因子也在变化。

4. 流行率 - 窗口期模型　该模型是在发病率模型的基础上引申出来的,分别计算初次献血者和重复献血者的残余风险度,然后相加。公式为 RR=(WP/I)×p,其中 WP 为窗口期,I 为平均血清转化时间,p 为某种疾病在献血者中的流行率。对于初次献血者,可用病毒感染后的平均生存时间代替 I(LTR),所以是 RR=P(FTD)×FTD%+ P(RD)×RD% 其中,FTD 是初次献血者,RD 是重复献血者,P(FTD)是初次献血者流行率,P(RD)是重复献血者的流行率。LTR 难以获得,可以把公式变形与发病率 - 窗口期模型一致,P=(p/I)×WP=［n/(N×I)］×WP,其中 n 等于检测反应性的标本数,N 为总检测数,I 为平均血清转换时间。或者根据流行病学特征,初次献血者的发病率是多次献血者的 2.03 倍。

总之,模型的建立基于风险来源,如献血人群流行率、检测窗口期、血液筛查策略、检测试剂灵敏度、影响实验室检测的其他因素等。实际在选择模型时应考虑每种模型的使用条件及其关注的风险因素,也就是要注意各模型的适用范围和数据的可及性等。

二、输血 HBV 检测残余风险度比对分析

(一) 初次献血者和重复献血者血清学检测 HBsAg 残余风险度分析

余呈丽等采用发病率 - 窗口期比率数学模型(yield/WP ratio model)对曲靖市 2020—2022 年 173 084 人次无偿献血者乙型肝炎病毒表面抗原(HBsAg)和 HBV DNA 筛查情况进行评估,初次献血者 ELISA 检测阳性(273 例)和 HBV DNA 单阳(41 例)残余风险度分别为 10.21/10 万和 2.04/10 万人次;重复献血者 ELISA(67 例)和核酸检测(27 例)残余风险度分别为 3.4/10 万人次和 0.68/10 万人次。曲靖地区无偿献血人群中重复献血者比初次献血者乙型肝炎病毒传播残余风险更低,核酸检测可明显降低乙型肝炎病毒传播的残余风险,保障血液安全。

(二) HBsAg 阴性血液核酸检测的残余风险度分析

黄敏等采用 NAT 单阳性率 - 窗口期比率数学模型(NAT yield/WP ratio model)分析 2015—2019 年度比对组 18 家省级采供血机构的献血人群 HBV 传播的残余风险度,5 年间 HBV 核酸检测单阳性率趋势 χ^2=39.42(P<0.01),残余风险度趋势 χ^2=279.792(P<0.01)。使用同一模型研究 2021 年 3—8 月南京地区无偿献血人群 HBV 的残余风险度在(1∶6 085)~ (1∶7 933)之间,低于东南亚总体 HBV 残余风险水平。与同处 HBV 中高流行地区的巴西(1∶29 411)、韩国(1∶39 956)等地区相比仍处于较高水平。不过,与我国大陆地区采供血机构未开展 NAT 筛查之前的报道(1∶1 769)相比明显下降。

自 2015 年我国在采供血机构全面推广核酸检测以来,无论是混样检测模式还是单检模式,NAT 能够明显降低血液筛查的残余风险;HBV 经输血传染的残余风险度呈逐年下降趋势。

三、输血 HIV 检测残余风险度比对分析

(一) 初次献血者和重复献血者血清学检测 HIV 残余风险度分析

陈义柱等采用发病率 - 窗口期数学模型评估 2019—2021 年湖州市 108 138 无偿献血者经输血传染 HIV 的残余风险度,初次和重复献血者确证感染率分别为 9.308/10 万(6/64 464)

和 4.579/10 万（2/43 674），经输血传染 HIV 的残余风险度分别为 16.65/10 万和 8.19/10 万，湖州市无偿献血人群传播 HIV 的总残余风险度为 13.23/10 万。张巧琳等分析 2016—2020 年重庆地区初次和重复单采血小板献血者 HIV 项目的初筛阳性率，并用发病率 - 窗口期模型评估输血传染 HIV 的残余风险度。单采初次和重复献血者 HIV 确证阳性率分别为 0.155% 和 0.027%，差异有统计学意义（χ^2=29.523，$P<0.05$）。重复单采血小板献血者经血传播 HIV 的残余风险度为 1/275 851。胡婷婷等使用相同数学模型估算长沙地区 2014—2022 年期间初次献血者确证阳性率 0.249 5‰（189/757 455），HIV 残余风险度为 1：204 081.63。重复献血者 HIV 确证阳性率 0.137 5‰（84/610 878），残余风险度 1：370 370.37。

（二）HIV 阴性血液核酸检测的残余风险度分析

万艳红等利用新感染率 - 窗口期数学模型估算比对组 28 家机构 2017—2020 年间不同年份初次献血者和重复献血者 HIV 经输血传染的残余风险度。分别为 28.69/10 万、37.95/10 万、38.79/10 万、28.90/10 万和 17.97/10 万、15.02/10 万、18.57/10 万和 14.83/10 万。两组数据差异有统计学意义（$P<0.05$）。不管采用 2ELISA+ID-NAT/MP-NA 还是 2ELISA+MP-NAT 检测模式，初次献血者的残余风险度均明显高于重复献血者。胡婷婷等亦报道仅采用血清学方法检测 HIV 的残余风险度为 1：85 470，增加核酸检测后其残余风险度降低至 1：250 000。

初次献血者的 HIV 检测残余风险度均明显高于重复献血者。其一由于重复献血者在之前献血过程中接受过献血前的健康征询和教育，注意规避一些高危行为；其二由于初次献血者的感染率与当地人群的艾滋病流行率密切相关，甚至有通过献血检测携带 HIV 与否的情况存在。

万艳红的研究跨度 4 年、涉及多家采供血机构献血人群，能较真实地反应目前我国经输血传染 HIV 的残余风险度。不管采用哪种血筛策略，献血者整体的 HIV 残余风险度与国内没有开展 NAT 检测之前相比有明显下降，引入 NAT 的血液筛查策略对提高血液安全意义明显。不过，尽管我国重复献血者 HIV 残余风险度稍低于亚洲国家印度（3.1/10^6），但高于美国、意大利［1/10^6~（1/2×10^6）］等发达国家。我国输血传染 HIV 残余风险还有进一步降低的空间。

四、输血 HCV 检测残余风险度比对分析

（一）初次献血者和重复献血者血清学检测 HCV 残余风险度分析

黄珂等报道 2010 年 1 月—2011 年 12 月广州地区全血捐献者中，初次献血者确证抗 -HCV 阳性率为 1：424（691/292 811），残余风险度为 1：63 311；重复献血者确证抗 -HCV 阳性率 1：7 826（33/258 236），残余风险度为 1：81 106。韩婷婷等采用改良的发病率 - 窗口期模型估算 2013 年四川地区采供血机构分离血浆中 HCV 残余风险度为 1：35 587。李莉华等采用（WP/I）和（WP/LTR）数学模型评估石家庄地区 2014 年 5 月—2016 年 5 月献血者 ELISA 检测后经输血传染 HCV 的残余风险为 1：41 102。由此可见不同地区献血人群 HCV 流行率差异明显。

（二）HCV 阴性血液核酸检测的残余风险度分析

黄珂用（WP/I）和（WP/LTR）数学模型评估 2010 年 1 月—2011 年 12 月广州地区全血献血人群经 ELISA 检测后 HCV 残余风险度为 1：70 591，NAT 检测后残余风险度为 1：723 526。

HCV 属于黄病毒科，是 RNA 病毒，基因型众多、基因变异大且易于降解，因此 NAT 检测

中 HCV-RNA 的检出难度最大,这直观体现在 23 家机构 HCV 抗体阴性标本中 HCV RNA 检出情况(图 6-15),11 年间至少有两家机构未检出一例 HCV RNA 标本。M5 机构 2015 年检出 HCV RNA 标本接近 20 例,但是随后几年不再检出,即使 2022 年再次出现阳性结果,仅有个位数(/10 万)检出,且主要由初次献血者提供(图 6-16a)。当然,献血前登记献血者初筛 ALT 提前排除了大多数 HCV 病毒感染者,从另一角度我们必须认识到 HCV 病毒的检测难度,只有开发更灵敏的核酸检测试剂、切实做好采集血液的低温保存、运输、离心和检测前的样本处理等工作,才能进一步降低 HCV 经输血传染的残余风险。

我国采供血机构从 2015 年全面实施核酸检测后,输血传染病毒的风险大幅降低。探讨输血传染 HBV、HIV、HCV 残余风险度的变化趋势及影响因素,不仅是对血液安全状况的一个分析,也是评价不同血液筛查策略对预防输血传染病有效性和衡量输血安全管理决策的重要工具之一。

在当前形势下,通过标杆管理进行采供血行业内血液筛查要素的比较分析和预判,建立并完善适合本地区、本实验室的血液标本 NAT 检测模式。评估国产核酸检测试剂在不同检测平台的使用效果,完善检测系统提高检测工作效率,实现核酸检测工作的良好运行。

(邱 艳 张 莉 徐 华 邵 峰)

第七章

血液供应管理

血液供应管理是采供血行业的核心环节,其目标是确保临床用血的安全性、及时性和有效性,同时优化血液资源的分配与利用。在全球范围内,血液供应面临三大挑战,临床用血需求的非预期性(如突发事件用血)、血液稳定来源的波动性(如一过性血液短缺)和血液库存结构不合理性(如库存血液血型比例失调)。近年来,随着医疗技术的进步和临床用血需求增加,血液成分的多样性以及库存条件的差异,进一步增加了血液供应管理的复杂性,本章以血液供应管理为主题,量化我国血液供应趋势,观察血液供应的变化,系统探讨全血及红细胞成分血、血小板成分血以及血浆成分血的供应管理现状与优化策略,为实现我国供血管理实践过程的标准化和最优化提供参考依据,以提升血液供应管理的效率和质量,为临床用血患者保驾护航。

第一节 全血及红细胞成分血血液供应

全血及红细胞成分血作为临床创伤、手术、血液病等疾病救治的关键支持手段,是临床最常用成分血,主要适用于改善慢性贫血或急性失血导致的缺氧症状。我们收集了国内部分省级采供血机构 2014—2024 年度全血及红细胞成分血的库存和临床供应数据,系统分析采供血机构在库存管理、发放管理中的现状与挑战,并提出了基于标杆管理的改进路径,以规范提升全血及红细胞成分血的供应管理水平,确保临床用血的安全性和有效性。

一、全血及红细胞成分血库存管理

全血及红细胞成分血的库存管理是保障临床输血安全与效率的核心环节,通过科学规划、动态监测和精准调配等措施来实现血液资源的优化配置与合理利用。全血及红细胞成分血具有严格的保存条件和时效性要求,全血需在 2~6℃环境中储存,保存期根据保存介质不同为21~35d(如使用 ACD-B 或 CPDA-1 保存液);红细胞成分血(如悬浮红细胞、去白红细胞等)保存期可达 21~42d,其生物学活性随保存时间延长逐渐衰减,这些特性决定了库存管理需兼顾时效性、安全性与供需平衡。

(一)血液库存管理概述

血液库存管理是保证采供血系统及整个业务链处于动态平衡的重要手段,同时也是采供血业务全链条的重要调节和控制环节中不可或缺的一部分,主要通过对血液采集、血液供应和临床需求这三者进行定期分析评估,并据此建立相应科学、规范和量化的血液库存管理机制。

1. 血液库存管理原则

(1)供需动态平衡:依据区域人口基数、疾病谱特点及季节性需求波动(如创伤高发期、手术高峰期)制定库存基线,常规库存量不低于 7d 临床用量,稀有血型(如 Rh 阴性血)需建立跨区域协作储备机制,联合冰冻红细胞(保存期 10 年)作为应急补充。

(2)有效期管理:严格执行"先进先出"原则,利用智能化系统实时追踪库存有效期,对临界过期血液(如保存期剩余 5d 内)启动预警机制,优先调配至需求迫切的医疗机构,最大限度减少过期报废。

(3)分类分级存储:根据全血与红细胞成分血的种类(如悬浮红细胞、洗涤红细胞)、血型及适应证进行分区管理。

2. 红细胞类成分血库存量与各级预警线　库存应设置最低、正常、最高库存量,并定期进行评估与调整。

(1)最低库存量:血液库存下限,某血型库存量不能满足 7d 发放量为黄色预警,不能满足 5d 发放量为橙色预警,不能满足 3d 发放量为红色预警。当库存量低于最低库存量时,应积极进行血液采集或制备或调入等措施,以提高库存水平。

(2)正常库存量:血液库存量在正常库存量时,既能保证有充足的血液供应,又能最大限度地控制血液的过期报废。

(3)最高库存量:血液库存上限,当某血型库存量多于最高库存量时,应采取此型血液限采或暂停采集,预估血液库存量效期之内超出临床使用量时,应采取血液外调的方式,尽量调节到正常库存量,以减少过期报废。

(二) 全血及红细胞成分血库存分析

采供血机构在血液库存管理方面不仅仅是发挥仓库贮存作用,除了监控储存温度和血液的出入库,更应该关注血液库存的优化和效率提升。

1. 全血及红细胞成分血每天平均库存数量　全血及红细胞成分血每天平均库存数量应与采供血机构平均每天或一段时间的供血情况综合评估,为周期内"库存红细胞 + 库存全血"的平均库存量,显示红细胞和 / 或全血采集与供应的平衡情况。2014—2024 年 23 家机构每天平均库存数量(红细胞 / 全血)显示(图 7-1),大多数机构在 2 000~5 000U 之间,5 家机构超过7 500U,多数机构近两年平均库存量均较上年度下降,原因主要是与采集量下降和临床用血需求增加有关,但也有部分机构呈明显上升趋势,调研原因为通过加大本地血液采集力度和加强省内血液应急联动保障,提高了血液储备和供应能力,使得本地区的平均库存处于较稳定的安全水平。部分机构相比较其他采供血机构属于较低水平,反映出部分地区采供血持续呈现"紧平衡",除了持续加大采血量,还得进一步推进医疗机构加大开展节血手术、自体输血技术,提高临床科学、合理用血水平,减少异体输血,节约血液资源。

我国相关报道显示,不同采供血机构、不同年份均对每天全血及红细胞成分血平均库存量影响显著,2014—2021 年省级采供血机构历年中位数(1 955~4 328)U 呈逐年递增趋势,而地市级采供血机构普遍低于我国省级机构的红细胞成分血平均库存量,64%(16/25)日平均库存量小于 2 000U,且统计年度周期内 4 家地市级机构红细胞成分血日平均库存量波动幅度在30% 以上,考虑与机构库容量的大小、机构规模、服务区常住人口及流动人口、地区医疗水平以及突发事件等因素的影响有关。从经济分区上看,省级采供血机构每天全血及红细胞成分血平均库存量东北地区递增趋势较为明显,西部和中部地区呈稳步递增趋势,东部地区各采供血机构的差别较大,平均库存量高于其他地区,这可能与各地区临床用血需求不同有关。根据赵冬雁等对国内 18 家血液中心的研究数据显示,新型冠状病毒疫情期间全血及红细胞日均库存量呈现显著变化特征,疫情暴发前期(2020年)日均库存量中位数达到3 222U,较2019年的3 000U增7.4%,这一现象与临床用血需求下降幅度(−16.1%)超过血液采集量的减少有关,值得注意的是,2021年日均库存量进一步攀升至4 328U的中位水平,较疫情前基期(2018—2019年)总体增幅达44.0%,说明临床用血需求一定程度上恢复且血红细胞成分血供应充足。

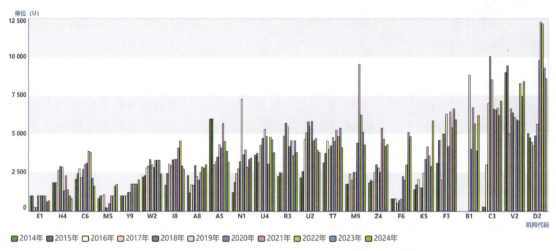

图7-1　2014—2024年全血及红细胞每天平均库存数量

　　综上所述,理想的库存量,应在最大限度满足临床用血的前提下,尽量缩短库存时间,一般情况下7~10d的日均发放量为正常库存量。因此,采供血机构应根据各自供血医院血液需求量、库存补充能力、库存下降程度等情况合理有效地配置血液资源。

　　2. 发放时红细胞成分血的平均贮存天数　发放时红细胞成分血的平均贮存天数是指红细胞从血液采集到发放的平均贮存时间,以天数计算,在一定程度上反映了库存的周转效率,贮存天数越短则效率越高,同时存在血液供应不足的可能,贮存天数越长则效率越低,可能存在血液过期报废的问题。2014—2024年23家采供血机构发放时红细胞成分血的平均贮存天数显示,不同机构、不同年份之间、不同经济分区仍然存在较大差异,各机构红细胞成分血平均贮存天数约为10天,多数机构近两年贮存天数明显缩短,主要原因是采集量下降而临床用血需求增加,红细胞贮存天数随之缩短,血液供应处于“紧平衡”状态(图7-2)。多机构调研显示,贮存天数上升原因与血液采集能力显著提升、临床用血量变化、血液调剂政策逐步完善、临床用血方式逐渐合理、更改了批放行操作流程等有关。

　　比对组曾报道省级采供血机构红细胞平均贮存天数为10.2(8.1,14.0)d呈波动递增趋势,优于地市级机构的12.52(7.11~17.66)d,省级机构最大值21.3d是最小值2.0d的10.7倍,同一年度各机构间极差最大值14.7d是最小值11.9d的1.2倍,地市机构其中有7家平均天数>14d,从经济分区上看,东北地区呈先递增后递减趋势,东部地区各采供血机构的差别较大且整体天数较少,中部和西部整体比较平稳呈波动递增趋势。红细胞贮存天数区域性差异显著,一线城市由于医疗资源集中、库存管理技术相对先进等因素,平均贮存天数短,而西部偏远地区由于交通不便、医疗资源相对匮乏等原因,平均贮存天数较高。另外,研究显示,新型冠状病毒疫情期间和非新型冠状病毒疫情期间红细胞成分血发放时的平均贮存天数分别为13.040d和12.324d,并没有因疫情的发生而明显缩短或延长。

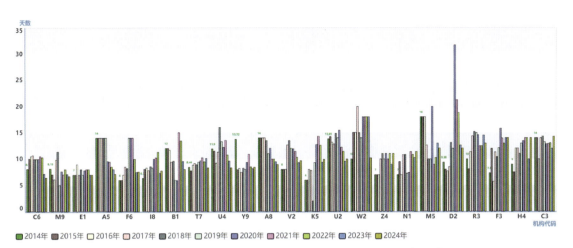

图 7-2　2014—2024 年发放时红细胞成分血的平均贮存天数

随着贮存天数的延长,红细胞的代谢指标会发生显著变化,进而影响其携氧能力和输血安全性,与输注效果存在潜在负相关性,有研究表明,输注储存时间 ≥ 2 周的红细胞,感染、多器官功能衰竭、急性肺损伤等不良反应增高,死亡率增加。因此,采供血机构应在最大限度地满足临床用血需求的前提下,尽量提供储存时间短的红细胞成分血,以提高其输注后在体内的生存活力和生存期限,保证临床输注效果。

3. 红细胞成分血过期量分析　除 2020 年外,全国红细胞成分血过期报废量总体呈现稳定的状态(图 7-3),2020 年 V2、F3、R3 三个机构报废量骤升,由于采供血机构疫情暴发初期对疫情了解不够深入,不能很好预估疫情对供需的影响,没有采取及时有效的措施,且区域调配中断,导致大量血液过期。随着疫情的发展和对疫情认识加深,采供血机构加大与临床医院信息沟通及时了解用血需求变化,努力做到供需平衡,2021 年各机构红细胞成分血报废量较2020 年显著下降。调研各采供血机构红细胞成分血报废原因包括:单型库存量高,同时红细胞成分血使用偏型造成报废;缺少稀有血型红细胞冰冻试剂,导致阴性血出现报废;血液调剂的血液接近效期。

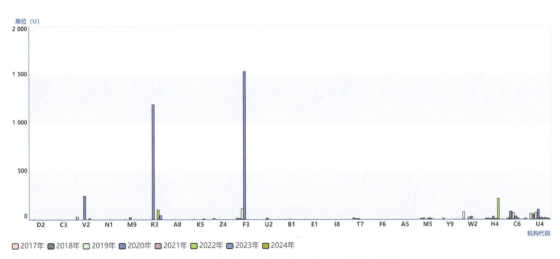

图 7-3　2017—2024 年红细胞成分血过期量

世界卫生组织(World Health Organization,WHO)2021年一项报告显示,138个国家(41个高收入、36个中等偏高收入、37个中等偏低收入和24个低收入国家)提供了关于血液浪费或报废的数据。输血传播感染标记物的反应性、过期库存血液和采集不全是废弃的主要原因,其中过期血液占比23%。2017—2021年我国18家采供血机构共报告90个数据,其中47个(52.2%)数据为0U,从经济分区上看,东北地区数量最多,东部地区次之,西部和中部地区每年都有报告。地市级采供血机构研究显示,同省级机构一样,2020年受新冠疫情影响,用血量难以预测导致红细胞成分血过期增加,但值得注意的是,过期量最多的3家机构,红细胞成分血日平均库存量均<2 000U,推测与库存量较小的机构库存管理更难有关。

4. 红细胞成分血调剂分析 红细胞成分血作为临床治疗中不可或缺的血液制品,其供应的稳定性和充足性直接关系到患者的生命健康。由于各地区采血情况、用血需求以及医疗资源分布的不均衡,红细胞成分血的调剂成为保障临床供应的重要手段。

23家机构2019—2024年外调入红细胞成分血(图7-4)有18家机构在25 000U以下,数量基本较少,D2、Z4、C6、F3、C3 5家机构调入较多,其中D2机构2020年外调入红细胞超过125 000U,近两年各机构外调入红细胞成分血数量基本呈逐年下降趋势,个别机构如C3有所上升,分析原因与血站采血情况及用血需求有关。对各机构调研显示,外调红细胞成分血增加的原因主要为新冠疫情防控自采血降低,随着2023年采血量明显升高,外调血数量减少;供血医院近年开设分院扩大规模,临床新的治疗技术不断推出,红细胞需求量逐年增加,一度需要从各地调剂红细胞成分血满足临床需求。而外调红细胞成分血减少的原因,主要是通过加强献血宣传、拓展献血动员渠道等措施,提高了市民献血积极性与献血量,缓解了血液资源紧缺状况。

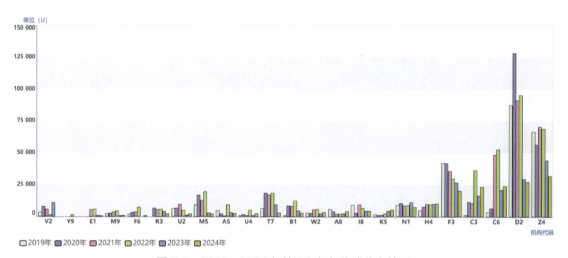

图7-4 2019—2024年外调入红细胞成分血数量

(三)库存管理优化策略与实践

1. 库存管理核心措施

(1)加强库存管理:在血液入库、储存和出库的过程中,严格按照"先进先出"的原则进行操作,确保先采集的红细胞成分血优先使用,避免因人为操作失误导致部分血液长期积压而过期。同时,建立完善的库存管理制度及临界过期血液预警机制,通过信息化系统设置临界过期

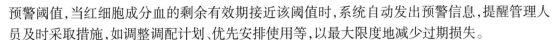

预警阈值,当红细胞成分血的剩余有效期接近该阈值时,系统自动发出预警信息,提醒管理人员及时采取措施,如调整调配计划、优先安排使用等,以最大限度地减少过期损失。

(2)区域协同与资源共享:建立省际或城市间的血液调配联盟,借助信息化平台,建立基于大数据和人工智能的血液调配系统,根据实际用血需求、库存情况以及运输条件等因素,自动生成最优的调配方案,实现血液资源的精准调配,减少因供需不平衡导致的红细胞成分血过期浪费。同时,通过血站官网或公众号推送库存预警信息,引导公众按需献血,减少季节性供需波动。

(3)应用冷冻保存技术:冷冻红细胞技术是目前延长红细胞保存期限的有效方法之一,通过在 −65℃ 的低温下保存,红细胞的保存期可延长至 10 年,这为偏远地区的血液储备提供了更长的时间窗口,可减少因保存期限制而导致的过期现象。不过,由于该技术的制备成本较高、解冻流程复杂,目前在偏远地区的应用还存在一定的限制。同时,研发更高效的红细胞保存液,以减缓红细胞在保存过程中的代谢衰退,提高其保存期内的稳定性和活性,从而减少因保存效果不佳而提前过期的情况。

2. **库存管理技术标杆实践**　随着科技的不断进步,智能化库存管理将成为未来的发展趋势,物联网与区块链技术的应用,可以通过无线射频识别(Radio frequency identification,RFID)标签实时追踪血袋的位置与温度,并结合区块链实现全流程的可追溯性,从而减少人为操作失误。此外,AI 动态调配系统将利用 AI 算法分析区域用血需求,自动生成跨机构调配方案,优化库存周转率。

3. **应急管理与技术**　采供血机构需动态调整库存管理并开发动态平衡算法以应对极端公卫事件下的供需突变。新型冠状病毒疫情期间,Ngo 等提出创新性库存管理策略:动态库存优化机制,通过减少择期手术使血制品需求降低 40%,建立需求预测模型以实现动态库存补货,同时针对高危人群优先分配 O 型血液资源(女性生育期及儿童患者);产品拆分技术将单采血小板拆分为双剂量(成功率 89%),使单位血小板可满足 2 例患者临床需求;跨机构协调体系实施多医院网络内的血液产品再分配机制,通过优先向高用量机构转移红细胞库存,并通过实时库存监测系统减少区域供应不平衡等。Park 等提出了一种新型的目标库存指数(Lim's issuable stock,Lim's IS),该指数基于各医院前一年的每日平均使用量(DU)及其变异系数(CV)来计算。研究发现,5d 库存策略(5-day issuable stock,5IS)和 Lim's IS 的库存水平平均值存在显著差异,且 Lim's IS 策略下的短缺天数显著低于 5IS 策略,特别是在日均使用量(DU)≥ 20 单位的医院中。

二、全血及红细胞成分血发放管理

(一) 全血发放管理

成分输血是衡量一个国家或地区医疗水平的重要指标,同时也反映了一个地区临床医生对科学合理用血的掌握充分程度。WHO 调查显示,全球各地区间将全血制备成血液成分的比例有所不同,其中欧洲地区 99%、美洲地区 90%、西太平洋地区 92%、东地中海地区 91%、东南亚地区 62%、非洲地区 73%,而全血使用的比例与国家收入成反比,低收入国家 77.1%、中低收入国家 13.2%、中高收入国家 0.6%、高收入国家<0.2%。23 家采供血机构小容量、标准容量全血发放量显示(图 7-5,图 7-6),2014—2024 年有 3 家机构小容量全血发放超过 500U,其中 1 家超过 1 000U,而标准容量全血各年度发放量均未超过 400U,考虑与突发应急事件或者儿

科用血高峰有关。

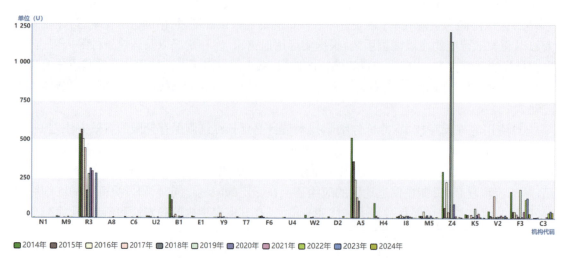

图 7-5　2014—2024 年小容量全血发放量

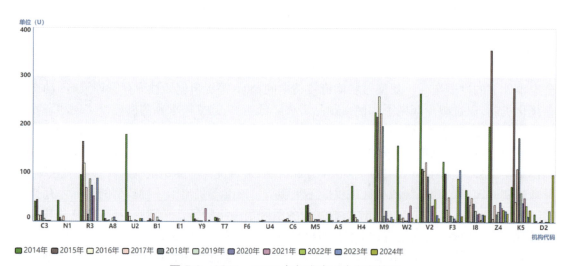

图 7-6　2014—2024 年标准容量全血发放量

（二）红细胞成分血发放管理

千人口红细胞发放量是衡量一个地区医疗资源分配是否合理的重要指标之一,反映了当地医疗机构在满足临床用血需求方面的能力,以及血液资源在人口中的分布情况。较高的发放量意味着医疗资源相对充足,而较低的发放量则表明存在资源分配不均或供应不足的问题。通过监测这一指标,可以了解当地血液供应是否能够跟上医疗发展的步伐,满足患者的实际用血需求,对于保障医疗服务质量和患者安全具有重要意义。近年来,随着医疗技术的进步和人们对健康的重视,千人口红细胞成分血发放量呈现逐步上升的趋势,这表明临床用血需求在不断增加,医疗机构对血液资源的需求也在相应增长,同时,不同地区的千人口红细胞成分血发放量存在较大差异。2014—2024 年 23 个机构每千人口红细胞发放量主要在 10~20U 范围区间,2014—2019 年大部分采供血机构千人口红细胞成分血发放量呈现逐步上升的趋势,提示临床用血逐年递增,供血压力逐年上升,2020 年因为新型冠状病毒疫情影响,临床用血需求相对降低,而 2023 年较 2022 年,大部分机构呈上升趋势,主要可能因为新型冠状病毒疫情期间临床用血需求相对降低,2023 年用血需求回归正常,发血量较前有所增加(图 7-7)。

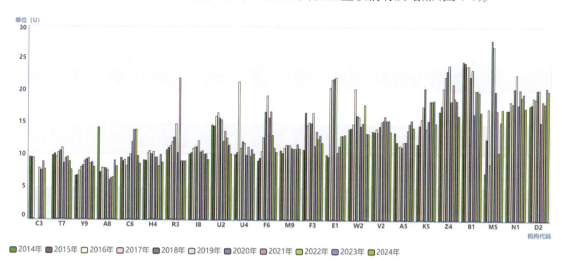

图 7-7　2014—2024 年千人口红细胞成分血发放量

自 2008 年以来,美国的输血率持续下降,但仍达到每千人 35.3U 红细胞,远超 2014 年国内 14.4U,2014 年欧洲的输血率因国家而异,每千人 12.3~51.4U(中位数:36.1U),但普遍高于中国,中国人口有老龄化因素,尽管如此,中国人口的年龄结构并不能解释中国与美国或欧洲输血率的差异。2014—2017 年亚太血液联盟(Asia Pacific Blood Network,APBN)部分成员与我国大陆地区部分省级采供血机构供血服务能力比较表明,APBN 仅有 1 个成员和 7 个省级采供血机构持续增长,5 个 APBN 成员呈下降趋势,考虑与实施患者血液管理有关,2017 年千人口全血和红细胞供应量(U)为(19.5~65.3)vs.(7.9~24.1),北京市红十字血液中心(BJ)为19.5U,在世界范围内 20U 的千人口全血和红细胞供应量也是处于低水平,尤其是距 APBN 最高 65.3U 还有较大差距。2014—2021 年 18 家采供血机构每千人口红细胞成分血发放量从整体上看,最大值 39.00U 是最小值 6.17U 的 6.32 倍,同一年度各机构间极差最大值 32.61U 是最小值 11.14U 的 2.93 倍,中位数(11.32~13.92U)呈波动递增趋势。有报道显示,我国血液中心新型冠状病毒疫情前后每千人口红细胞发放量下降 5.18%,2021 年红细胞成分血供应情况出现明显好转,不同的采供血机构间红细胞成分血供应相关数据存在统计学差异可能与各地疫情严重程度、防控措施、招募策略、临床用血管理、政府支持力度等方面不同有关。

第二节　血小板成分血供应

血小板作为人体重要的血液成分,其加速凝血的功能起着维系人体正常功能的至关重要作用,特别是对于突发外伤患者的生命起着重要的保护作用。目前在现代医疗手段中,血小板已成为一种关键资源,临床上为恢复和促进人体止血、凝血功能时,可输注血小板,如骨髓移植或骨髓衰竭、尿毒症等重大疾病。

血小板在临床上的重要性不言而喻,然而由于血小板来源的唯一性、供需的高不确定性和保存的短时效性,其库存管理面临较为苛刻的要求和严峻的考验。一是在血液采集阶段,不确定性较高。因为献血者的个人主观意愿决定其是否捐献血小板,随机性较高,因而具有高度的不确定性;同时,由于输血传播病毒的存在,对血小板的可靠性和安全性提出更高要求,使得其管理起来具有一定的难度。二是在库存阶段,血小板产品通常只能保存4~5d,保存时间非常短暂,属于高度易腐品,也增加了控制库存量和周期的难度。三是在临床需求端,各地区医院对血小板的需求量随机性较大,且差异显著,这也使血小板在资源分配上面临较大困难。血小板成分血是采供血机构供应临床的一类重要血液制品,由于其保存时间短,临床需求量不断增长,血小板的库存管理和供应能力一直是采供血机构面临的一个挑战。因此,我们对国内部分省级血液中心血小板库存和供应相关内容进行收集和研究,探讨血小板供应管理环节存在的问题和可采取的改进措施,从而为采供血机构结合血小板动态库存、临床血小板需求和血小板调剂策略提升血小板成分血供应管理能力提供可供参考的思路或数据支持。

一、血小板成分血库存管理

血液库存管理是血液供应管理工作中的重要环节,合理的血液库存管理需要平衡血液采集数量和临床用血需求,因而对动态调整血液的采集和供应具有重要意义。现阶段,血液库存管理主要依据供需的动态变化,不同的供需变化对血液库存管理所采用的策略大不相同,血液成分供需变化曲线波动越大,其库存管理的难度也越大,而血小板就是目前采供血机构各类血液成分中供需变化曲线波动最大的一类成分,如何在满足临床需求的前提下最大限度地减少血小板过期报废是采供血机构面临的一个难题。

（一）血小板成分血库存保存期

目前我国可用于临床的血小板成分血主要有浓缩血小板、混合浓缩血小板、去白细胞混合浓缩血小板、单采血小板和去白细胞单采血小板。它们的储存条件都是储存温度20~24℃,连续轻缓振荡且储存时不能叠放。但由于采集或制备方式不用,所使用的储存血袋不同,汇集系统状态或者用于储存的设备不同,其库存保存期不尽相同。但不论采取何种方式血小板成分血最长保存期也仅为5d。

（二）血小板成分血库存情况分析

当前血小板成分血按照来源可分为两大类,浓缩血小板和单采血小板。

1. 浓缩血小板起始和终末库存　浓缩血小板是一种0~1型易逝品(如血小板生命周期只有5~7d),一旦过期则失去医用价值。

浓缩血小板由于来源成本低,费效比低的优势,在欧洲等地库存量较高。但我国浓缩血小板受原始制备血液时限性、检测结果时限性、传染疾病风险高以及临床输注前检测流程较为繁琐等原因,制备效率因此很低,在23家血液中心仅3家将浓缩血小板作为每年常规制备项目开展(图7-8)。23家血液中心2021年—2024年的浓缩血小板起始库存量和终末库存量,仅有3家有浓缩血小板库存,其中更是仅有1家四年均有浓缩血小板库存,可见浓缩血小板在大部分采供血机构并不作为常用血液成分进行制备和库存管理(图7-9,图7-10)。

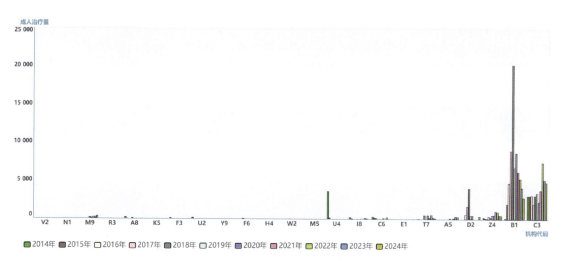

图 7-8　2014—2024 年浓缩血小板制备量

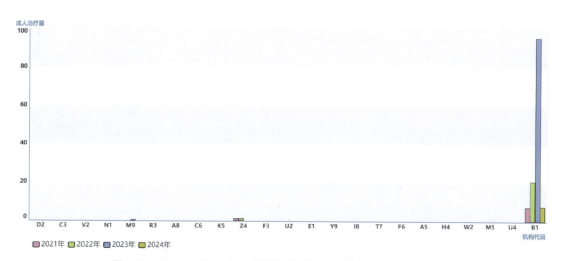

图 7-9　2021—2024 年白膜层制备的混合浓缩血小板起始库存量

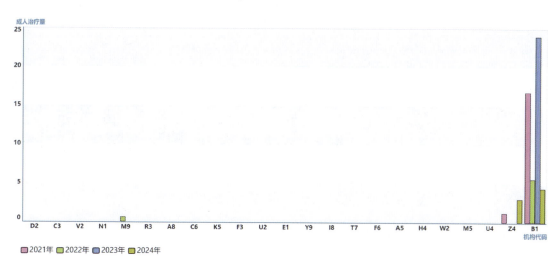

图 7-10　2021—2024 年白膜层制备的混合浓缩血小板终末库存量

2. 单采血小板起始和终末库存 单采血小板由于血小板含量高、传染疾病风险低、临床输注效果显著、细菌污染率低等优势一直是采供血机构提供的主要血小板成分血。

受采供血机构采集能力和采集策略、献血群体构成特点、当地医疗机构资源情况等诸多因素影响,单采血小板库存量不同地区间呈现较大差异。23家血液中心2021—2024年的单采血小板起始库存量和终末库存量最低的不到50个治疗量,最高的超过1 000个治疗量,不同血液中心库存量差距最大达到20倍,可见单采血小板库存数量波动差异显著(图7-11,图7-12)。这可能与地区人口规模、医疗资源分配情况、采供血机构血小板采集计划和采集方式、血小板调剂机制等因素有关。

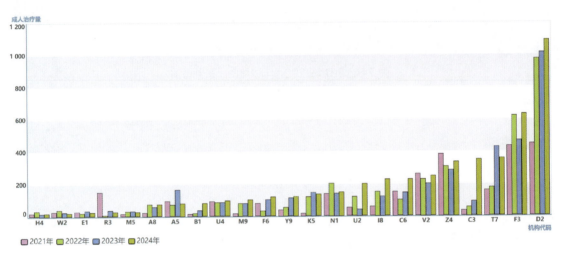

图7-11 2021—2024年单采血小板起始库存量

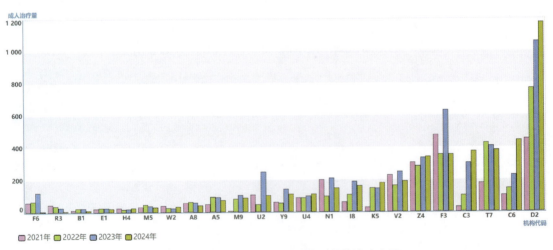

图7-12 2021—2024年单采血小板终末库存量

3. 血小板成分血调剂情况分析 血小板成分血的调剂对有效管理血小板库存具有十分明显的效果,通过调剂能够在血小板库存短效期的限制和临床供需不确定因素的影响下有效对血小板库存进行再平衡,进而减少血小板过期报废或供应短缺现象的发生。

23家血液中心有21家均会根据血小板库存变化调入血小板成分血,调剂发生率91.30%(图7-13)。大量的血小板成分血调剂主要发生在血小板用量较大的血液中心,2019—2024年D2单采血小板采集量基本在5万~7万治疗量,但其每千人口血小板成分血发放量最高达到12治疗量,采集量远远不能满足临床需求,每年均需要大量从外省市调入血小板成分血。C3在2022年新成立一个疾病研究中心,血小板成分血临床需求量出现大幅的增加,血小板成分血调入量近几年有所增加。Z4新型冠状病毒疫情期间血小板成分血调入量较高,主要是通过省级血液应急联动保障模式在新型冠状病毒疫情期间自采血小板数量降低时调入其他市血小板成分血补充本地库存,2023年随着血小板采集工作逐渐恢复常态,调入血小板成分血数量也逐渐减少。

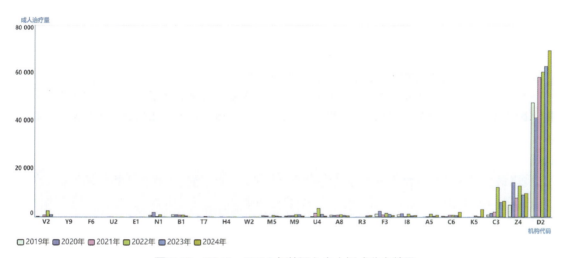

图7-13　2019—2024年外调入血小板成分血数量

(三)采供血机构血小板成分血过期情况分析

1. 过期报废基本情况　从比对数据统计可以看到浓缩血小板的过期报废发生率总体来看高于单采血小板,制备浓缩血小板的血液中心基本均有过期的浓缩血小板,过期报废发生率达92.86%(图7-14),单采血小板过期报废发生率为86.96%(图4-27)。浓缩血小板过期报废数量占比远高于单采血小板报废数量占比,个别血液中心浓缩血小板报废率甚至超过了10%,而单采血小板报废率最高也没超过1.5%。但纵观2014—2024年23家血液中心仅有3家历年均没有单采血小板过期报废,其他血液中心或多或少都有单采血小板过期报废,说明平衡血小板成分血库存与临床供应是我们采供血机构面临的一项挑战。

2. 浓缩血小板过期报废原因　包括:①同型血小板数量不够混合制备成满足临床治疗需求量的混合血小板;②没有使用血小板专用保存袋,保存期太短;③浓缩血小板保存时间短、临床需求量较小,库存量与临床实际需求不一致时出现过期报废;④部分临床医疗机构对浓缩血小板的预约和使用较为排斥,也是造成浓缩血小板过期报废的一个原因。

3. 单采血小板过期报废原因　包括:①献血者捐献数量与采集计划或临床需求数量不一致;②血小板保存时间短,受节假日、临床需求突然变动等影响出现过期报废。

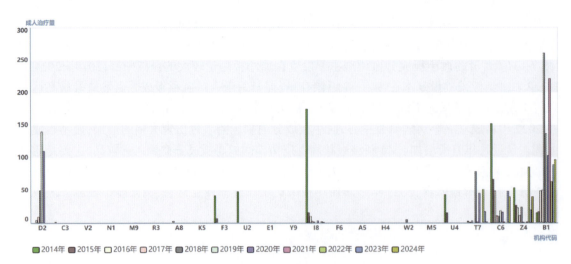

图 7-14　2014—2024 年浓缩血小板过期量

（四）血小板成分血库存管理标杆实践与改进路径

1. 结合库存优化采集方式　目前单采血小板采集主要有两种方式：一种按临床需求计划采集即采供血机构根据临床医疗机构提前预约拟输注的血小板数量和血型,结合采供血机构不同采集点位的采集能力,给点位分配需采集血小板的数量,点位通过电话主动预约、献血者自行网上预约等方式按照计划完成血小板采集任务。这种方式在满足临床用血需求的前提下,可以最大限度地减少血小板库存量或缩短库存保存时间,避免出现血小板过期浪费。但由于按需采集,没有采集计划时,会影响计划外想自愿捐献血小板的献血者积极性,不利于献血者队伍建设。另一种是按照献血者意愿随机采集即当日来到采供血机构想捐献血小板的献血者只要符合献血条件的均进行采集。这种方式能满足献血者的心理需求、提升其自愿参与度,但由于献血者献血的随机性,也会导致血小板库存出现季节性、结构性缺血或者个别血型库存偏高。

结合比对数据,部分血液中心对血小板献血者采取预约制且预约比例达到 80% 以上(图 7-15),通过预约制合理控制血小板采集数量,进而较为合理的控制血小板成分库存量,避免过期报废。部分血液中心血小板预约献血者比例不足 20%,通过现场动员招募或者按照献血者意愿采集血小板,满足临床需求。

目前,采供血机构在临床血小板需求日趋增长的趋势下,应通过多种途径科学合理的采集血小板。血小板报废率较高情况时,应结合库存量,根据临床需求,合理制定采集计划,保证动态库存平衡。血小板供应持续紧张时应采用通过有效招募和保留措施持续扩大血小板供应队伍,对库存进行有效补充。

2. 提升综合库存管理能力　由于血小板保存周期短,对血小板库存管理既要考虑迅速周转和充足库存两个因素之间的平衡,还要综合考虑季节性和节假日需求变化情况。在血小板库存持续低位运行时,对血小板周、月、季度和年需求情况进行综合分析,提前预判库存变化,及时调整库存量。

为确保血小板成分血的充分供应,采供血机构应将浓缩血小板库存作为临床供应的有效补充,尤其是应急状态时的有力补充,提前明确业务流程、启动条件并保持工作人员制备能力,根据临床实际需求,动态平衡血小板库存。

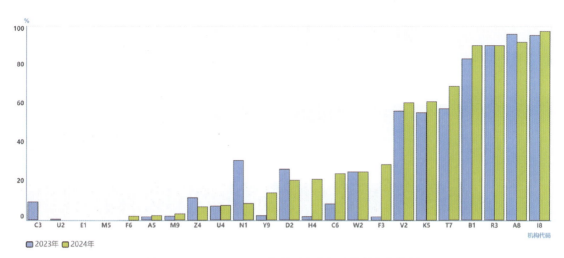

图 7-15　2023—2024 年单采血小板预约献血者比例

3. 根据需求特点制定合理库存　加强与医疗机构的合作,根据医疗机构对治疗性和预防性血小板输注需求情况的调研分析,合理制定血小板最低库存和血小板预约天数。

二、血小板成分血发放管理

(一)千人口血小板成分血发放管理

千人口血小板成分血发放量计算的是供血服务区内每 1 000 人口输注的来自血液中心 / 血站的血小板成分血输注量,反映了当地医疗机构临床用血需求的基本情况以及采供血机构满足临床用血需求的能力。该指标通过量化血小板发放量,可对不同地区血小板供应情况进行比对分析,精准评估血小板库存与临床需求的供需关系。较高的发放量说明当地优质医疗资源较为集中,对血小板需求量较高,血小板资源相对充足,基本能够满足临床需求;而较低的发放量说明血小板资源较为紧张,存在供应缺口。

1. 千人口血小板成分血发放量当前现状

(1)呈现逐年增长的发展趋势:通过比对数据可以看到千人口血小板成分血发放量集中在2~4 个治疗量,除 2020—2022 年受全国人口普查后服务范围内人口数量增长导致数据的降低,整体呈上升趋势(图 7-16),说明随着临床新技术和新项目的迅速推广,各种医疗保障制度的健全和普及,临床对血小板的应用越来越为广泛,需求不断增长。

(2)具有明显的地域性差异:不同地区间千人口血小板成分血发放量存在较大差异,有的地区千人口血小板成分血发放量不足 2 个治疗量,有的地区却高达 11 个治疗量。在经济发展迅速,优势医疗资源较为集中,尤其是对血液病治疗处于国内领先的地区,血小板发放量较高,甚至需要通过外调入血小板才能基本保证临床需求。而在一些偏远或医疗资源相对落后的地区,血小板发放量较少,虽然发放量少,但由于血小板使用最长效期仅有 5d,临床需求较少时,更易造成血小板过期报废。

(3)具有显著的季节性和节假日波动:心脑血管等疾病在夏冬季节由于气候的影响呈现高发态势,对血小板需求增加,会造成发放量的增加;在春节、国庆节等较长节假日来临之前,由于节前集中治疗,发放量一般也会略有增加;春秋季节相对较为平缓。

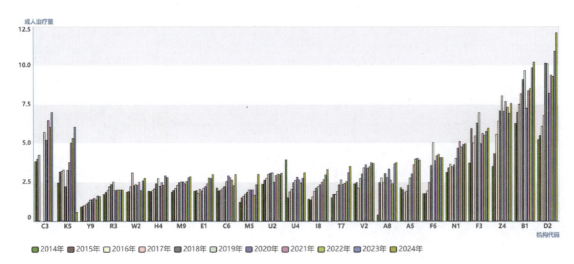

图 7-16　2014—2024 年每千人口血小板成分血发放量

2. 原因分析

（1）医疗机构自身发展迅速：目前，我国医疗机构已进入高速发展阶段，大型综合性医院持续扩建、新建医院不断增多，医疗技术水平的发展和治疗手段的多样化，临床对血小板的需求越来越大。

（2）采供血机构呈现不均衡发展态势：全国现有 450 余家采供血机构，受地域、人群特点、采供血机构运行管理机制、当地政府支持力度等多因素影响，发展极不均衡，导致血液采集供应能力也有明显差异。

（3）血小板库存波动较为明显：由于血小板储存期短、献血过程较为烦琐等特性，酷暑或严寒季节会影响血小板献血者积极性，献血人数减少，血小板的库存随之减少。固定献血者固定的献血周期也会影响血小板库存。

（4）影响血小板库存管理效率的因素较为繁杂：血小板由于受保存期短、储存方式和条件高、临床需求变动快、个别血型库存数量偏多或偏少等诸多因素影响，更易出现库存管理效率低的现象，导致血小板供应不及时或过期浪费。尤其在血小板用量较少的采供血机构，由于血小板临床需求的随机性和不固定性，更会对血小板库存管理造成难以预判的变化，进而导致出现血小板供应调节能力不足的现象。

3. **管理策略**　血小板供应具有供应不可靠、需求随机异质、保存短时效性等复杂特性（随机是指常规需求和紧急需求具有随机性，异质是指需求包括不同成分和血型），平衡血小板库存和临床需求供应是目前采供血机构面临的重要挑战和困难。供应能力的本质就是在血小板过期报废率和临床需求供应短缺率之间寻求平衡点，从而确保既能满足临床救治的血小板需求，又能最大限度地降低血小板过期报废率。在这个过程中采供血机构作为集中合理分配血小板的重要部门，需要根据本地医疗机构临床用血需求，结合当地献血者结构特点、采供血机构自身的采集能力、招募动员能力等综合分析，科学制定血小板动态库存管理策略，根据库存变化时时调整血小板采集计划、临床供应计划和血小板调剂计划，从而基本保证供需的动态平衡。

结合千人口血小板成分血发放量具有明显的地域性差异，可以进一步强化区域间血小板调剂。我国地市级血站作为采供血机构的重要组成部分,具有数量多、规模不一、地域性分布广、服务范围大的特点,与血液中心相比,常存在血小板成分血供应量小、库存不足及偏型明显、供应压力大等困难。而血液中心由于优势医疗资源较为集中,医疗技术水平较高吸引周边大量外省市患者就医,进而造成血小板需求量高,供应紧张的困境。省内采供血机构可以依托全省血液信息平台进行数据共享,在大数据基础上,实现省内各市采供血机构血小板动态库存管理和快速调剂,解决血小板库存不足或过期浪费。省之间应建立有效的区域联合互动机制,实现区域内血小板信息资源共享,并建立便捷的调入调出机制以进行血小板调剂;同时加强主动调剂意识,保证血小板合理库存,有效缓解供需矛盾。

(二) 单采血小板供应量所占百分比

单采血小板供应量所占百分比计算的是单位供应的单采血小板占血小板供应总数的百分比。

1. **当前现状** 23 家单位总体来说,大部分血液中心单采血小板的供应量占比接近100%,且不同年份间占比变化不大(图 7-17)。大部分血液中心供应临床用血小板仅为单采血小板,少数血液中心以单采血小板供应为主,同时提供浓缩血小板来补充临床血小板的供应。单采血小板由于血小板浓度高,止血、凝血等临床效果明显,临床使用率远远高于浓缩血小板。

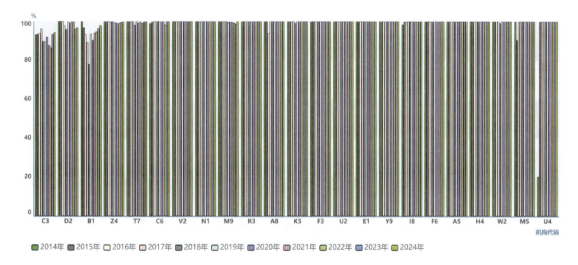

图 7-17　2014—2024 年单采血小板供应量所占百分比

2. **管理策略** 采供血机构应根据临床血小板发放情况和血小板需求增长情况统计分析血小板最低库存,制定相应的库存预警机制;构建合理库存,以单采血小板为主,浓缩血小板灵活机动补充为辅。尤其在目前供应紧张的严峻现状下,应提高血液成分利用率,在与临床进行充分沟通后,制备浓缩血小板作为血小板库存的有效补充,保证临床血小板需求。

第三节　血浆成分血供应

　　血浆是血液的重要组成部分,是血液经离心分离出全部血细胞以后的液体成分。血浆呈淡黄色液体(因含有胆红素),其中最主要的成分是水分,约占 90%~92%。其他 10% 以溶质血浆蛋白为主,并含有电解质、营养素(nutrients)、酶类(enzymes)、激素类(hormones)、胆固醇(cholesterol)和其他重要组成部分。血浆蛋白是多种蛋白质的总称,用盐析法可将其分为白蛋白、球蛋白和纤维蛋白原三类。

　　血浆的主要功能包括运载血细胞,为血细胞如红细胞、白细胞、血小板提供了一个流动的载体,使其能够在全身循环。血浆负责运输人体所需要的营养物质如葡萄糖、氨基酸、脂肪酸等和氧气,同时也将代谢产生的废物如二氧化碳、尿素等运送到相应的排泄器官进行排泄。

一、血浆成分血库存管理

　　血浆成分血作为临床救治危重患者、手术大出血及凝血功能障碍的核心资源,其库存管理的科学性与规范性直接关系医疗安全与救治效率。在血液资源稀缺性与需求动态性并存的背景下,血浆成分血因其成分活性依赖严苛的储存条件,对库存管理提出极高要求。如何平衡 "供" 与 "需"、规避过期浪费、保障应急响应,成为现代医疗体系面临的重大挑战。当前,血浆成分血库存管理需兼顾多重目标:一方面,通过精准温控、分类存储确保血液质量与输注安全;另一方面,依托信息化动态监控、需求预测及 "先进先出" 原则优化资源配置,减少因效期失效导致的资源损耗。

　　(一)不同血浆成分血的保存

　　血浆成分血是将全血中的血浆分离后,根据制备方法、保存条件及临床用途进一步分类的血液制品,主要用于补充凝血因子、特定蛋白成分或扩容,常见的品种主要有新鲜冰冻血浆、冰冻血浆、病原体灭活血浆,新鲜冰冻血浆和病原体灭活血浆保存期限是 −18℃以下保存 1 年,冰冻血浆保存期限是 −18℃以下保存 4 年。无论哪种血浆成分血解冻后都需要在 24h 内使用。

　　(二)病原体灭活血浆供应比例

　　受血站采集能力、采集策略、制备能力等制约,随着临床科学、合理用血的普及与发展,医疗机构资源情况等诸多因素影响,不同种血浆成分血发放情况有较大差异。根据执业比对工作组 2014—2024 年 23 家采供血机构病原体灭活血浆的百分比显示,16 家采供血机构均供应病原体灭活血浆,其中 2 家采供血机构近两年病原体灭活血浆占比为 100%,5 家采供血机构的病原体灭活血浆占比超过了 80%(图 5-4)。7 家采供血机构未供应病原体灭活血浆,仅供应新鲜冰冻血浆和冰冻血浆,可能因基于技术适配性、临床接受度、成本效益及血液供应体系等多维因素,尚未全面推广该技术,但团体采血比例增加,新鲜冰冻血浆供应数量略有下降,血浆成分血发放量总体呈上升趋势,整体保持平稳,提示应加大街头个人献血者招募力度,增加血液采集量,满足临床血液供应。部分采供血机构为了去血浆库存,大幅提高了新鲜冰冻血浆制备量,临床对病原体灭活血浆的接受度也在不断增加,这些因素对缓解血浆成分血库存积压起到积极作用。

二、血浆成分血发放管理

(一) 血浆成分血发放量

血浆成分血发放量是每年发放供临床使用的血浆成分血总量,包括新鲜冰冻血浆、冰冻血浆和病原体灭活血浆。既往文献表明,2014—2024 年 23 家采供血机构的血浆成分血发放量显示,15 家采供血机构血浆成分血发放量呈波动递增趋势。原因分析:①手术量增加、老龄化加剧及恶性肿瘤高发导致凝血功能障碍患者增多,推动新鲜冰冻血浆、病原体灭活血浆等产品的需求上升;②成分输血理念的普及促使医疗机构减少全血输注,转而根据患者具体病情精准选择血浆成分血。8 家采供血机构血浆成分血发放量呈波动平衡或递减趋势,可能受献血率波动、成分血制备技术壁垒及冷链物流限制,导致发放量与实际需求脱节。从地域分区上看,中东部地区最高[143 500(94 500,285 000)U],西部地区最低[62 530(35 570,172 200)U],发放量的地域差异与季节性波动暴露出资源配置的不均衡性,发达地区因技术成熟、库存充足,可快速响应临床需求,而经济欠发达地区常面临血浆成分血供应短缺或积压现象。血浆成分血积压不但造成有限的血液资源不能充分利用,而且血浆成分血的保存给血站带来压力(图 7-18)。

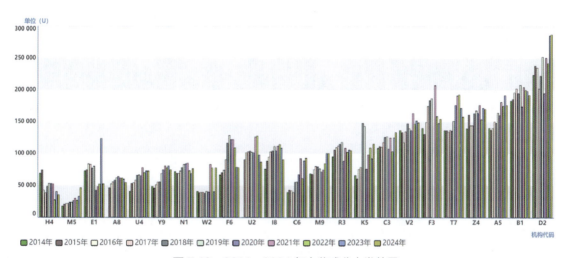

图 7-18　2014—2024 年血浆成分血发放量

(二) 千人口血浆成分血发放管理

世界卫生组织的一项调查显示,全球各地区每千人口血浆成分血发放量有所不同,非洲 0.4U,美洲 2.8U,东南亚 0.8U,欧洲 7.5U,东地中海 3.5U,西太平洋 3.5U。千人口血浆发放量不仅是衡量医疗系统效能的关键指标,更是实现精准医疗、保障公共健康的重要工具,它反映了当地医疗机构的临床用血需求方面的能力,以及血液资源在人口中的分布情况。高发放量可能反映过度使用风险,需同步评估采集、储存、运输等环节的合规性,降低输血传播疾病风险;高发放量还可能关联特定疾病负担,为流行病学研究提供线索;监测高发放量区域的用血来源,识别献血"冷区"(如偏远地区献血率低),维持基本医疗需求需保障千人口献血率 10‰以上,针对性增设流动献血车或宣传站点。通过量化分析每千人不同血浆成分血供给水平,可精准评估区域血液储备是否匹配临床需求,避免资源短缺或冗余;结合人口密度、疾病谱系及医疗设施分布,构建数据模型指导跨区域调拨,提升资源利用效率;对比不同地区献血率与血浆成分血需求缺口,推动精准宣传(如定向招募稀有血型捐献者)或激励机制改革。

1. 千人口不同血浆成分血发放情况

(1)呈现波动增长趋势:2014—2024年每千人口不同血浆成分血发放量显示,23家采供血机构的每千人口血浆发放量约在10~30U间,大部分在10U左右,整体呈波动增长趋势(图7-19)。随着国家巩固医疗保障水平,增强大病保险精准保障能力,进一步减轻参保居民生育医疗费用负担和医疗技术的进步,血浆成分血的需求不断增长。每千人口血浆成分血发放量最大的采供血机构是最小的2.8倍,提示我国不同地域在人口规模、医疗资源发展、无偿献血推广上不平衡,可能与经济发展水平、群众无偿献血意识和人口与医疗服务需求差异有关,经济增长较快城市、人口净流入增加的城市,医疗服务与临床用血需求增长也更加明显。

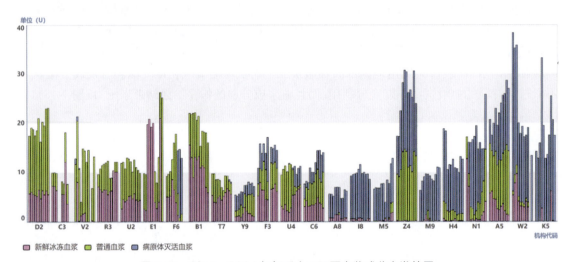

图7-19　2014—2024年每千人口不同血浆成分血发放量

(2)地区差异显著:不同地区的每千人口不同血浆成分血发放量存在较大差异。医疗资源较为集中,医疗机构开展的治疗项目较为丰富的地区,血浆成分血发放量相对较高,通过增加血浆制备量,省内调入血液补充库存,使得本地区的每千人口不同血浆成分血发放量一直在高位且波动幅度较小;而在一些偏远、医疗资源相对匮乏的地区,血浆成分血发放量可能较低,存在血浆供应紧张的情况。血浆置换越来越成为重症患者的一项重要的治疗手段,使得血浆成分血的用量增加迅速。部分采供血机构调入血浆成分血需要复检,而血浆成分血不能提供检测样本,因此不能调入,导致血浆成分血供应量较低,在取消调入血浆成分血复检后,临床需求日益增加。

(3)发放比例差异较大:4家采供血机构以发放病原体灭活血浆为主,发放极少量新鲜冰冻血浆;13家采供血机构均发放病原体灭活血浆、新鲜冰冻血浆和普通血浆,各自比例略有差异,其中1家采供血机构发放原体灭活血浆和普通血浆比例较高,各为48%左右,1家采供血机构仅在2014—2016年发放病原体灭活血浆,以后均不再发放,5家采供血机构发放比例较为平衡;6家采供血机构只发放新鲜冰冻血浆和普通血浆。

2. 现状分析及管理策略

(1)临床用血需求大幅提升:随着经济社会发展和公立医院高质量发展全面推进,人民群众的医疗需求不断增长和释放,诊疗人次、住院人次和手术人次持续增长,临床用血需求量大幅提升。"十四五"期间,老龄化进程加速,年长者不能献血,且用血需求增加。每千人口不同血浆成分血发放量较低的采供血机构应根据本地区医疗条件和医疗需求的增加做好中长期发展规划,保障人民群众的基本用血保障。

(2)临床合理用血水平仍需提高:一些医疗机构对临床合理用血重视不足,患者血液管理、临床用血评估和评价体系需要加强。手术患者自体输血总量、比例处于较低水平,部分临床医生对病原体灭活血浆的适应证、优势及安全性缺乏了解,病原体灭活血浆发放量较低或没有发放的采供血机构应开展学术会议、指南解读,明确病原体灭活血浆的适应证(如免疫缺陷患者、高危手术),助推临床合理用血水平的提升。

(3)公民献血积极性有待进一步调动:我国人口老龄化进程加速、人口自然增长率下降以及后疫情时代公众普遍更加关注自身健康,生活方式也有所改变,多种因素叠加,导致公众献血积极性降低。作为无偿献血的生力军——大学生群体,对于献血的热情和积极性明显降低,参与意愿减弱。每千人口不同血浆成分血发放量中低的采供血机构应从发挥政府主导,各部门协作、团体采血矩阵挖掘力度和关心关爱献血者方面,提高血液采集量、增强无偿献血科普宣传影响力、完善无偿献血者权益。

(赵爱平　陈　阳　黄均磊　李永铭)

第八章

采供血机构运营管理

在人类社会的演进历程中,机构始终扮演着至关重要的角色。从早期简单的部落组织,到现代高度复杂的企业集团、政府部门以及各类非营利组织,机构的形式与功能不断发展和多样化,对社会的影响也日益深远,通过资源整合、调配与运用,推动经济的繁荣、社会的进步以及文化的传承与创新。近年来,随着人工智能、大数据、区块链等新技术的应用,深刻改变机构的运作方式和管理模式。在这个过程中,各类机构需要不断创新,适应时代的发展需求。作为机构中极其特殊的一分子,采供血机构因其兼具公益性与社会性的双重属性,在国家公共安全领域占据着重要位置。其运营管理水平对保障公共卫生安全至关重要。

本章将围绕采供血机构运营管理概况、大陆采供血机构运营执业运营规模及人员管理三大模块对机构运营管理在大陆采供血行业的运行状态进行探讨。

第一节　采供血机构运营管理概况

机构运营管理(institutional operations management)通常指对整个机构的管理和控制,包括人力资源管理、财务管理、物资管理、信息管理等层面的管理工作,作为一门致力于提升机构运行效率、实现机构目标的学科与实践领域,其重要性不言而喻。在当今全球化、信息化的时代背景下,机构面临着日益复杂多变的外部环境,包括快速的技术变革、不断变化的社会需求以及严格的政策法规约束。同时,机构内部也存在着诸如人员管理、资源配置、流程优化等诸多挑战。

作为血液供应与安全的重要载体,采供血机构同样受到内外部环境的巨大冲击,且其运营管理需要兼顾"安全"与"效率",确保在常态和应急状态下均能满足临床用血需求,如何在这样的环境中实现机构的可持续发展,成为采供血机构运营管理者亟待解决的核心问题。采供血机构管理人员通过标准化流程、技术创新和优化资源配置等手段,动态应对社会、技术和政策变化,方能构建可持续的血液供应体系,从而更好地引领机构在复杂的环境中稳健前行。

本节将从采供血机构运营管理的基本概念入手,深入探讨采供血机构运营管理原则、内容与方法,旨在为采供血机构管理人员提供全面、深入且具有实践指导意义的机构运营管理知识框架。

一、采供血机构运营管理概念

机构运营管理是指对各类机构(如企业、事业单位、社会组织等)在执业过程中的一系列活动进行计划、组织、协调、控制和监督,以确保机构能够高效、合法、规范地运行,实现其既定目标的管理活动。这一管理理念在采供血行业体现得尤为突出,采供血机构运营管理是指通过系统化、规范化的手段,对血液的采集、检测、制备、储存、运输及供应等全流程进行科学管理与优化,以保障血液及血液制品的安全、充足和高效供应,同时满足医疗用血需求和社会公共健康要求。采供血机构运营管理是集安全性、公益性和科学性于一体的复杂系统工程。它不仅需要科学调配资源、优化流程,更要建立严格的质量控制体系、完善的法规制度保障以及高效的运营管理机制,以确保血液质量安全可靠并满足临床需求。同时,作为公益性机构,其管理还需兼顾社会责任,通过规范化管理和公众宣传教育,推动无偿献血事业可持续发展,最终实现社会效益与运营效率的统一。

二、采供血机构运营管理基本原则

机构实现稳定发展与目标达成,需遵循一系列合理的管理原则,这些原则相互关联、相辅相成,共同为机构运营管理提供科学的指导框架,确保机构在运营过程中实现资源优化、效率提升以及可持续发展,这些原则适用于所有机构,对采供血机构运营管理更是至关重要。

(一)系统性原则:构建有机协同的整体架构

机构是一个由众多相互关联、相互作用的部分组成的复杂系统,系统性原则要求机构运营管理必须全面统筹整体与局部的关系,高度重视各环节之间的协同效应。在实际管理过程中,任何一个局部的变动都可能引发连锁反应,影响到整个机构的运行。采供血机构的整体目标是确保临床血液供应安全,这需要从献血者招募、血液采集、检测、制备、储存到运输等各个环节协同运作,任何一个环节出现问题都可能影响到整体目标的实现。如人员管理出现问题,就可能因人手不足,一名护士同时兼顾两个甚至更多献血者导致血液采集一针率降低、健康征询表顺序错误等一系列后续状况发生。

(二)规范性原则:以法治与标准护航机构运行

规范性原则强调机构运营管理必须以法律法规、政策文件和行业标准为根本依据,构建标准化、规范化的管理制度体系。在法治社会中,法律法规是机构行为的基本准则,任何机构都不能逾越法律的红线。行业标准则是在长期的实践过程中,为保证行业的健康发展和产品、服务质量而形成的规范要求。《血站管理办法》(2005年11月17日发布、2006年3月1日起施行、2017年12月26日进行第三次修订)便是规范性原则在输血行业的典型体现,它对血站的设置、职责与执业登记、执业、监督管理及法律责任等各个环节进行了规范,保障了血液及血液成分的质量安全,守护了公众的生命健康。再如,工作总支出不足可能导致血液检测效率降低,影响血液供应的及时性。

(三)效率性原则:追求资源的最优利用

效率性原则以构建资源投入-产出比的最优函数关系为核心导向,强调的是在各种活动和过程中,追求资源的最优利用,以最小的投入获得最大的产出。遵循效率性原则有助于提高资源的利用效率,促进经济社会的发展和进步,同时也有助于实现资源的可持续利用,减少浪费。如采供血机构布局采血网点,应根据人口分布和献血者流量,科学规划采血点的位置和数量。在人员密集的商业区、社区中心等设立固定采血点,同时配备流动采血车,灵活调整采血地点,使采血资源能够覆盖更多潜在献血者,减少采血点闲置时间和资源浪费,提高血液采集效率。

(四)公平性原则:保障各方权益平衡

公平性原则是通过程序公平与结果公平的双重维度,构建利益相关者的权益均衡机制。

公共机构作为社会公共资源的管理者和分配者,其职责在于为全体社会成员提供公平、公正的公共服务。在资源分配方面,公共机构应遵循公平原则,确保资源在不同地区、不同群体之间合理分配,避免出现资源过度集中或分配不均现象。在制定政策和决策时,要充分考虑不同利益群体的需求和诉求,特别是弱势群体的权益,采取适当政策措施给予倾斜和保障,如在血源紧张的情况下,在保障急危重症患者、孕产妇等特殊人群用血的前提下,同等医疗条件下,优先保障献血者及亲属优先用血便是公平性原则的体现。公平性原则的贯彻落实不仅有助于提升公共机构的社会公信力,增强公众对机构的信任和支持,更能够促进社会和谐稳定发展,实现社会公平正义。

（五）动态适应性原则：灵活应对环境变化

在快速发展和不断变化的时代背景下,内外部环境动态变化是机构面临的常态。动态适应性原则要求机构时刻保持敏锐的洞察力,密切关注内外部环境的变化趋势,及时调整管理策略,以适应新的形势和要求。随着数字化转型浪潮席卷而来,众多机构纷纷顺应时代潮流,积极进行数字化变革。血站构建线上服务平台便是这一原则的生动实践,通过线上服务平台,能够为公众提供更加便捷、高效的服务,实现献血预约、血液检测结果查询、用血报销申请等功能的线上办理,极大满足了公众在数字化时代对便捷服务的需求。

（六）风险防控原则：筑牢安全坚实防线

在不确定性倍增的复杂社会技术系统中,风险防控原则要求机构实现从被动应对到主动免疫的风险治理跃迁。具体实施路径为建立健全风险预警机制,利用先进的信息技术和数据分析手段,对潜在风险进行实时监测和预警。针对不同类型的风险,制定相应的风险应对策略和预案:如在采血环节,若关键岗位血液采集人员突发工伤或离职,可能延误整个血液采集活动,提前制定风险预案至关重要。

采供血机构运营管理的这六大基本原则紧密相关、缺一不可,系统性原则奠定了协同运作的基础,规范性原则提供了合法合规的保障,效率性原则推动了资源的高效利用,公平性原则维护了社会公平正义,动态适应性原则赋予了机构应对变化的能力,风险防控原则筑牢了机构安全的防线。在实际管理过程中,采供血机构运营管理者应深入理解并全面贯彻这些原则,结合行业特点和实际情况,制定切实可行的管理策略,不断优化管理流程,提升管理水平,以实现机构稳健发展。

三、采供血机构运营管理主要内容

机构运营管理涉及多个相互关联的核心领域,包括战略规划与目标管理、组织架构与人力资源管理、流程与制度管理、资源管理与优化、质量管理与风险控制、客户/服务对象管理、创新与可持续发展、绩效评估与改进等,以下选取与采供血行业运营管理密切相关的人员、财务、信息和流程管理进行探讨。

（一）人员管理：释放人才潜能

人员管理是采供血机构运营管理的核心,其目标是达成"人适其位,位得其人"。通过科学合理的人力资源配置,让员工在最能发挥自身优势的岗位上工作,充分释放员工的潜力,提高工作效率。

招聘是人才管理的入口,直接影响机构人才队伍的质量。招聘过程中,应基于岗位需求,明确岗位说明书,精准界定所需的专业技能、知识背景和能力素质。除专业能力外,团队协作精神、沟通能力和创新思维等软技能也不容忽视。例如,对于采血护士岗位,不仅要考察应聘者的专业技术水平,还要关注其解决实际问题的能力和沟通表达能力。

培训是提升员工能力、促进员工职业发展的重要手段。新员工入职培训帮助新成员快速了解机构文化、规章制度和业务流程,融入组织。在职培训则根据员工的岗位需求和职业发展规划,提供针对性的技能提升和知识更新课程。比如,为管理人员提供领导力培训,为专业技术人员提供行业前沿技术培训,使员工能够不断适应机构发展和内外环境变化的需求。

绩效评估是对员工工作表现的客观评价,通过设定明确、可衡量、可实现、相关性强且有时限的绩效指标,定期对员工工作进行评估。绩效评估结果不仅与薪酬、晋升、奖励挂钩,更重要的是为员工提供反馈,帮助他们了解自身工作的优点与不足,明确改进方向,促进个人成长与发展。

激励机制是激发员工积极性和创造力的关键。激励方式包括物质激励,如绩效奖金、福利待遇等,以及精神激励,如荣誉称号、公开表扬、职业发展机会等。合理的激励机制能够使员工感受到自身价值得到认可,激发他们的工作热情和内在动力,为机构创造更大价值。

(二)财务管理:筑牢经济根基

财务管理是采供血机构运营管理的重要组成部分,关系到机构的短期生存和运营,更决定了机构的长期发展和战略目标的实现。财务管理并非孤立的数字运算和账目管理,而是一套严谨且全面的体系,资金筹集、资金使用、资金控制与监督以及财务关系处理等各个环节紧密相连、相辅相成。

资金筹集是财务管理的首要任务,如同为机体注入血液,是维持机构正常运转和发展的源头,机构需结合自身发展战略和运营需求,选择合适的筹资渠道和方式。资金使用主要是工作支出要注重效益和合理性,在进行投资决策时,需要进行严谨的可行性研究和成本效益分析,如在购置新设备时,不能仅仅考虑设备的价格,还要综合评估设备的生产效率、能耗、维护成本以及对产品质量的提升作用等因素。采供血机构工作总支出在采供血工作中发挥着主导作用,若支出过高,会有设备利用率低、人员闲置等风险;若经费不足,可能导致血液采集、制备、检测、运输等各环节受限,出现血液供应与安全风险。资金控制主要包括预算控制和成本控制。预算是机构对未来一定时期内财务收支和经营活动的全面规划,通过制定详细的预算,明确各项资金的使用方向和额度,避免资金的滥用和浪费。成本控制则是机构降低生产成本、提高经济效益的重要手段,通过优化生产流程、降低原材料采购成本、提高员工工作效率等方式,实现成本的有效控制。资金监督则是确保资金合规使用、防范财务风险的重要保障。通过建立健全内部控制制度,加强对财务收支的审核和监督,防范财务风险,保障机构经济活动合法、合规,实现经济效益最大化。

(三)信息管理:驱动数据赋能

目前,信息管理已演变为组织核心竞争力的战略支柱,在机构运营管理中的地位日益重要。信息管理包括信息的收集、处理、分析和传递等环节,为组织决策提供数据支持。首先,信息收集要确保全面、准确、及时。机构应建立多渠道的信息收集机制,广泛收集内部运营数据、行业趋势、客户反馈等信息;同时,要对收集到的信息进行筛选和整理,去除冗余和无效信息,确保信息的质量。其次,信息处理和分析是挖掘信息价值的关键,运用数据分析工具和技术,对收集到的信息进行深入分析,提取有价值的信息和知识。例如,大陆采供血机构执业比对工作组通过数据分析找出无偿献血的规律和趋势,为献血宣传策略制定提供依据;通过行为分析了解献血需求,优化服务;通过数据分析结果帮助机构发现问题、识别机会,为科学决策提供有力支持。信息传递要确保畅通无阻,要建立高效的信息沟通机制,打破部门之间的信息壁垒,实现信息的实时共享和快速传递;同时,要注重信息安全,采取加密、备份等措施,保护机构的信息资产不被泄露和损坏。

(四)流程管理:提升运营效能

流程管理是机构运营管理中非常重要的一环,通过对机构内部的工作流程进行规划、优化和控制,实现高效、高质量的工作流转和产出。通过科学的流程管理,可有效降低成本、提高效率、优化资源配置,从而提升机构竞争力和持续发展能力。采供血机构的流程管理是保障临床血液供应和安全的核心引擎,其管理主要涉及以下几个方面:①献血者招募流程:通过分析不同区域人群特点,利用社交媒体、社区合作等多元化渠道精准推广,优化招募海报与宣传语,吸引更多献血者。根据反馈及时调整招募策略,提高招募效率,扩大献血者队伍。②血液采集流程:在采血点布局上,结合人口密度和过往采血数据,合理设置固定与流动采血点。采血过程中,规范操作流程,加强采血人员培训,提高采血质量与效率。③血液检测流程:引入先进自动化检测设备与标准化检测方法,优化样本流转路径,实现检测流程无缝对接。根据检测结果及时反馈,对不合格血液按规定处理,确保血液质量安全。④血液成分制备流程:依据临床需求大数据,科学调整制备方案,提高血液成分利用率。优化制备工艺,减少血液损耗,严格质量控制,保证制备环节高效、稳定。⑤血液储存与运输流程:运用信息化系统实时监控库存,依据历史用血规律与季节变化精准调控库存结构。优化运输路线,选择合适运输工具,确保血液在规定温度、时间内安全送达医疗机构。

四、采供血机构运营管理主要方法

机构运营管理的核心方法丰富多样,既包含目标管理法的精准导向、流程再造的深度变革,也涵盖标杆管理的学习借鉴与全面质量管理的卓越追求。以下为采供血机构运营管理主要方法的简要介绍。

(一)目标管理法

目标管理法(management by objectives,MBO)是由现代管理学之父彼得·德鲁克(Peter F.Drucker)于1954年提出的经典管理工具,旨在通过明确目标、全员参与和结果导向的方式提升组织效率和个人绩效。目标管理亦称"成果管理",俗称责任制,是指在职工的积极参与下,自上而下地确定工作目标,并在工作中实行"自我控制",自下而上地保证目标实现的一种管理办法;其核心思想是以目标为导向,层层分解任务,定期反馈与调整。

(二)业务流程再造(BPR)

流程再造理论是由迈克尔·哈默(Michael Hammer)与詹姆斯·钱皮(James Champy)提出,是对机构现有流程进行根本性重新设计,以显著提升效率、质量、客户满意度或创新能力。其核心思想在于对现有流程进行彻底重构,打破传统思维定式,重新设计以客户需求为导向的高效体系,而非局部优化。

(三)全面质量管理(TQM)

全面质量管理的理论起源于美国。在20世纪50年代,美国两大著名质量管理大师阿曼德·费根鲍姆(A. V. Feigenbaum)和约瑟夫·朱兰(J. M. Juran),首先提出了全面质量管理的思想理念。全面质量管理是一种以顾客为中心、全员参与、全过程管理的质量管理哲学,旨在通过持续改进产品和服务的质量,实现组织长期竞争力的提升。其核心思想在于做到"三全",即全面、全员、全过程控制。

第二节　大陆采供血机构执业运营规模比对分析

采供血机构执业运营管理涉及血液采集、制备、检测、储存、供应及相关活动的组织、协调和监督,以确保血液供应和安全,是大陆采供血机构运营管理的主要方式。这一行业的机构执业运营管理区别于其他行业,具有高度的专业性和社会性,直接关系到公共卫生事业发展和患者生命安全。采供血机构执业运营管理指标涵盖工作场所设置、员工工作情况、血液采集制备和供应等9个方面,这些指标可以全面反映组织机构在资源配置、人员管理、业务流程和财务状况等方面的运行状态,精准评估机构运营和管理效率,为机构持续优化执业策略、调整资源配置、提升运营水平提供关键数据支撑和决策依据。目前,我国采供血机构执业运营管理取得了显著进展,规模亦在逐步扩大,但仍面临一些挑战,主要体现在采供血机构献血者招募与保留、血液采集制备供应效率、财力及人力资源配置等方面发展不均衡,本章节将从以上指标中选取供血服务范围内人口总数、献血场所设置、年度工作总支出、年度供血量等代表性参数深入探讨大陆采供血机构执业运营规模。

一、供血服务范围内人口总数

采供血机构设置规划遵循政府主导、科学发展、服务可及和安全有效等原则,以确保血液供应的覆盖和质量,供血服务范围通常与采供血机构所覆盖的行政区域范围一致。供血服务范围内人口总数作为献血者招募与保留指标的代表性参数,一般是指报告周期末,由血液运营机构(血液运营或血液服务机构)覆盖的服务人口数,是最能反映采供血机构服务能力和规模的指标。这一数据是计算一个地区千人口献血率的基础对于采供血机构规划血液采集、库存管理以及应急响应至关重要。

(一)人口现状

根据中国大陆采供血机构执业比对工作组比对结果,"2020—2024年23家血液中心供血服务范围内人口总数"(图8-1)基本呈现逐年增长的趋势,且差距较大,2024年供血服务范围内人口总数最多的血液中心T7人口数超过了2 000万,最少的W2(C3、E1两家血液中心2024年未上报该指标数据,不计算在内)尚不足400万,供血服务范围人口总数超过1 000万的血液中心有10家。

(二)服务人口不均衡的隐患及应对策略

中国大陆采供血机构执业比对工作组研究结果显示,受历史因素、地区自然人文条件及经济发展水平的影响,中国大陆采供血机构供血服务范围内的人口总数存在较大差别。这种不均衡的服务人口数量对采供血工作的发展有着不容忽视的影响。

1. 人口不均隐患　供血服务范围内人口总数较多的城市可能会因为献血率低于人口增长或医疗需求增速导致血液供应的长期缺口;人口区域差异导致人口密集区供血压力大,偏远地区采血能力不足;寒暑假、节假日献血量骤降,但临床用血需求稳定导致血液供应的季节性波动;重大事故、灾情等突发需求导致局部用血激增。

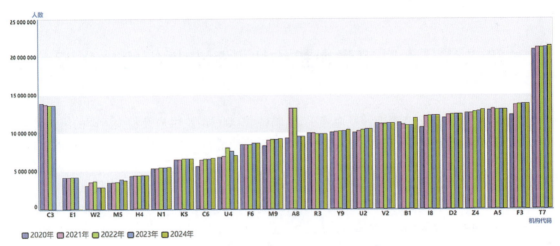

图 8-1　2020—2024 年 23 家血液中心供血服务范围内人口总数

2. 应对策略　第一,提升献血率与扩大献血人群精准宣传动员:①针对年轻人:通过社交媒体、短视频平台推广献血科普;针对企业:联合大型企业开展"献血日"活动,提供弹性休假等激励措施。②优化献血服务:增设灵活采血点,在商圈、高校、交通枢纽部署移动献血车,延长夜间及周末服务时间;简化流程:推广电子献血证、线上填表、结果查询等数字化服务。③政策激励:探索"献血积分"兑换地铁优惠、医保额度提升等公共服务。对献血者直系亲属优先用血政策扩大覆盖范围。第二,强化区域协同与动态调配:①建立全国血液调配平台,整合各省血库实时数据,通过 AI 预测区域用血趋势;设立应急调配基金,保障跨省调血成本。②重点区域补短板:在人口流入城市增加固定献血屋密度,与流动人口管理数据联动;在偏远地区推广"县域血库 + 冷链物流"模式,确保基层供血稳定性。第三,提升血液使用效率:①科学管理临床用血:推广自体输血技术,减少异体输血依赖;制定严格用血指征,避免过度输血。②血液成分精细化利用:分离红细胞、血小板、血浆等成分,按需分配,减少浪费。第四,应对突发与长期挑战:①建立应急保障机制:设立"国家 - 省 - 市"三级血液储备体系,预留应急库存;定期演练重大灾害血液调度预案。②长期人口变化应对:老龄化地区提前布局血浆采集网络,增加凝血因子类制品储备;流动人口密集区推动献血记录全国联网,使异地献血者在本地实现优先用血。

二、献血场所设置

献血场所(blood donation premises)指为献血者提供健康检查和血液采集等献血服务的场所。献血场所的设置需要综合考虑采血能力、场所选址、结构布局、设施配备、人员配置等多个方面。本节所指献血场所包含固定献血点和半固定献血点。固定献血点指一个指定的场所,该场所配备采血所需的设施和设备,每周由固定工作人员常规运行;半固定献血点指一个指定的场所(建筑),内可能设有采血设施和设备,但不安排固定人员每周常规运营,其人员配备与管理由较大的采血中心负责,运营模式与移动献血点相似。

（一）献血场所设置现状

根据中国大陆采供血机构执业比对工作组比对结果"2022—2024 年我国 23 家血液中心献血场所数量"（图 8-2）发现：T7 血液中心献血场所数量最多，约为 80 个；U4 血液中心献血场所数量最少，仅有不足 10 个；截至 2024 年，尚有 8 家血液中心献血场所数量不超过 20 个，国内血液中心献血场所设置数量差异巨大。

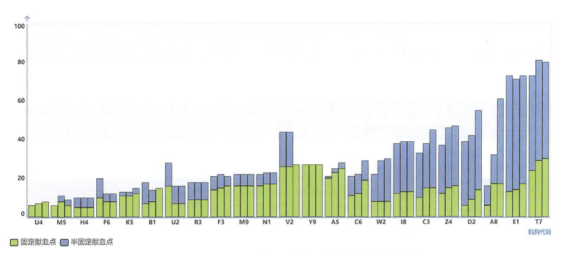

图 8-2　2022—2024 年 23 家血液中心献血场所数量

（二）献血场所设置悬殊的隐患及应对策略

献血场所数量悬殊的本质是资源分配与需求响应的错配，献血场所数量在区域间分布不均会直接威胁血液供应的稳定性与公平性，尤其在人口流动频繁或医疗资源分布不均衡的背景下，可能引发连锁风险。

1. 献血场所数量悬殊隐患　第一，供血失衡风险加剧：①高需求地区若献血场所数量不足，依赖跨区域调配，增加成本与时效风险；偏远地区若献血场所密度过高，可能导致设备闲置、血液过期报废。②突发事件应对脆弱：献血场所集中区域一旦遭遇自然灾害或疫情，采血能力可能瘫痪，而分散不足地区缺乏应急储备。第二，献血可及性差异扩大：①城市商圈、高校周边献血屋密集；农村地区主要依赖流动献血车，而流动献血车出车频次低，导致农村居民献血便利性差，献血率持续低迷。②流动人口覆盖不足：务工人员聚集区、临时居住区缺乏固定献血场所，依赖短期活动，难以形成稳定献血群体。第三，献血文化传播受阻。献血场所稀少地区公众接触献血宣传的机会减少，献血意识难以提升，形成"低献血率→低供血→医疗受限→信任下降"的恶性循环。

2. 应对策略　规避献血场所设置不均衡风险，适宜构建弹性献血网络，可从以下四个方面入手。第一，动态优化献血场所布局：①建立需求导向的智能规划体系：利用人口热力图、医疗用血数据建立动态模型，精准匹配献血场所位置与密度。②分层分级管理：城市中心以固定献血屋为主，延长服务时间至夜间/周末；城乡接合部等城市边缘区域用流动献血车高频次覆盖，与企业或社区预约联动；偏远山区或农村整合乡镇卫生院资源，设置"微血站"。第二，推广"灵活献血＋"模式：①建立移动献血网络：开发模块化献血车，可快速拆装为"献血方舱"，适应临时活动、灾害应急等场景；与网约车平台合作，推出"预约献血专车"，接送偏远地区献血者至最近献血场所。②激活临时献血场所：在大型展会、体育赛事期间设置临时献血场所，同步开展宣传；利用闲置公共空间设立"共享献血角"，降低固定设施成本。第三，区域协同与资源共享：①尝试跨区域献血场所联动：建立"献血场所联盟"，相邻城市共享流动献血车排班表，避免重复覆盖或真空地带；推行"献血记录互通互认"，允许在 A 地献血的献血者在 B 地优先用血，激励流动人口参与。②建设区域性血液储存中心，减少偏远地区库存压力。第四，文化渗透与社区动员。在献血场所稀缺地区传播献血知识，破除"献血伤身"等谣言；将献血宣传嵌入疫苗接种、医保缴费等基层服务场景。

三、年度工作总支出

年度工作总支出指在最近的一个完整财政年度中，单位所有费用总支出。年度工作总支出在采供血机构日常运营中发挥着主导作用，通过对工作支出方式的合理调整，可以帮助采供血机构更好地适应采供血大环境的改变。

（一）支出现状

中国大陆采供血机构执业比对工作组比对结果显示，2014—2024 年 23 家血液中心年度工作总支出基本呈现逐年增长的趋势（图 8-3），且各家血液中心之间年度工作总支出差异较大。2024 年 D2 血液中心年度工作总支出超过 5 亿元，6 家血液中心支出超过 2 亿元，但尚有 6 家（C3 血液中心 2024 年未上报该指标数据，不计算在内）血液中心支出不足 1 亿元。

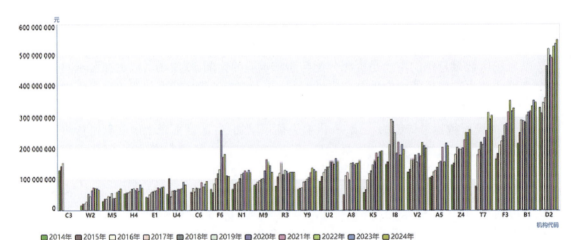

图 8-3　2014—2024 年 23 家血液中心年度工作总支出

（二）年度工作总支出差异的隐患及应对策略

年度工作总支出差异的本质是医疗资源分布与人口健康需求的时空错配，针对采供血机构年度工作总支出差异较大的问题，可能引发血液供应稳定性下降、服务质量不均等系统性风险。需结合采供血机构特性，从资源配置、管理机制、技术赋能等维度制定应对策略。

1. 支出差异隐患　第一，血液安全与供应失衡。若高支出机构过度投入，会有设备利用率低、人员闲置等风险；低支出机构因经费不足，会在血液采集、制备、检测、运输等各环节受限，导致血液供应与安全风险。第二，跨区域调配成本激增。若因支出不足影响血液采集供应能力，依赖外调血液，会导致运输成本升高。第三，服务质量与公平性下降。发达地区献血场所配备智能预约、快速筛查设备,等候时间<15min;部分欠发达地区仍依赖手工填表,流程耗时超1h,献血者体验两极分化。第四,应急响应能力断层。低支出地区应急血库容量不足,突发事故时需跨省调血费时费力;部分支出低的地区因经费受限,年均培训次数不足,导致操作失误率增加。

2. 应对策略　第一,建立分级预算标准。根据供血服务范围内人口数量、年度采血量等因素设置年度总支出差异化投入标准;采供血机构根据每年人口流动、医疗机构数量、用血增长率动态调整本区域支出预算权重。第二,强化区域协同与资源共享:①建立设备共享平台:在相邻的3~5个地市建立"血液检测联合实验室",高支出血站设备向低支出血站开放预约使用;②推行血液调配成本共担,建立跨省调血费用分摊机制。第三,技术赋能降本增效:①建立智慧化管理系统:部署"全国血液云平台",实时监控各区域库存、设备状态、运输路线,AI算法自动优化采血车调度;②在低支出血站推广低成本适用技术,如太阳能血液冷藏箱。第四,人才与知识流动机制:①申请政策支持:强制要求三甲医院输血科专家每年赴欠发达地区服务1个月,并纳入职称评审条件;建立"血站管理云学院",发达地区血站开放内部培训资源。②提升本地化技能,在民族地区培养双语采血护士。

四、年度供血量

年度供血量指报告周期内供应临床所有种类的血液产品的总量,包含外进血液产品。该指标用于评估血液供应的充足性及献血活动的效果。单位折算:1治疗量单采血小板=275ml,1治疗量浓缩血小板=315ml,冷沉淀凝血因子按血袋标示量计算,如无标示量,按照本单位实际的容量进行计算,1 000 000ml=1吨。年度供血量受献血人数、献血频率、献血政策及突发事件等的影响。充足的供血量是保障手术、急救、慢性病治疗等医疗用血需求的基础;在自然灾害或重大事故中,充足的血液储备可以挽救更多生命。同时年度供血量也是衡量一个国家或地区公共卫生水平和公民社会责任感的重要指标之一。

(一)年度供血量现状

根据中国大陆采供血机构执业比对工作组比对结果"2021—2024年大陆23家血液中心年度供血量"(图8-4)可以看出:2024年D2年度供血量最多,基本达到200吨,年度供血量最少的H4(C3血液中心2024年未上报该指标数据,不计算在内)仅在25吨左右,有6家血液中心年度供血量在100吨以上,9家血液中心年度供血量在50吨以下,年度供血量区域差异明显。

(二)年度供血量差异隐患及应对策略

针对不同血站年度供血量差异较大的问题,可能引发区域性血液短缺或过剩、资源浪费、应急响应滞后等系统性风险。需从供需平衡、网络协同、技术赋能等维度制定针对性策略。

1. 年度供血量差异隐患　第一,血液安全与质量风险。高供血量血站存在采供血压力过大,工作人员专注力不足,操作失误增加的风险;低供血量血站存在设备利用率不足,检测成本摊薄困难,血液产品成本上升风险。第二,医疗服务公平性受损。供血量大的血站吸引周边地区医疗机构跨区域调剂血液,加剧偏远地区"缺血-外调-成本高"恶性循环;基层医院因供血不稳定被迫转诊患者,分级诊疗受阻。第三,应急体系脆弱性凸显。供血量波动大的血站难预留应急库存,突发事故时跨区域调配效率低下;低供血量血站因操作频次低,技术人员熟练度下降,人员技能断层。

211

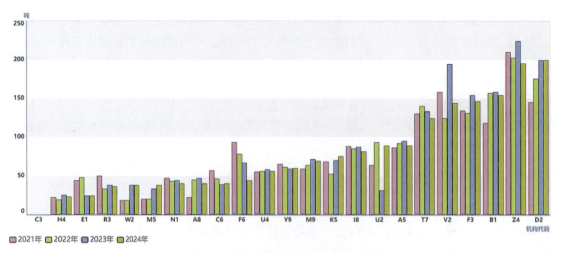

图 8-4　2021—2024 年 23 家血液中心年度供血量

2. 应对策略　第一,建立动态供需匹配机制:①依据智能预测与分级响应,建立"三级预警 - 响应"模型:绿色常规运营、黄色启动区域调配、红色触发国家血液应急中心介入;应用机器学习预测区域用血趋势。②建立弹性产能调节机制:高供血量血站可推广"模块化移动血站"扩展临时产能;低供血量血站承接周边地区血浆成分分离等外包服务,提升设备利用率。第二,推行网络化协同体系:①血液资源"云仓"管理:建设国家级血液云平台,实时显示各血站库存、效期、血型分布等,AI 自动生成调剂建议。②升级运输网络:开辟"血液运输绿色通道",与高铁、民航合作设立优先舱位;在山区试点无人机配送网络。第三,差异化能力建设。高供血量血站可拓展新业务,重点发展稀有血型库、细胞治疗产品等;建设区域检测中心,承接周边血站高危样本复检。发展自体血存储服务,为手术患者提供术前储血。

第三节　大陆采供血机构执业运营人员管理比对分析

采供血机构运营中稳定的员工队伍对于保障血液供应的安全、及时和充足至关重要。员工离职或因工伤离岗,不仅可能导致关键岗位人员短缺,影响日常采供血工作的顺利开展,还可能带来新员工培训成本增加、工作衔接不畅等问题。因此,深入探究影响员工离职离岗的相关因素,并制定有效的人员保障策略,对于采供血机构具有深远意义。

一、员工离职率和工伤现况

(一) 员工离职率现况

作为技术密集型机构,采供血机构核心岗位如成分制备、核酸检测、稀有血型鉴定等,需经历 3~5 年的系统化培养周期。关键岗位人员离职后,新聘人员要达到同等操作精度需较长时间的适应期,而这期间可能会导致血液采集和成分制备效率下降、实验室检验差错率上升等一系列技术断层问题,从而直接威胁临床供血稳定性。在现代医学高度依赖血液制品的背景下,采供血机构员工队伍的稳定性已成为影响公共卫生安全的重要因素。机构离职率多受人员聘用关系、工作时长/强度等因素影响,本节内容仅针对执业比对相关指标情况,重点分析工作时长和强度对采供血机构人员离职率的影响情况,从而构建系统性人才保障机制,以防范人员流失风险。旨在通过人才队伍建设推动行业技术进步,为保障人民群众生命健康筑牢防线。

1. 血液采集人员离职率分析 ①全时工作人数,指部门内所有带薪工作人员(包括加班和病假人员,但不包括产假人员)。2016—2024 年,23 家省会城市血液中心血液采集人员全时工作人数集中在 1~230 人,平均值约为 90 人(图 8-5)。②有效工作时间,即统计周期内工作人员的全部有效工作小时数(包括加班和病假时间,不包括年假和法定节假日)。2020—2024 年,血液采集人员有效工作时间 10 000~530 000h,平均值约为 190 000h(图 8-6)。③ 2014—2024 年,血液采集人员离职率从约 0~22%,平均值约为 6%(图 8-7)。

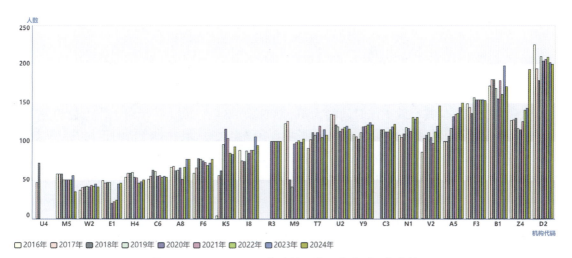

图 8-5　2016—2024 年血液采集工作全时工作人数

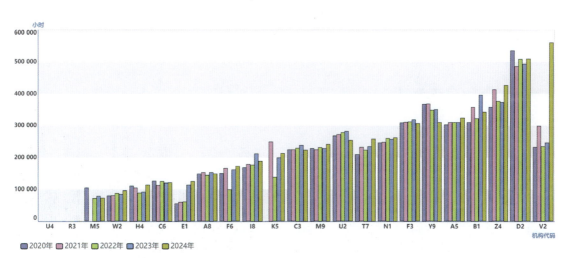

图 8-6　2020—2024 年血液采集工作人员有效工作时间

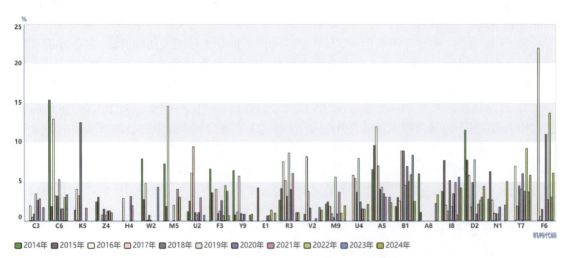

图 8-7 2014—2024 年血液采集员工离职率

通常全时工作人数多的地区,有效工作时间可能会相应增加,但从图表数据来看,也存在全时工作人数多但有效工作时间并非最高的情况。比如,B1 在 2023 年全时工作人数约为 200 人,数量较多,但其有效工作时间约为 400 000h,而 Z4 在 2021 年全时工作人数约为 130 人,有效工作时间却达到了约 420 000h,说明两者有一定关联,但并非严格的正相关。从数据趋势上看,有效工作时间长的地区,离职率不一定高。例如,D2 在 2022 年的有效工作时间约为 490 000h,处于较高水平,但其离职率在当年约为 2.5%,并非最高;而 M9 在 2021 年有效工作时间约为 220 000h,处于较低水平,离职率却达到了约 4.5%。所以两者之间没有直接的相关性。

2. 成分制备人员离职率分析 ① 2016—2024 年,23 家省会城市血液中心成分制备工作全时工作人数在 1~52 人,平均值约为 20 人(图 8-8)。② 2020—2024 年,成分制备工作人员有效工作时间 15 000~98 000h,平均值约为 45 000h(图 8-9)。③ 2016—2024 年,成分制备员工离职率在 0~30%,平均值约为 8%(图 8-10)。

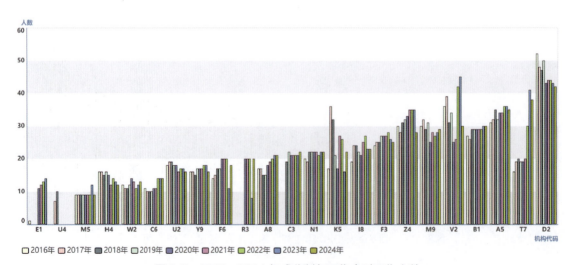

图 8-8 2016—2024 年成分制备工作全时工作人数

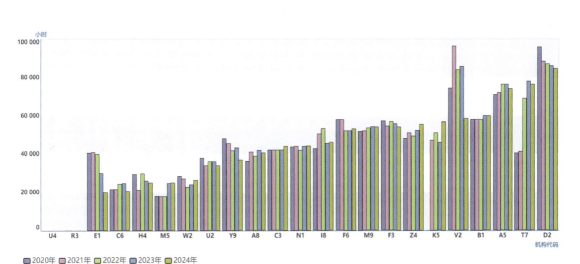

图 8-9　2020—2024 年成分制备工作人员有效工作时间

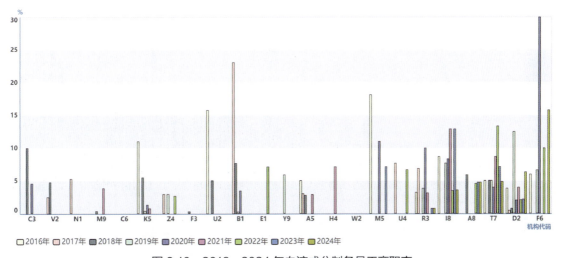

图 8-10　2016—2024 年血液成分制备员工离职率

　　其中成分制备人员全时工作人数与有效工作时间关联性不显著。比如,E1 全时工作人数和有效工作时间在不同年份波动的趋势截然不同,没有明显的相关性。离职率与全时工作人数间也无明显相关性。例如,D2 在 2016 年全时工作人数 52 人,处于较高水平,但其在2016—2024 年期间离职率有高有低,2016 年离职率较低,2022 年相对较高;而 R3 在 2020—2021 年期间,每年度全时工作人数基本持平,但离职率却有明显的起伏波动。离职率与有效工作时间之间也没有直接关联。以 V2 为例,2021 年有效工作时间约 98 000h,处于高位,但其离职率在 2021 年为 0。

　　3. 实验室检验人员离职率分析　① 2016—2024 年,23 家省会城市血液中心实验室检验人员全时工作人数在 1~41 人,平均值约为 20 人(图 8-11)。② 2020—2024 年,实验室检验人员有效工作时间 15 000~82 000h,平均值约为 40 000(图 8-12)。③ 2016—2024 年,实验室检验人员离职率 0~21%,平均值约为 6%(图 8-13)。

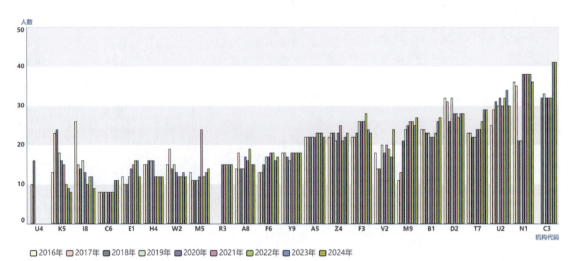

图 8-11 2016—2024 年血液检验工作全时工作人数

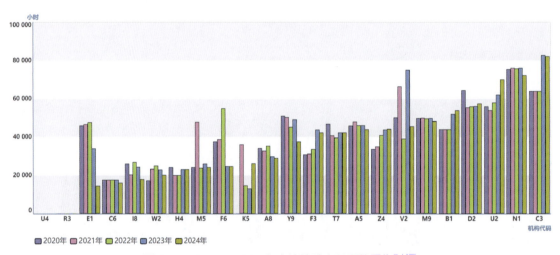

图 8-12 2020—2024 年血液检验人员有效工作时间

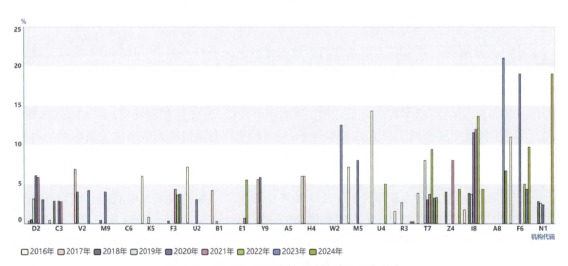

图 8-13 2016—2024 年血液检验员工离职率

其中全时工作人数与有效工作时间之间相关性不显著。例如，D2 在 2020 年全时工作人数约为 28 人，有效工作时间约为 64 000h；而 U2 在 2020 年全时工作人数约为 32 人，但有效工作时间约为 58 000h。离职率与全时工作人数之间也没有明显的相关关系。以 U4 为例，2017 年全时工作人数约为 10 人，处于整个机构 2016—2023 年期间的中等水平，而期间内离职率有高有低，2017 年离职率为 0，为最低水平；C3 全时工作人数在不同年份波动，其中 2023 年较多，约为 41 人，但其离职率较为稳定，2021 年离职率约为 3%，2023 年约为 0。离职率与有效工作时间之间未呈现出直接的关联。例如 F6 在 2020 年有效工作时间约为 39 000h，处于中等水平，但其离职率却高达 18%，而在 2022 年有效工作时间约为 58 000h，离职率却约为 5%。

（二）员工工伤现况

采供血机构一线工作人员的工伤对公共卫生安全体系的影响具有双重破坏性，既是对个体生命权益的侵害，更是对血液安全保障链条的系统性冲击。从个体层面看，采血护士遭遇的针刺伤可能造成血源性病原体暴露，成分制备人员因低温环境导致的冻伤和检测人员重复性动作引发的肌肉骨骼损伤，都直接削弱岗位操作精度。在宏观运营维度，工伤形成的连锁反应更具破坏性。关键岗位人员缺岗使血液采集效率下降，新上岗人员操作失误率提升会导致血液报废率增加。这种"人力缺口 - 质量波动 - 供给延迟"的恶性循环，在灾害应急或季节性用血高峰时甚至可能演变为区域性供血危机。因此，加强采供血一线工作人员的工伤管理不仅是对人力资源的一种保护，更确保了血液安全链的完整性。当每毫升血液承载着三重生命价值时，零工伤环境不仅仅是采供血事业可持续发展的基本要求，更是对献血者、受血者和从业者三重生命契约的庄严承诺。

1. 采集工作负荷与工伤风险的量化关系　① 2020—2024 年，23 家省会城市血液中心采血岗位工伤缺勤天数 0~380d。例如，V2 在 2023 年工伤缺勤天数约为 380d；U2 在这几年中工伤缺勤天数一直为 0d。总体工伤缺勤天数平均值约为 60d（图 8-14）。② 2020—2024 年，采血岗位工伤次数 0~5 次。如 A5 在 2020 年工伤次数达到 5 次；E1、Y9 等多家机构在部分年份工伤次数为 0 次。工伤次数平均值约为 1.5 次（图 8-15）。③ 2020—2024 年，采血岗位针刺损伤次数 0~12 次。比如，R3 在 2023 年和 2024 年的针刺损伤次数约为 12 次；T7 在 2022 年的针刺损伤次数为 0 次。针刺损伤次数平均值约为 3.5 次（图 8-16）。

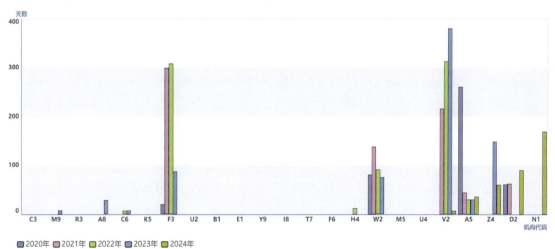

图 8-14　2020—2024 年采血岗位工伤的缺勤天数

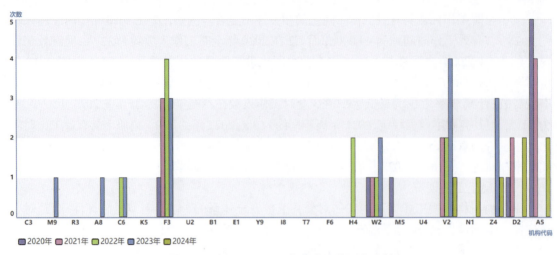

图 8-15　2020—2024 年采血岗位工伤次数

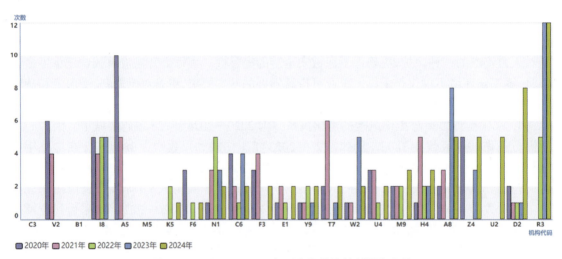

图 8-16　2020—2024 年采血岗位的针刺损伤次数

　　23 家省会城市血液中心采集工作负荷差异较大。① 2019—2024 年,各机构启动采集(即开始采集的全血总数,进针即纳入计算,含因重量不足、污染等原因未完成采集的献血)的全血总数 2 万~24 万单位。如 M5 每年全血采集量较低,2022 年约 2 万单位;D2 在 2024 年全血采集量较高,约 24 万单位。整体平均值约为 10 万单位(图 8-17)。② 2021—2024 年,各机构启动采集的单采血小板总数 1 千~12 万单位。例如,M5 采集量较少,2022 年约 1 千单位;B1 在 2024 年采集量较多,约 12 万单位。平均值约为 5 万单位(图 8-18)。

　　其中工伤次数、针刺损伤次数与工伤缺勤天数之间有一定联系。例如,A5 在 2020 年针刺损伤次数和工伤次数相对较多,导致该年份工伤缺勤天数也明显增加;但也有 A8,虽然在 2024 年针刺损伤次数较多,但工伤缺勤天数却较少,说明除了工伤和针刺损伤的次数,损伤的严重程度等因素也会影响工伤缺勤天数。而全血和单采血小板的采集量可以反映采集工作负荷。以 Z4 为例,2023 年其单采血小板采集总数较高,同时该年份工伤次数、针刺损伤次数等工伤风险指标也相对突出；而 M5,全血和单采血小板采集量都较低,其工伤次数、针刺损伤次数在多数年份也处于较低水平。这表明采集工作负荷与工伤风险之间存在一定的正相关关系,即采集量越大,可能面临的工伤风险越高。

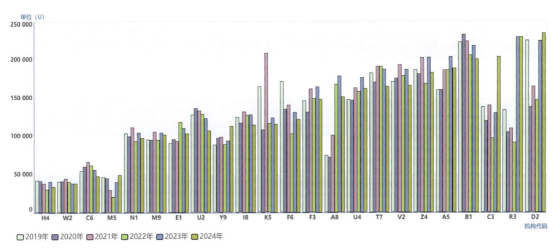

图 8-17　2019—2024 年启动采集的全血量

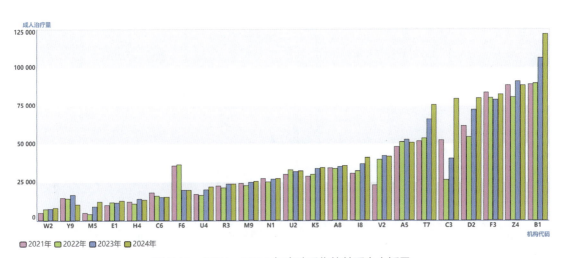

图 8-18　2021—2024 年启动采集的单采血小板量

总体来看,采集工作负荷与工伤风险存在一定的关联,且工伤风险指标之间也相互影响。但由于员工操作规范程度、安全防护措施的完善程度等多种因素的存在,使得这种量化关系并非完全精确的线性相关。

2. 不同采集任务强度下工伤情况分析　①超时工作率,指超时工作小时数占常规工作的小时数的百分比(包含临时员工小时数),可体现采供血机构人力资源配置的合理性。2014—2024 年,23 家省会城市血液中心的超时工作率 0~31%。例如,F3 在 2017 年超时工作率约为31%;C3 多数年份超时工作率接近 0。整体平均值约为 5%(图 8-19)。② 2020—2024 年,工作人员滑倒、跌倒或绊倒的次数 0~10 次。Z4 在 2023 年该指数达到 10 次;C3 等部分机构在部分年份为 0 次。平均值约为 1.5 次（图 8-20）。③ 2020—2024 年，工作人员手工操作工伤的次数 0~14 次。I8 在 2022 年手工操作工伤次数为 14 次；D2 等部分机构在部分年份为 0 次。平均值约为 2 次（图 8-21）。

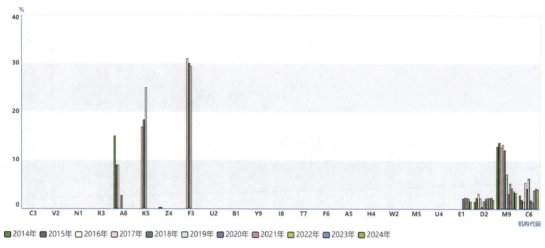

图 8-19　2014—2024 年超时工作率

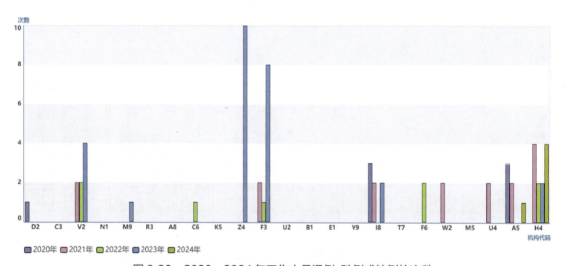

图 8-20　2020—2024 年工作人员滑倒、跌倒或绊倒的次数

超时工作率可在一定程度上反映工作负荷，较高的超时工作率可能伴随着更高的工伤风险。以 F3 为例，2017 年其超时工作率较高，在该年及后续相关年份，滑倒、绊倒或跌倒次数以及手工操作工伤次数虽没有呈现特别显著的增加趋势，但整体数值也处于波动变化中；而 C3 超时工作率常年较低，其滑倒、绊倒或跌倒次数以及手工操作工伤次数在多数年份也维持在较低水平，说明超时工作率与工伤风险存在一定联系。滑倒、绊倒或跌倒次数和手工操作工伤次数都属于工伤风险的具体表现形式。Z4 在 2023 年滑倒、绊倒或跌倒次数相对较多，同时手工操作工伤次数也有一定数值；但也有 F3，滑倒、绊倒或跌倒次数在部分年份较多，然而手工操

作工伤次数却很少,表明这两类工伤风险指标之间虽可能相互影响,但各自还受到不同工作场景、操作规范等因素的作用。

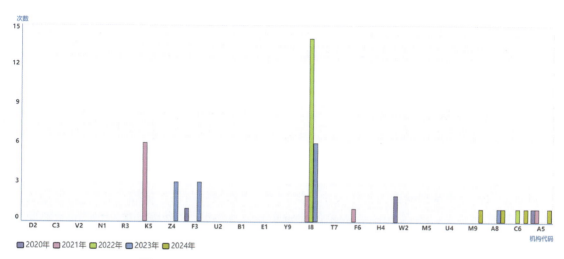

图 8-21 2020—2024 年工作人员手工操作工伤的次数

总体而言,超时工作率所反映的工作负荷与工伤风险存在一定关联,不同类型的工伤风险指标之间也相互影响,但由于工作环境差异、安全防护措施不同以及员工个体操作习惯等多种因素,使得这些指标间的量化关系并非简单的线性相关。

二、员工离职 / 工伤隐患及应对策略

在采供血行业,稳定的员工队伍对于保障血液供应的安全、及时和充足至关重要。员工离职或因工伤离岗,不仅可能导致关键岗位人员短缺,影响日常采供血工作的顺利开展,还可能带来新员工培训成本增加、工作衔接不畅等问题。因此,深入探究影响员工离职离岗的相关因素,并制定有效的人员保障策略,对于采供血机构具有深远意义。

(一)员工离职 / 工伤隐患

员工离职或工伤会对采供血工作流程造成严重影响。在血液采集环节,若采集人员离职或工伤,可能导致采血计划无法按时完成,献血者等待时间过长,甚至可能因无法及时采集血液而影响血液供应。例如,在大型献血活动中,若关键岗位的采集人员突发工伤,可能导致整个活动采血效率大幅下降,无法完成预期的采血目标。在成分血制备环节,制备人员的离职或工伤会使血液制备工作延误,影响成分血的及时供应。实验室检验人员的离职或工伤则会导致血液检测工作停滞,无法及时出具检测报告,血液无法及时发放到临床使用。此外,员工离职或工伤还可能导致工作交接不顺畅,信息传递出现偏差,进一步影响工作流程的正常运行。

(二)应对策略

1. 员工离职率的控制措施

(1)优化工作时长。科学合理地规划员工工作时间,如何在保障业务正常运转的同时,适度实施弹性工作制,是体现机构人员管理力度和温度的关键所在。针对血液采集人员,根据既往采集情况预测各采血点日常采集量以及线上预约系统预约情况,合理调配人员。例如,有研究显示季节和天气对献血人数存在影响,比如春秋季节献血人数较夏冬季节多。因此在采血

淡季集中安排员工调休,采血旺季时,合理分解采集任务,尽量避免人力浪费和过度加班等因人员数量错配导致的极端情况出现。以采集工作为核心,联动规划成分血制备人员和实验室检验人员的排班安排,根据血液采集进度提前调整制备和检验计划,建立各环节工作时间的协调机制。在建立制度优化工作时长的同时,也可加强硬件建设,通过提升工作效率来优化工作时长。比如引进自动化设备,打造全流程的智慧化平台,通过技术手段缩短单个工作流程所需时间,从而减少员工因长时间工作而产生的职业倦怠。此外,还需建立政策预判机制,以应对社会性结构变化。例如针对多孩政策,通过岗位轮转、弹性工作制等方式实现人力资源动态调配,平衡工作强度与家庭需求。

(2)制定激励机制。推行差异化激励策略,建立与服务质量、采集量等核心指标挂钩的奖励机制。比如,针对街头采血等条件相对艰苦的一线岗位实施薪酬倾斜政策;针对成分血制备人员和实验室检验人员,依据制备血液成分的合格率、检验结果的准确性等指标进行奖励,通过真金白银提高待遇的方式留住人才。例如,U2采取绩效与供血量挂钩的模式,通过优化绩效分配机制留人;K5在2017年因单位性质变为公益一类,取消绩效收入下降导致离职率上升,而在2022年转回公益二类后,离职率趋于稳定。此外,有研究显示:采供血机构各类卫技人员中,护士流失最多;而护士又是编外人员占比较多的群体。编外人员基本工资通常较低,是绩效敏感群体,且往往在采供血机构一线工作人员中占比最大。只有通过深化编制管理改革,逐步缩小编内外人员待遇差距,才能增强非编人员的职业认同度,消除身份壁垒带来的职场疏离感。例如,C6发现通过加强绩效考核投入,可以提升非编员工的获得感;W2在发现驾驶员、应届生等群体具有天然较高的流动性后,逐年调整编外薪资标准,有效提升了岗位稳定性。

(3)改善工作环境。改善员工工作的硬件环境,为血液采集人员配备舒适的采血椅、先进的采血设备和良好的通风系统,提升工作舒适度。在成分血制备和实验室检验区域,应配备符合人体工程学的工作桌椅、高质量的防护设备和先进的检测仪器,保障员工工作安全和健康。尤其在存在潜在生物危害以及职业暴露可能性的实验室,要为工作人员配备生物安全柜、紧急喷淋和洗眼设备,以保障工作环境安全来提升实验室工作人员的尊严感和配得感。

2. 员工工伤的预案制定　在员工缺勤或工伤时,一份完善的应急预案能够保障工作流程顺畅。首先,建立人员储备机制,对关键岗位员工进行AB角色备份培训,确保在出现人员短缺时,储备人员能够及时顶上。其次,优化工作流程,在员工缺勤或工伤时,可适当调整工作任务分配,简化部分工作环节。如在血液采集环节,通过信息化手段设立AI客服,承担部分简单的献血者咨询服务工作,从而减轻一线人员非必要的征询工作,优先保障采血工作的顺利进行。同时,加强信息沟通与协调,建立内部紧急沟通渠道,确保各部门及时了解人员缺勤或工伤情况,提前做好应对准备。例如,当实验室检验人员出现工伤时,应及时进行人员增补或调整其工作班次;如人员无法安排到位,还应通知采集部门和制备部门调整工作进度,避免血液积压或供应不足。通过对采供血行业员工离职率与工伤管理等人员保障措施的深入研究和有效实施,能够提升采供血机构的管理水平,保障员工队伍的稳定,为采供血工作的安全、高效开展提供坚实保障,最终确保临床用血的及时、充足供应,为患者的生命健康保驾护航。

(温涛　陈玉香　黄璨　蒋昵真　牛宏伟)

第九章

血液安全监测管理

世界卫生组织（WHO）《2020—2023年促进安全、有效和有质量保证的血液制品的普遍可及行动框架》（WHO Action framework to advance universal access to safe, effective and quality assured blood products 2020—2023，以下简称《行动框架》），总结了近20年全球各国在血液安全性和可用性领域政策上的缺陷，认为全球血液安全存在着六个主要挑战：①国家政策、治理和财政方面的缺陷；②安全、有效和质量保证的血液制品供应不足；③血液制品在安全性、有效性和质量方面的缺陷；④血浆制品（plasma-derived medicinal products，PDMP）的可获得性不足；⑤血液成分临床输血实践欠佳；⑥紧急情况下血液的获取不足。《行动框架》分析了上述挑战的原因和表现，以及为应对这些挑战，WHO和世界各国已经采取的应对措施和效果。在此基础上，《行动框架》提出了今后的行动应当努力达成的六项战略目标：①建立具有合理结构，良好协调和可持续资源的国家血液体系；②建立具有合理管控、国家标准和质量评估项目的国家框架；③建立具有运行职能和高效管理的血站；④实施有效的患者血液管理，优化临床输血实践；⑤建立以全面和准确数据收集系统为支撑的、有效的监控体系、血液安全监测体系和药物安全监测体系；⑥建立伙伴、合作和信息交流的机制，完成重点事项，共同应对全球、地区和国家层面。因此，建立或加入一个对血液相关的危险和危害征兆做密切监测的血液安全监测系统（haemovigilance，HV），作为采供血质量管理、临床输血效果评价以及输血差错整改和制定预防措施的重要工具，能有效促进血液安全。

回顾我国的血液安全，自1998年《中华人民共和国献血法》实施以来，我国采取了一系列的血液安全保障措施：从低危人群的无偿献血者中采集血液，建立以《血站管理办法》《血站质量管理规范》《血站实验室质量管理规范》（"一法两规"，如本书前面章节所述）为核心的血站质量管理体系，对血液开展经血传播疾病标志物筛查，并推动临床科学合理用血。这些举措显著提升了血液安全水平。此外，红细胞成分血贮藏前去白细胞技术、红细胞及血小板成分血辐照技术、血浆成分血病原体灭活技术，以及使用配备分流袋（又称"旁路留样系统"）的血袋采集前端血液等新技术，作为血液安全预防措施，为进一步保障血液安全作出了巨大贡献。针对已实施的一系列血液安全保障措施，需通过开展血液安全监测（HV）来评估其效果及当前血液安全现状，进而优化血液安全策略。目前，我国HV体系尚处于发展初期，尽管中国输血协会血液安全监测专业委员会和中国血液安全预警协作组已在全国范围内推进血液安全监测哨点建设，但所收集的输血不良反应仍以过敏反应和非溶血性发热反应为主（占比超过95%），而其他类型的输血不良反应（如输血相关急性肺损伤、输血相关呼吸困难、输血相关循环超负荷、输血相关低血压及急性溶血性输血反应等）的报告数量则相对较少。特别是感染性输血反应的严重案例收集困难，国内相关文献亦鲜有报道。然而，根据国际上的HV监测报告经验来看，感染性输血反应发生频率虽然低，但依然存在。尽管实施了献血者健康征询、血液筛查、成分血制备处理技术和献血后回告处理保密性弃血等多项策略和机制，但由于通过献血者健康征询和延期献血措施在筛选能力上的局限性、血液筛查技术和覆盖范围的不足、新发再发传染病病原体的威胁,以及预防成本高昂等客观因素的存在,输血依然可以传播病毒、细菌、螺旋体和寄生虫等多种病原微生物,因此各类血液安全预防措施的实施尚有提升空间。同时,需要提升输血不良反应的识别和报告能力,及时有效识别输血风险,采取预防和控制输血不良反应措施并评估其效果,以切实保障血液安全。

不合格血液报废情况可以评价血液安全措施的效果,还可以评估血液安全的现状,比较分析各类成分血报废率和检验不合格与非检验不合格报废血液比例的趋势,在一定程度上能反映血液安全的水平。因此,通过比对分析血液成分制备技术和血液检测技术开展情况,可以直观反映血液安全管理现状和血液安全水平。

总之,定期回顾性分析我国省级采供血机构的血液安全举措和报废血液的趋势分析,跟踪HV 发展情况,充分运用血站执业比对的标杆管理工具和血站实验室质量监测指标的监控,可以为我国采供血机构提供血液安全管理的现状评估和血液安全水平的预测分析。

第一节 血液安全监测

HV 是对血液相关的危险和危害征兆作密切监视,由法国在 1991 年首先提出,用于描述监测输血不良反应体系及相关活动。HV 的建立和运行涉及国家和地区卫生行政部门、采供血机构、医院输血科与输血委员会、医疗卫生和公共卫生机构、监管机构等相关部门。目前许多发达和发展中国家已建立并实施了 HV,作为采供血质量管理、临床输血效果评价以及输血差错整改和制定预防措施不可缺少的重要工具。HV 是血液质量管理体系的基本组成部分,是对输血链中所有与血液安全有关的不良反应、不良事件与幸免事件的相关信息进行持续、规范地收集、调查、鉴定、分析和报告的过程。HV 可以对血液安全进行客观评估和持续改进,可以确定事件的原因、后果、残余风险和变化趋势,可以通过早期预警阻止或预防事件的发生或再发生,可以改善决策机制,通过具有针对性和有效性的教育培训指导输血链中实践的改进,从而促进血液安全。通过执业比对数据显示,虽然我国 HV 处于发展的早期阶段,但其理念已得到传播,大部分省级采供血机构已建立起血液安全监测体系并开展工作。

一、国际血液安全监测

欧洲国家的 HV 系统发展较早,基本都已建立了 HV 系统,主要分为以法国为代表的强制报告模式和以英国为代表的自愿报告模式。其中,法国于 1994 年建立了负责输血活动监测的血液安全监测系统。英国则于 1996 年 11 月启动了输血的重大危险调查计划(The Serious Hazards of Transfusion,SHOT)。1997 年欧盟建立欧盟血液安全监测系统(European Haemovigilance Network,EHN),EHN 由建立之初的 5 个成员国逐渐发展到 2010年的 28 个成员国,有 7 个来自欧洲以外的国家,并更名为国际血液安全监测网(International Haemovigilance Network,IHN)。美国食品药品监督管理局(FDA)和一些行业自律性组织如AABB、CAP、JCAHO 等来监控血液安全。2001 年加拿大公共卫生部门建立并启动了自愿报告不良反应的全国输血伤害监视系统（Transfusion Transmitted Injuries Surveillance System，TTISS）对血液安全进行监测。澳大利亚和新西兰于2005年5月1日建立起新西兰的国家输血管理系统Progesa，用于追踪献血和输血不良反应。日本红十字会在1993年建立了一个全国性血液中心代表网络，负责与医疗机构沟通，要求医师报告输血不良反应。

各国HV报告均来自各HV系统官方网站的公开资料，其内容结构有所不同，大多以临床输血相关事件，也就是以受血者安全为主。除不良反应外，英国SHOT报告重点关注临床输血流程中的差错，特别是错误输血，通过分析原因和提出建议，促使输血实践改进。法国HV报告则重点关注献血不良反应和输血不良反应，此外包括输血链中的偏差事件和献血后信息。加拿大以献血流行病学调查为主。美国目前尚无统一和系统的HV，相关工作主要是FDA的献血和输血后死亡报告。

各国HV报告有侧重特色，也有不全面之处。英国、德国HV报告虽然同时包括献血者和受血者安全，但献血者安全内容很少，英国报告仅包括极少数特殊严重献血不良反应/损伤案例；德国HV报告则仅提及献血不良反应总体数据而未进行详细分析。澳大利亚HV报告未提供血液成分发放、输注等基础数据，不良反应发生率难以计算和比较。美国仅包括输血后死亡报告，缺乏全国血液采集与输注的基础数据。加拿大为献血者输血传播感染（TTI）检测情况，无直接的献血/输血不良反应和不良事件的具体数据。

各国HV报告概况见表9-1。

表9-1　各国HV系统主要特点

国家	运作组织类型	监测主要内容	报告方式
英国	HV专业组织"输血严重风险报告系统"（SHOT）	严重输血不良反应/事件	自愿
法国	法国药品与医疗产品管理局（ANSM）	献血&输血不良反应/事件	强制
德国	联邦生物医药与疫苗管理局（PEI）	严重输血不良反应	自愿
荷兰	HV专业组织"患者输血反应报告系统"（TRIP）	严重输血不良反应	自愿
美国	美国食品药品监督管理局（FDA）	输血后死亡	强制
加拿大	加拿大公共卫生局（PHA）	献血者流行病学情况	自愿
澳大利亚	国家血液管理局（NBA）	献血&输血不良反应	自愿
日本	日本红十字会（JRC）	输血不良反应	自愿

二、我国血液安全监测

我国血液安全监测系统建设虽然起步较晚，但是早在2002年东北地区输血管理研讨会上，奥斯邦公司报告了血液监控与预警系统及其计算机系统研发，介绍了当时欧洲的HV。2003年1月，中国输血协会龚邦建在"浙江省血液中心-医学论坛血液知识"栏目发表"血液预警系统（Haemovigilance）"，介绍了"血液预警系统"是近年来在一些比较发达的国家和地区出现的为保障血液安全而建立的信息反馈系统；随后上海市血液中心在全国血液质量工作会议上首次作血液安全监测的专题报告，进一步在中国传播血液安全监测的理念。2007年3月卫生部医药卫生科技中心举办培训班，安排了主题为"From Hemovigilance to Biovigilance"的讲座报告。2009 国内首次在正式期刊《北京医学》介绍 HV。2012 年 11 月,卫生部血液处组团参加 WHO 主办的全球血液安全监测会议并作中国 HV 进展报告。2013 年 11 月,WHO 在上海举行会议专门讨论如何在中国开展血液安全监测。

珠海市血液预警系统是在 2009 年建立并使用的,以珠海市血液安全监控机构为中心,将血站和二级以上医疗机构输血科的内部局域网通过计算机及其相关技术联为一体,对输血过失、事故进行预警报告和分析;2012 年广州地区开始通过计算机管理实现血站到临床血液链的信息监测,并将网络约血、疑难配血、血液免疫学检测、输血反应研究、血液库存预警、血液调配等模块应用于血站,实现了血站与医疗机构输血科以及医疗机构输血科与临床用血科室之间业务的联网管理和资源共享,临床输血监测系统实现了血液的全过程监测。洛阳地区血液预警系统输血不良反应信息反馈分析显示,对 2009 年 1 月—2011 年 12 月医疗机构上报的输血不良反应病例进行统计分析,结果显示输血不良反应发生率为 0.23%;2012—2014 年期间全国献血不良反应的发生率和处置情况调研结果显示,2014 年全国 201 家采供血机构献血反应发生率为 0.53%,建议应按照统一标准的体系收集和报告献血反应数据,推进国内血液安全监测工作的开展。

2013 年,中国输血协会血液质量管理工作委员会发布了我国首个 HV 指南《血液安全预警指南》,开启了我国标准化地开展血液安全监测之路。2015 年,中国输血协会对 HV 指南进行修订并发布《血液安全监测指南》(第 2 版),将 HV 译为"血液安全监测"。我国的血液安全监测现状与国外发达国家相比存在很大的差距,前期有部分地区和机构在做血液安全监测方面的工作,但一直是自发和零散的,缺乏全国性的系统性血液安全监测工作。随着血液安全意识的强化以及血站和医疗机构信息化水平的提高,我国逐渐具备建立系统的血液安全监测体系的条件。将国外成功的经验和运行模式以及国内开展此项工作的体会和经验作借鉴,并结合我国的国情和具体情况,启动国家层面的血液安全监测体系的建立,以降低输血 / 献血风险和促进输血医学的学科发展,既是对"从血管到血管"输血链进行全面质量管理的重要内容,也为血液管理提供了新的思路和工具。

中国输血协会血液安全监测专业委员会和中国血液安全预警协作组分别以自愿参与的形式组织开展了全国范围的血液安全监测试点工作。中国输血协会血液安全监测专业委员会成立于 2017 年,并于 2019 年 5 月发布《血液安全监测试点工作招募书》,招募血液安全监测试点单位,以自愿、保密和非惩罚的原则开展试点工作。2019 年 7 月 1 日开始收集监测数据,现已发布了 2020、2021、2022 和 2023 年血液安全监测年度报告,并于 2024 年 4 月出版发行了《2020—2022 年 CSBT 血液安全监测报告》。2018 年 3 月 18 日在中国医学科学院医学与健康创新工程支持下,由中国医学科学院北京协和医学院等专家倡导,全国业内专家参与,成立中国血液安全预警协作组,输血不良反应上报系统正式上线,发布了《中国输血不良反应报告(2018—2020年)》和《中国血液安全预警报告(2023 年)》。2021 年 12 月国家卫生健康委发布的《全国血站服务体系建设发展规划(2021—2025 年)》开展血液安全监测和风险预警工作,按区域选择部分血站和用血医疗机构作为献血不良反应和输血不良反应监测哨点,建立监测报告工作制度和专家研判工作制度,完善风险预警机制,及时采取干预措施,最大程度降低血液安全风险。

三、我国各地血液安全监测系统建立运行情况

HV 作为国际执业比对工作的重要内容,对其运行主体和机制进行了比对,设立了"由谁

负责运行 HV"这一指标,比对组使用该指标旨在收集我国 HV 在各省市开展现状,为尚未开展 HV 的省市提供可借鉴的经验。2015 年首次收集,基本没有运行的机构。2023 年开始 21 个省级采供血机构的执业比对数据显示(图 9-1、图 9-2),对比两年情况分析:"采供血机构"运行数量增加,2023 年 42.86%(9/21),2024 年 47.62%(10/21);"社会团体"类两年均是 9.52%(2/21);"医院和采供血机构"联合两年均是 4.76%(1/21);"其他"类 2023 年含 17.39%(4/21),2024 年 9.52%(2/21);"无"状态 2023 年占比 33.33%(7/21),到 2024 年少了 2 家,占比 23.81%(5/21);在 2024 年多报告 1 家"医院"类,占 4.76%(1/21)。由此看来,运行血液安全监测的机构从无到有,开展血液安全监测的采供血机构数量和类别也在增加,这体现 HV 目前在我国虽处于发展的早期阶段,血液安全监测的理念已得到传播,大部分省级采供血机构已建立起血液安全监测体系并开展工作。

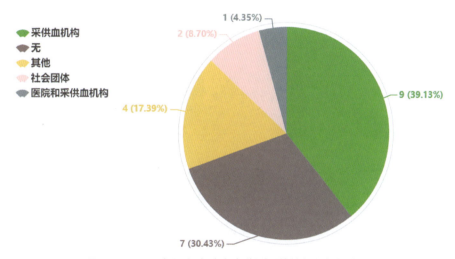

图 9-1 2023 年运行血液安全监测系统的组织机构类别

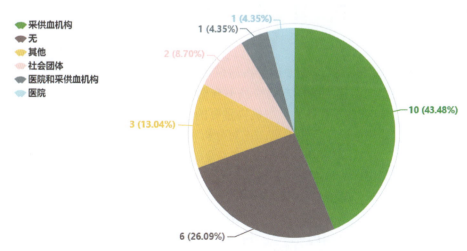

图 9-2 2024 年运行血液安全监测系统的组织机构类别

WHO《建立国家血液安全监测体系指南》(*A guide to establishing a national haemovigilance system*）中，列出了国家血液安全监测体系有多种组织模式，模式的选择取决于血液和卫生系统的组织和管理方式，也受社会和文化的影响。根据 WHO 的相关指南，各种组织模式各有其优缺点，但同时明确提出应该选择自愿、保密、非惩罚。血液安全监测报告，以英国为代表的自愿模式鼓励但不强制报告不良事件，遵从医务工作者的报告意愿；以法国为代表的强制模式是所有医务工作者和相关利益方都必须按照法定的要求进行上报。在我国目前主要还是行业协会、地区运行血液安全体系的血液安全监测早期阶段，血液安全监测机制以自愿模式为主（66.67%，14/21）（图 9-3）。根据国际较为成熟和成功的监测体系运行经验，自愿、保密、非惩罚性的环境和基于学习的文化氛围以及提交数据的来源受到保护，这样才能更好地开展血液安全监测工作，而且让输血链上所有的工作人员都积极参与。

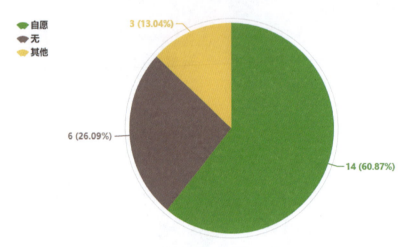

图 9-3　2024 年血液安全监测系统是自愿加入还是强制

第二节　不合格血液监测

　　血液不合格指血液不满足《全血及成分血质量要求》或存在潜在的安全风险影响因素，主要分为检验不合格（经血传播疾病标志物检测不合格）与非检验不合格（包括但不限于脂浆、采血不足量、外观异常、破损等），是采供血机构重要的血液安全监测指标，也是质量管理的质量监控指标，可通过这些指标的单位内纵向比对分析和单位间的横向比对，分析其变化趋势，可以评价血液安全措施的效果，还可以评估血液安全的现状。因此，在我国目前 HV 尚处于起步和建设阶段，监测与比对分析不合格血液情况以及检验不合格与非检验不合格报废血液的比例关系，可以衡量采供血机构质量管理能力和血液安全水平，其系统分析对于动态评估血液安全风险具有指导价值，可以很好地弥补我国 HV 体系建设仍处于初级阶段监测不足的缺陷。同时也提示我国需要持续完善 HV 体系建设和加强灵敏度监测指标的探索，以更精准捕捉潜在的血液安全风险预警信号。中国大陆 23 家省级采供血机构执业比对结果成分血报废率呈现：血浆>红细胞>血小板；非检验不合格报废>检验不合格报废。部分机构各年度成分血报废率呈现下降趋势,可以表明通过执业比对,借鉴同行质量体系改进的良好经验,能够有效改进工作业绩,促进血液安全。

一、血液报废情况

血液报废率的定期监测与比对分析,可以识别不合格血液的变化趋势,用于改进和优化血液采集、制备和储存过程和关注重点环节,实现持续改进血液质量。开展报废率的单位间横向比对,有助于血站了解自身血液报废状况与同行的差异。通过深入分析原因、相互借鉴经验做法,血站可及时调整质量目标,并采取针对性措施提升采供血工作质效,进而降低血站运行成本、保障血液安全;开展报废率的单位纵向比对,有助于血站评估自身质量管理要素的动态变化对血液质量的影响,同时识别趋势性变化中可能潜藏的血液安全风险。

(一)红细胞成分血报废率

红细胞成分血的报废在浪费宝贵血液资源的同时也提高了血站运营成本,导致红细胞成分血报废的因素贯穿于采供血工作各环节。

红细胞成分血报废率指报告周期内,红细胞成分血总单位数中不合格的单位数所占百分比。计算公式为"不合格红细胞成分血总单位数(U) ÷ 全血采集总单位数(U) × 100%"。

执业比对结果显示(图9-4),中国大陆23家省级采供血机构2018—2024年红细胞成分血报废率总体呈下降趋势,主要在2%~4%之间,有3家至少有1年超过4%,5家每年都低于2%。参与省级采供血机构间横向比对、加强献血前征询和检测、定期质量培训、调整检测流程等措施是报废率降低的重要原因。血站宜以红细胞成分血报废率最低的机构为标杆,加强相互学习与经验交流,并结合报废率的横向和纵向比对分析结果,制定针对性改进措施,从而有效提升采供血管理质效,保障血液安全水平。

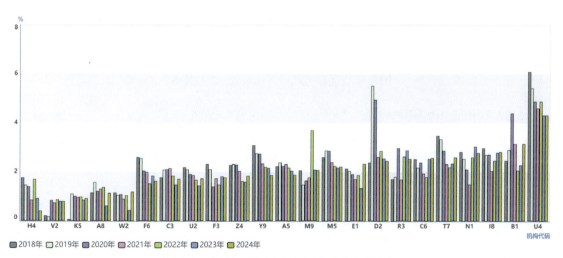

图9-4 2018—2024年红细胞成分血报废率

(二)血浆成分血报废率

与红细胞成分血相同,影响血浆成分血报废率的质量因素同样贯穿采供血各环节。此外,还有一部分脂浆、采血不足量(非标量)全血制备的血浆等全部报废,因此血浆成分血报废率显著高于红细胞成分血。横向比对有助于血站了解自身血浆成分血报废状况,并通过与其他单位的比较,制定预期目标和调整血液安全策略,及时采取措施降低报废率,实现高效的血站运行效率和保障血液安全;报废率的纵向比对有助于血站评估自身质量管理要素变化对血液质量的影响和开展血液安全的风险预警。

血浆成分血报废率指报告周期内,血浆成分血总单位数中不合格的单位数所占百分比。计算公式为"不合格血浆成分血总单位数(U)÷全血采集总单位数(U)×100%"。

执业比对结果显示(图 9-5),中国大陆 23 家省级采供血机构 2018—2024 年度血浆成分血报废率高于红细胞成分血,且省级采供血机构间血浆成分血报废率差异较大(2%~27%),至少有一年大于 10% 的省级采供血机构有 9 家,3 家所有年度都低于 5%。这种差异主要来源于各采供血机构间血液重度乳糜(脂浆)报废率的不同,特别是重度乳糜采用目视检查,缺乏统一的量化标准,因此各采供血机构间判定标准上可能存在差异。另外也提示应加强献血者的前端征询,从而控制重度乳糜的血液被采集。一方面造成血液成分的报废,另一方面对红细胞的储存损伤也存在一定风险。

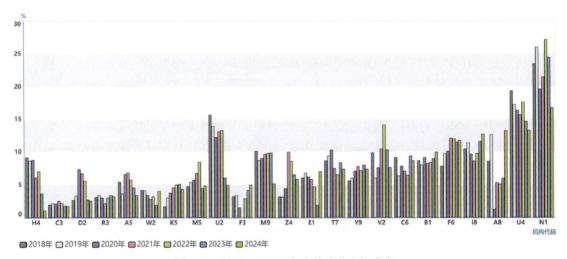

图 9-5　2018—2024 年血浆成分血报废率

(三) 单采血小板报废率

与其他血液成分不同,单采血小板的报废原因主要为血液检验不合格,单采血小板献血者主要是重复献血者,其不合格率显著低于红细胞与血浆;由于其保存时间短、库存管理难度大,也极易出现过期报废。

单采血小板报废率指报告周期内,单采血小板总单位数中不合格的单位数所占百分比。计算公式为"不合格单采血小板总单位数(U)÷单采血小板总单位数(U)×100%"。

执业比对结果显示(图 9-6),中国大陆 23 家省级采供血机构 2018—2024 年单采血小板报废率数据上波动较大(0.1%~1.3%),5 家至少有 1 年报废率大于 1%,7 家所有年份报废率均低于 0.5%,总体以报废率下降趋势为主。报废率高的机构需同时评估单采血小板采集计划的合理性及库存管理程序的完善性,宜以单采血小板报废率最低的机构为目标,通过报废率的横向和纵向比对分析,制定改进措施,提升采供血管理质效和生产效率。

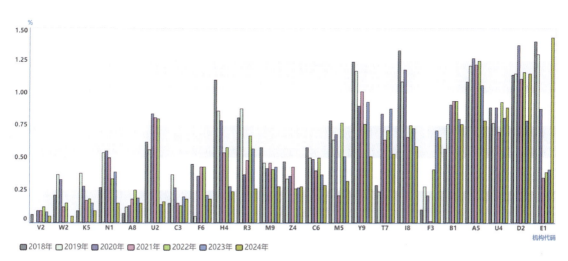

图 9-6 2018—2024 年单采血小板报废率

二、不合格原因情况分析

通常认为检验不合格报废来源于献血者的安全风险与献血前检测开展情况,而非检验不合格报废主要来源于脂浆、采血不足量(非标量)。计算公式为"检验不合格(或非检验不合格)血液报废单位数(U) ÷ 成分血总单位数(再加工血液不重复计算)(U) × 100%"。我国省级采供血机构执业比对情况显示,2022—2024 年报废率(图 9-7)总体趋势呈现为:非检验不合格报废率>检验不合格报废率,且各单位间非检验不合格报废率的差异>检验不合格报废率的差异;除C3、A5、R3、D2、M5、F3 等单位以检验不合格报废为主外,其余单位均以非检验不合格报废为主。检验不合格报废率差异的原因可以从献血前献血者筛查指标、筛查方法和当地疫情特征去比对分析,从而确定最适宜最高效的献血者前端筛查策略。非检验不合格报废率差异的原因可以从献血前的献血者征询、采集人员的操作技能和服务质量、制备过程的操作流程和储存运输环节的质量控制等关键控制点进行比较分析,从而寻找质量改进的方向和流程优化的目标,从而实现采供血过程的高效运行和优质管理,健全血液安全管理体系和提升血液安全监测水平。

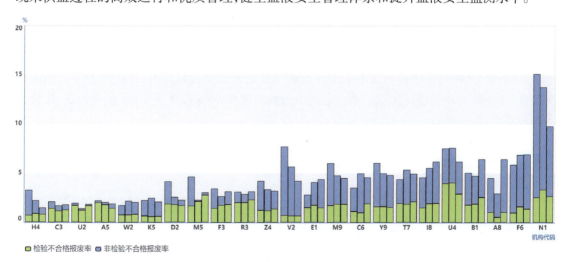

图 9-7 2022—2024 年血液不合格报废率

第三节　血液安全措施的应用

　　输血作为医疗救治手段存在传播病毒、细菌、螺旋体及寄生虫等病原微生物的潜在风险。为提升血液安全水平,全球输血医学领域通过输血医学发展的经验和血液安全监测成果,已建立包含献血者健康筛查、血液检测、成分分离技术以及献血后追踪保密处理等系统性防控措施。然而受限于献血者自我报告准确性、现有检测技术灵敏度、新型传染病威胁及防控成本效益等因素,血液安全保障体系仍存在持续优化的必要性。国际长期监测数据表明,能有效降低输血风险的血液安全技术主要包括以下成分制备与检测相关措施:①红细胞成分血贮藏前去白细胞技术,在成分血储存前进行白细胞去除,可以预防白细胞相关的输血不良反应和降低人类嗜 T 细胞病毒经血传播风险;②红细胞及血小板成分血辐照技术,对成分血进行辐照,可以有效杀死成分血中的淋巴细胞,预防输血相关移植物抗宿主病(transfusion-associated graft-versus-host disease,TA-GVHD);③血浆成分血病原体灭活技术,对成分血进行病原体灭活处理,可以杀灭绝大多数的病原体,进一步降低输血相关病原体的感染风险;④使用带分流袋的采血袋采血,即在采集全血/单采成分血时,分流出最前端流出的血液,以减少采集的血液被携带的穿刺皮屑污染风险,预防输血感染细菌等微生物的风险,降低细菌污染率;⑤血小板发放前细菌检测是输血医学对细菌污染高风险性的应对,显著降低了输血相关细菌感染的发生率。

一、红细胞成分血贮藏前去白细胞技术

（一）去除白细胞的意义

1. 预防非溶血性发热反应（FNHTR）　输注前去除白细胞可减少99%以上的非溶血性发热反应发生率。这类反应主要由白细胞释放的细胞因子(如组胺、补体裂解产物)或供受者白细胞抗原相互作用引发。滤除白细胞后,成分血中致热原物质显著减少,尤其适用于有多次输血史或孕产史的患者。

2. 降低白细胞相关病毒传播风险　白细胞是巨细胞病毒(CMV)、EB 病毒(EBV)、人类 T 淋巴细胞病毒(HTLV)等病原体的载体。白细胞过滤技术可将白细胞数量降至 $\leqslant 5 \times 10^6$/ 袋,有效阻断病毒通过输血传播。

3. 防止 HLA 同种免疫与血小板输注无效　长期输血患者易因 HLA 抗原差异产生同种免疫反应,导致血小板输注无效。去白细胞成分血可减少90%以上的 HLA 抗体形成,维持血小板输注疗效。

4. 预防 TA-GVHD　残留的活性淋巴细胞可能攻击受血者组织,引发致命性 TA-GVHD。使用白细胞过滤技术虽可清除99.9%白细胞,但残余淋巴细胞仍需辐照处理,联合辐照技术可彻底灭活淋巴细胞。

5. 减少输血相关免疫抑制　异体白细胞可能通过诱导免疫细胞凋亡或细胞因子失衡抑制受血者免疫功能。去白细胞输血可降低术后感染率和肿瘤复发风险,对免疫功能低下者尤为重要。

（二）执业比对情况

我国省级采供血机构在去白细胞红细胞成分血方面的数据趋势（图 5-1）显示多家省级采

供血机构均开展去除白细胞技术,且 M5 在 2017 年、A5 在 2018 年、F6 在 2024 年分别逐渐开展成分血储存前去除白细胞技术。当前,去除白细胞技术已在我国广泛应用,显著提升输血安全性,已成为现代成分输血的重要技术。CSBT 年度报告显示,相较于普通悬浮红细胞,去白悬浮红细胞可显著降低受血者非溶血性发热反应发生率。

二、红细胞及血小板成分血辐照技术

(一) 血液辐照的意义

TA-GVHD 是受血者免疫系统无法识别供者活性淋巴细胞,导致后者攻击宿主器官,引发全身性损伤。通过 γ 射线或 X 射线(通常 25~30Gy)破坏血液中 T 淋巴细胞的 DNA,使其丧失增殖能力,从而预防 TA-GVHD 这种死亡率高达 90%~100% 的致命性免疫反应。辐照是当前唯一公认能有效预防 TA-GVHD 的技术手段。

(二) 比对情况

我国省级采供血机构执业比对情况(图 5-2)显示,从 2016 年开始超过半数省级采供血机构开展红细胞及血小板成分血辐照技术,不同单位的红细胞成分血和血小板成分血辐照比率不一,血小板成分血辐照比例高于红细胞成分血。CSBT 血液安全监测年度报告中,没有移植物抗宿主病的输血不良反应报告,而目前国内文献报道相关案例鲜见。

三、血浆成分血病原体灭活技术

(一) 病原体灭活技术的意义

目前实施的血液筛查等策略并不能杜绝输血后发生感染的风险,特别是受到窗口期、生物学特征、实验方法、试剂敏感性、标记物选择等因素的影响,仍存在检测残余风险;此外,有些经血传播的病原体目前没有成熟的血液筛查技术,新发传染病也缺少现成的检测方法。病原体灭活技术作为血液安全"第二道屏障",可有效降低输血传播疾病的风险。

(二) 比对情况

我国省级采供血机构执业比对情况显示病原体灭活血浆百分比(图 5-3)显示超过半数省级采供血机构(16/21)都开展了血浆成分血病原体灭活技术,均采用亚甲蓝光化学法。F6、U4 从 2020 年开始制备病原体灭活血浆。

四、使用带分流袋的采血袋采集全血应用情况

(一) 使用带分流袋的采血袋采血的意义

临床输注成分血因细菌污染引起的患者发病和死亡是输血面临的不良反应之一。既往研究结果显示,被污染的全血及成分血分离鉴定出的微生物多为皮肤正常菌群,主要来源于献血者的皮肤和静脉穿刺点,定居在毛囊、皮脂腺等深层部位。要降低细菌感染风险,除了正确应用皮肤表面消毒,将初始采集的血液转移走是一个有效避免穿刺皮屑进入最终采集血液的办法。目前采用在采血多联袋或单采耗材中,在管路上端连接一个旁路系统,让最先采集的血样进入,从而避免了因皮肤表层细菌进入采血袋,造成的血液细菌污染风险。在国外使用具有旁路系统的采血耗材,无论采集全血,还是单采成分血都早已得到广泛应用。既往研究结果显示其可以有效降低细菌污染率。

（二）执业比对情况

我国省级采供血机构执业比对情况显示（图 4-6），从 2014 年开始，在我国使用旁路留样系统采集全血的比例普遍较高，有 18 家单位在其中至少一年中旁路留样系统使用比例接近或达到 100%。此外 2015 年 N1，2016 年 M9、R3、Y9、A5，2018 年 W2，2020 年 M5，2021 年 V2，2022 年 K5 分别开始使用带分流袋的采血袋采集全血，也可以看出近几年越来越多单位逐渐开展该技术以降低输血传播细菌的血液安全风险。CSBT 的血液安全监测年度报告没有输血传播细菌感染的报告，而国内文献偶见血小板输注后发生输血传播细菌感染的报道，其他成分血输血传播细菌感染鲜见。

五、血小板细菌污染监测情况

（一）血小板发放前细菌检测的意义

血小板需在 20~24℃下震荡保存，这种环境恰好适合细菌快速繁殖。每单位血小板输注的细菌污染风险显著高于红细胞，且污染可引发败血症、休克甚至死亡。细菌主要来源于献血者皮肤消毒残留、采血器材污染或无症状菌血症，例如凝固酶阴性葡萄球菌、大肠埃希菌等常见污染菌。美国 FDA 统计显示，因血小板细菌污染导致的死亡病例中，2/3 源自无症状菌血症献血者。血小板发放前细菌检测的起源是输血医学对细菌污染高风险性的应对，其发展历程体现了从被动预防到主动筛查的技术革新。通过改进检测时效性、灵敏度和便捷性，这一流程显著降低了输血相关感染的发生率，并成为现代血液安全管理不可或缺的环节。然而，我国目前除上海市血液中心大规模进行血小板发放前细菌检测外，多数都仅仅是在全血及成分血质量控制过程中进行无菌试验。

（二）执业比对情况

我国省级采供血机构的执业比对公式：血小板成分血发放前进行细菌检测的百分比 = 细菌检测的血小板成分血袋数 ÷ 发放的血小板成分血总袋数 ×100%；每 1 000 人份血小板成分血细菌检测阳性率 =(细菌检测阳性的血小板成分血袋数 ÷ 进行细菌检测的血小板成分血袋数) ×1 000‰；血小板成分血细菌检测假阳性率 =(复测阴性的血小板成分血袋数 ÷ 进行细菌检测的血小板成分血袋数) ×100 %。比对数据显示（图 9-8），从 2019 年开始有以下几个方面情况。

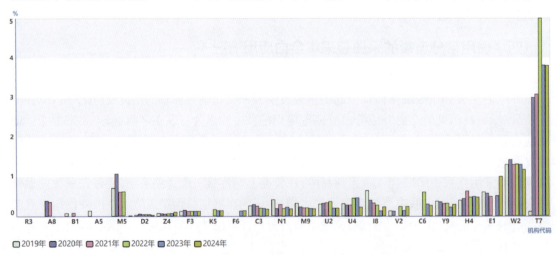

图 9-8　2019—2024 年血小板成分血发放前进行细菌检测的百分比

1. 血小板发放前的细菌检测比例普遍偏低,最高(T7单位)不超过5%。

2. 除T7有较大幅度增加外,各单位在2019—2024年间占比波动较小。

3. I8和T7分别在2022年报告血小板细菌检测阳性(图9-9),而I8报告为假阳性(图9-10),因此在2019—2024年间共有2例血小板细菌检测阳性报告,其中1例(I8)为假阳性。

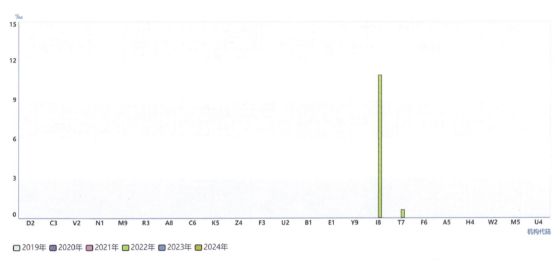

图9-9 2019—2024年每1000人份血小板成分血细菌检测阳性率

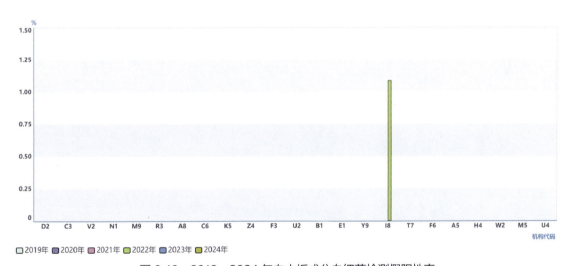

图9-10 2019—2024年血小板成分血细菌检测假阳性率

(三) 执业比对调查情况

为了进一步了解我国血站细菌感染防控措施及质控实验室现况,在2024年3—6月,由血站执业比对工作组设计调查问卷,涵盖以下几个方面:①血站消毒与监测。②质控实验室建设。③成分血无菌试验。④临床输血反应监测。调查显示,84.62%的血站使用含碘类消毒剂对献血者手臂穿刺部位消毒,监测频率以每月为主;43.59%的质控实验室备案为生物安全二级,15.38%为生物安全一级,35.90%未备案;64.10%的实验室设置为常压,15.38%为负压,17.95%为正压;48.72%的成分血无菌试验使用超净工作台,48.72%使用生物安全柜,

79.49% 的无菌试验未设室内质控,35.90% 参加室间质评项目。无菌试验阳性结果确认方式中,25.64% 选择重复试验,15.38% 选择重复试验加阳性培养瓶确认。资金不足是限制成分血无菌试验开展的主要因素,而阳性结果确认则是亟待解决的关键问题。53.85% 的血站反馈其服务范围内的用血医院仅报告个别输血反应案例,25.64% 的血站有过疑似细菌性输血反应但培养结果为阴性的情况。血小板细菌污染风险目前是采用血小板质控抽检模式进行血液安全的监测评估,由于样本量较小,难以评估其真实的血液安全风险,也很难明确其残余风险度,因此需要提高血小板细菌污染的监测数量,同时加强控制细菌污染的保障措施,如确保献血者的皮肤消毒效果、使用带分流袋的采血袋采血、确保制备过程分袋的无菌操作和加强制备场所的环境控制等,从而确保血液安全。

(黄　霞　代华友　刘　颖　吴晓强)

参考文献

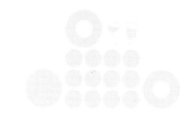

［1］VON EIFF W. International benchmarking and best practice management: in search of health care and hospital excellence [J]. Adv Health Care Manag, 2015, 17: 223-252.

［2］Bjorn Andersen; Bjornar Henriksen; Wenche Aarseth. Benchmarking of Project Management Office Establishment: Extracting Best Practices [J]. Journal of Management in Engineering, 2007, 23 (2): 97-104.

［3］Larry Lapide. Benchmarking Best Practices [J]. The Journal of Business Forecasting, 2005, 6: 30-32.

［4］GOETZEL RZ, GUINDON AM, TURSHEN IJ, et al. Health and productivity management: establishing key performance measures, benchmarks, and best practices [J]. J Occup Environ Med, 2001, 43 (1): 10-17.

［5］B. ANDERSEN, T. FAGERHAUG, S. RANDMÆL. Benchmarking supply chain management: finding best practices [J]. Journal of Business & Industrial Marketing, 1999, 14 (5/6): 378-389.

［6］FONG SW, CHENG EWL, HO DCK. Benchmarking: a general reading for management practitioners [J]. Management Decision, 1998, 36 (6): 407-418.

［7］KIEFE CI, WEISSMAN NW, ALLISON JJ, et al. Identifying achievable benchmarks of care: concepts and methodology [J]. Int J Qual Health Care, 1998, 10 (5): 443-447.

［8］PATRICK M, ALBA T. Health care benchmarking: a team approach [J]. Qual Manag Health Care, 1994, 2 (2): 38-47.

［9］哈里顿. 标杆管理完全操作手册 [M]. 杨燕绥, 译. 北京: 中国人民大学出版社, 2004.

［10］麦迪. 标杆管理及其最佳实践 [M]. 北京: 光明日报出版社, 2003.

［11］李联五. 标杆管理的原理、流程与实践: 石油企业管理改善行动指南 [M]. 上海: 石油工业出版社, 2011.

［12］邱艳, 刘江. 标杆管理在输血医学管理中的应用 [J]. 临床输血与检验, 2017, 19 (1): 1-4.

［13］田甜, 邱艳, 郭成城, 等. 采供血机构执业比对信息管理系统的开发建设 [J]. 临床输血与检验, 2017, 19 (1): 13-17.

［14］European Blood Alliance. ABOUT EBA [EB/OL].[2025-08-01]. https://europeanbloodalliance. eu/about-eba/.

［15］Asia Pacific Blood Network. Connecting Blood Communities [EB/OL].[2025-03-28]. https://asiapacificbloodnetwork. org/.

［16］邱艳, 刘江. 亚太血液联盟: 亚太地区输血事业共同发展的交流平台 [J]. 中国输血杂志, 2014, 27 (7): 786-788.

［17］赵冬雁, 邱艳, 郭成城, 等. 亚太血液联盟执业比对范围和指标解析 [J]. 临床输血与检验, 2017, 19 (1): 8-12.

［18］郭成城, 邱艳, 张娟, 等. 我国大陆采供血机构开展执业比对工作的现状 [J]. 临床输血与检验, 2017, 19 (1): 4-7.

［19］郭瑾, 邱艳, 王东梅, 等. 我国大陆采供血机构执业比对指标的选择定义和意义 [J]. 临床输血与检验, 2017, 19 (1): 17-22.

［20］邱艳, 刘江. 良好献血者管理实践的评价与思考 [J]. 中国输血杂志, 2022, 35 (4): 357-359.

［21］郭成城, 陈玉香, 王林, 等. 基于地区常住人口的三类献血者数据分析 [J]. 中国输血杂志, 2022, 35 (4):

372-376.

[22] 刘妍妍, 黄霞, 陈敏, 等. 17 家省级血液中心献血人群特征回顾性分析 [J]. 临床输血与检验, 2024, 26 (4): 491-498.

[23] 李鹏, 沈有华, 高伟, 等. 新型冠状病毒感染发生前后 26 家采供血机构全血献血人群基本特征的对比研究 [J]. 中国输血杂志, 2023, 36 (10): 907-912.

[24] 陈玉香, 赵冬雁, 侯玲, 等. 我国部分地区献血者年龄构成特征研究 [J]. 中国输血杂志, 2022, 35 (4): 368-371.

[25] 邱艳, 张新童, 戚海, 等. 亚太血液联盟成员与大陆省级采供血机构部分执业指标比对结果比较分析 [J]. 中国输血杂志, 2020, 33 (11): 1117-1122.

[26] 赵冬雁, 居兵, 戚海, 等. 国内 20 家采供血机构延迟献血的主要原因分析 [J]. 中国输血杂志, 2022, 35 (4): 360-364.

[27] 任爱民, 居兵, 刘媛媛, 等. 多家血液中心献血不良反应监测工作开展情况分析 [J]. 中国输血杂志, 2022, 35 (4): 365-368.

[28] 李涛, 李永铭, 周源, 等. 国内 24 家血液中心单采血小板献血者数据比对分析 [J]. 中国输血杂志, 2020, 33 (11): 1127-1131.

[29] 张旸, 侯玲, 王林, 等. 国内部分血液中心单采成分血采集供应能力研究 [J]. 中国输血杂志, 2020, 33 (11): 1136-1140.

[30] 华敏玉, 牛伟, 姚建, 等. 国内 24 家地市级血站血小板成分血制备效率的研究 [J]. 中国输血杂志, 2022, 35 (9): 937-942.

[31] 陈阳, 郭成城, 邱艳, 等. 影响我国单采血小板献血者招募和保留因素调研分析 [J]. 临床血液学杂志, 2021, 34 (4): 245-250.

[32] 许岚, 郭贺龙, 朱丽莉, 等. 国内 20 家中心血站红细胞制品生产率的调查分析 [J]. 临床输血与检验, 2023, 25 (2): 210-214.

[33] 邱艳, 赵国庆. 血站执业运营效率评价指标 [J]. 临床输血与检验, 2023, 25 (2): 193-197.

[34] 张嫄, 陈阳, 王林, 等. 新冠疫情前后我国 19 家省级血液中心血小板成分血生产量研究 [J]. 中国输血杂志, 2023, 36 (10): 898-902.

[35] TRAN MH. Prehospital blood transfusion (PHBT) and prehospital low titer O whole blood (LTOWB): a review of studies and practices [J]. Transfusion, 2025, 65 (1): 224-233.

[36] FEYS HB, DEVLOO R, SABOT B, et al. High platelet content can increase storage lesion rates following Intercept pathogen inactivation primarily in platelet concentrates prepared by apheresis [J]. Vox Sang, 2017, 112 (8): 751-758.

[37] 杨忠思, 许守广, 张微, 等. 我国 22 家采供血机构献血人群 HCV 检测不合格情况调查分析 [J]. 中华实验和临床病毒学杂志, 2023, 37 (4): 367-376.

[38] 谈维, 英圣艳, 成宁, 等. 我国血站输血传播相关传染病标记物检测策略现状研究 [J]. 中华实验和临床病毒学杂志, 2023, 37 (4): 383-388.

[39] 张莉, 车忠民, 李玉军, 等. 2016—2022 年我国 17 家血液中心献血者 HBV 感染相关标记物检测情况分析 [J]. 北京医学, 2024, 46 (8): 688-693.

[40] 李雨薇, 黄霞, 周源, 等. 2018—2022 年我国 18 家省级血液中心献血者 HCV 检测结果分析 [J]. 临床输血与检验, 2024, 26 (5): 638-645.

[41] LELIE N, VERMEULEN M, VAN DRIMMELEN H, et al. Direct comparison of three residual risk models for hepatitis B virus window period infections using updated input parameters [J]. Vox Sang, 2020, 115 (3): 133-145.

[42] SEED CR, KIELY P. A method for estimating the residual risk of transfusion-transmitted HBV infection

associated with occult hepatitis B virus infection in a donor population without universal anti-HBc screening [J]. Vox Sang, 2013, 105 (4): 290-298.

［43］黄敏, 白林, 卢长春, 等. 血站核酸筛查模式对输血传播 HBV 残余风险影响的评估研究 [J]. 中华实验和临床病毒学杂志, 2022, 36 (4): 429-434.

［44］万艳红, 甄志军, 李莹, 等. 对我国血站实施核酸检测后输血传播 HIV 残余风险度的评估 [J]. 中华实验和临床病毒学杂志, 2023, 37 (4): 361-366.

［45］DODD RY, CROWDER LA, HAYNES JM, et al. Screening Blood Donors for HIV, HCV, and HBV at the American Red Cross: 10-Year Trends in Prevalence, Incidence, and Residual Risk, 2007 to 2016 [J]. Transfus Med Rev, 2020, 34 (2): 81-93.

［46］陈委娜, 钟建玲, 丁月平, 等. 我国地市级血站新冠疫情期间红细胞成分血库存情况的回顾性分析 [J]. 中国输血杂志, 2023, 36 (10): 903-906.

［47］赵冬雁, 王林, 汤丁杰, 等. 我国省级采供血机构全血及红细胞成分血库存管理的回顾性研究 [J]. 临床输血与检验, 2023, 25 (1): 119-127.

［48］袁海清, 净红利, 朱丽莉, 等. 国内 26 家地市级血站红细胞成分血库存管理现状的探讨 [J]. 临床输血与检验, 2023, 25 (2): 204-209.

［49］DRUCKER PETER F. 管理的实践 [M]. 齐若兰译. 北京: 机械工业出版社, 2006.

［50］HAMMER M, CHAMP J. 企业再造 [M]. 小草译. 南昌: 江西人民出版社, 2019.

［51］Feigenbaum Armand V. Total Quality Management [M]. New York: McGraw-Hill, 1961.

［52］赵会霞, 王鹏坤, 蔡红军, 等. 国内 24 家地市级血站年度财政支出指标比对分析 [J]. 中国输血杂志, 2022, 35 (9): 947-949.

［53］邱艳, 张评, 高国静. 安全输血保障的策略 [J]. 中华医院感染学杂志, 2005, 15 (8): 921-923.

［54］BIANCHI M, VAGLIO S, PUPELLA S, et al. Leucoreduction of blood components: an effective way to increase blood safety？ [J]. Blood Transfus, 2016, 14 (2): 214-227.

［55］BUTTON LN, DEWOLF WC, NEWBURGER PE, et al. The effects of irradiation on blood components [J]. Transfusion, 1981, 21 (4): 419-426.

［56］CUSHING MM, PAGANO MB, JACOBSON J, et al. AABB Clinical Transfusion Medicine Committee. Pathogen reduced plasma products: a clinical practice scientific review from the AABB [J]. Transfusion, 2019, 59 (9): 2974-2988.

［57］MCDONALD CP. Bacterial risk reduction by improved donor arm disinfection, diversion and bacterial screening [J]. Transfus Med, 2006, 16 (6): 381-396.

［58］WAGNER SJ, ROBINETTE D, FRIEDMAN LI, et al. Diversion of initial blood flow to prevent whole-blood contamination by skin surface bacteria: an in vitro model [J]. Transfusion, 2000, 40 (3): 335-338.

［59］邱艳. Haemovigilance 的发展现状及思考 [J]. 北京医学, 2009, 31 (2): 111-113.

［60］高岩, 邱艳. 血液质量管理的有效工具 Haemovigilance [J]. 中国输血杂志, 2015, 128 (9): 1154-1158.

［61］何涛, 黄霞. 2020—2022 年 CSBT 血液安全监测报告 [M]. 成都: 四川科学技术出版社, 2024.

［62］WAGNER SJ. Transfusion-transmitted bacterial infection: risks, sources and interventions [J]. Vox Sang, 2004, 86 (3): 157-163.

［63］高波, 周源, 李永铭, 等. 我国献血不良反应监测管理现状 [J]. 中国输血杂志, 2018, 31 (9): 974-977.

［64］袁晓华, 苗延波, 燕锋, 等. 我国血站细菌污染防控措施及质控实验室现况调查 [J/OL]. 中华医院感染学杂志, 2025, 13: 2034-2039.

［65］代华友, 万建华, 陈玉香, 等. 国内 23 家血液中心全血献血人群基本特征研究 [J]. 中国输血杂志, 2020, 33 (11): 1122-1127.

［66］吴南, 张志安, 尤榕, 等. 国内 24 家血液中心全血分离制备成分血的现状研究 [J]. 中国输血杂志, 2020,

33 (11): 1132-1136.

［67］ AL-RIYAMI AZ, BURNOUF T, YAZER M, et al. International Forum on the Collection and Use of COVID-19 Convalescent Plasma: protocols, challenges and Lessons Learned: summary [J]. Vox Sanguinis, 2021, 116 (10): 1117-1135.

［68］ AL-RIYAMI AZ, BURNOUF T, YAZER M, et al. International Forum on the Collection and Use of COVID-19 Convalescent Plasma: responses [J]. Vox Sanguinis, 2021, 116 (10): e71-e120.

［69］ 欧洲血液审核体系 (EuBIS) 项目组成员. 欧洲血站审核的共同标准和准则 [M]. 北京市红十字血液中心等译. 北京: 中国标准出版社, 2021.

［70］ 易星, 袁晓华, 白林, 等. 我国 38 家采供血机构新冠肺炎康复者恢复期血浆采集制备供应实践经验 [J]. 临床输血与检验, 2022, 24 (3): 285-290.

［71］ 胡秋月, 许守广, 周源, 等. 全国部分省市地区新冠肺炎康复者恢复期血浆采供工作的组织管理 [J]. 临床输血与检验, 2022, 24 (3): 291-296.

［72］ 张立波, 黄会青, 赵国庆, 等. 国内新冠康复者恢复期血浆捐献者招募方式和捐献人群分析 [J]. 临床输血与检验, 2022, 24 (3): 297-301.

［73］ 彭成, 胡官林, 李丽, 等. 国内 24 家地市级血站全血制备成分血发放数据对比分析 [J]. 中国输血杂志, 2022, 35 (9): 942-946.

［74］ 欧洲血液审核体系 (EuBIS) 项目组成员. 欧洲血站审核培训手册 [M]. 北京市红十字血液中心等译. 北京: 中国标准出版社, 2022.

［75］ 王丁丁, 沈有华, 钟建玲, 等. 我国 18 家地市级血站献血人群 HBV 感染情况分析 [J]. 中国输血杂志, 2023, 36 (2): 172-176.

［76］ 贾璐, 郭贺龙, 马清杰, 等. 国内部分地市级采供血机构关键岗位人员工作效率的比较研究 [J]. 临床输血与检验, 2023, 25 (2): 197-203.

［77］ 许守广, 高伟, 沈有华, 等. 我国部分中心血站从业人员离职率调查与分析 [J]. 中国卫生质量管理, 2023, 30 (7): 82-86.

［78］ 陈冬梅, 赵国庆, 尹鲲, 等. 2014—2020 年血液成分制备技术的应用现状分析 [J]. 北京医学, 2023, 45 (4): 351-355.

［79］ 赵冬雁, 沈有华, 田志彬, 等. 全血献血人群和单采献血人群延迟献血因素的对比分析研究 [J]. 临床输血与检验, 2023, 25 (3): 388-395.

［80］ 王艺芳, 白林, 王林, 等. 2014—2020 年我国献血人群 HIV 检测情况分析 [J]. 国际病毒学杂志, 2023, 30 (4): 265-269.

［81］ 陈立, 张嫄. 输血传染病的预防策略 [J]. 中华实验和临床病毒学杂志, 2023, 37 (4): 357-360.

［82］ 易星, 邱艳, 李涛. 新冠康复者恢复期血浆作用机制与采集应用现状分析 [J]. 中华实验和临床病毒学杂志, 2023, 37 (4): 455-460.

［83］ 华敏玉, 丁月平, 王振兴, 等. 新冠疫情对我国地市级血站单采血小板采集供应的影响 [J]. 临床输血与检验, 2023, 25 (5): 641-648.

［84］ 欧洲血站标准操作规程项目组成员. 欧洲血站标准操作规程 [M]. 北京市红十字血液中心, 等译. 北京: 中国标准出版社, 2023.

［85］ 张宁, 林永桔, 杨艺, 等. 2016—2021 年我国部分省级血液中心全血制备成分血供应能力分析 [J]. 北京医学, 2023, 45 (6): 538-543.

［86］ ISBT Quality Management Working Party. Quality indicators for blood establishments and hospital blood banks CHINESE [EB/OL]. 2023-7-26. https://www. isbtweb. org/resource/quality-indicators-for-blood-establishments-chinese. html.

［87］ TOMISLAV VUK, CHRISTIAN SEIDL, LESLEY BUST, et al. Quality indicators for blood establishments and hospital blood banks: A report by the ISBT Quality Management Working Party [J]. Vox Sang. 2025; doi: 10. 1111/vox. 70036.

［88］ISBT 质量管理工作组. 血站质量管理使用的定义中文版 [EB/OL]. 2023-7-16. https://www. isbtweb. org/resource/isbt-wp-qm-definitions-version-chinese. html.

［89］郭瑞, 侯云, 苏常山, 等. 采用发病率-窗口期模型分析 2018—2022 年国内 21 家采供机构输血传播 HBV 检测残余风险 [J]. 临床输血与检验, 2024, 26 (6): 781-787.

［90］YUAN ZHANG, HAI QI, MINGCHAO YUAN, et al. The Impact of COVID-19 Pandemic on Supply of Platelet Products in Provincial Blood Centers of China: a Multi-Center Retrospective Analysis [J]. Blood & Genomics, 2024, 8 (2): 10004. doi. org/10. 70322/BG20240210004

［91］孙晓通, 钟建玲, 王颖, 等. 新发病率-窗口期模型用于输血传播 HCV 残余风险的评估研究 [J]. 北京医学, 2025, 47 (2): 153-158.

［92］夏荣, 蔡晓红. 临床输血学检验技术 (案例版)[M]. 北京: 科学出版社, 2024.